약과의 데이트 与药相约

Medical Chinese

# 메디컬중국어

# 메디컬 중국어

약과의 데이트 与药相约

1판 1쇄 발행 2017년 4월 29일
2판 1쇄 발행 2019년 1월 12일

저　　자 안 병 주

펴 낸 곳 조윤커뮤니케이션
펴 낸 이 최 몽 순

판매 · 프로모션 : 참약사육성협동조합(팜웨이)
편집디자인 : 박 현 숙
표지디자인 : redkoplus
인쇄·제본 : 한영문화사

주소 : 서울시 종로구 삼봉로 81 두산위브 파빌리온 304
전화 : 02-730-8842 팩스 : 02-730-8814

출판등록 : 제300-2005-208
등록일자 : 2001년 4월 13일

ISBN : 978-89-91216-87-7

값 42,000원

안병주 지음

약과의 데이트 与药相约

# 메디컬 중국어

Medical Chinese

JOYOON Communications

# 인사글

## 중국인과의 원활한 소통-신뢰 증진

'메디컬 중국어'를 선택해주신 독자분들께 진심으로 환영의 인사를 드립니다.

이 책은 저자가 평생 약사로서 일했던 경험을 토대로 중국을 방문할 때 마다 틈틈이 수집했던 자료들을 참고하여 앞으로 더욱 활발해질 중국과의 의료분야 교류에 대비해 만든 메디컬 중국어 학습서입니다.

중국어는 어순이 우리와 좀 다르고 성조(음의 높낮이)가 있는 언어라서 다소 어려우나 다행히 우리말의 어원이 되는 단어가 많고 문장도 간결하며 더구나 의료현장에서 의료진과 환자가 나누는 대화는 복잡하지도 않아 재미있게 배울 수 있습니다. 다만 이 책은 일반적인 중국어 교습서가 아니고 의료분야의 중국어를 배우는 책이므로 이 책을 들어가기 전에 약간의 기초 중국어 실력이 필요합니다.

'메디컬 중국어'는 2017년 4월 초판 발행이후 수정하고 보완한 것으로 공교롭게도 지난 1년여 동안 중국의 사드 보복조치로 인하여 유커들의 방한이 현저히 줄어들기도 했는데 이 또한 우리나라가 정치, 경제에서부터 군사면까지 거의 모든 방면에서 중국과 서로 영향을 주는 밀접한 관계임을 말해줍니다. 가장 가까운 나라이면서 경제적으로도 대국인 중국은 어떻든 간에 우리에게는 중요한 나라입니다. 그 사이 우리나라 남북관계에서는 뜻밖의 화해무드가 조성되어 머지 않아 마음대로 평양을 거쳐 중국을 왕래할 수 있게 되고 양국간 의약시장 규모는 더욱 커질 전망입니다.

중국과 우리나라는 천년 이상 같은 문자를 사용한 동일한 문화권의 국가였던 만큼 이 책의 중국어 공부를 통해서 사고의 폭을 넓힐 수 있고 현대의학의 단점을 보완할 수 있는 인류의 경험, 지혜도 접하게 됩니다. 이 책은 약에 관한 설명과 함께 약국과 병원에서 환자와 의료진 간의 소통과 신뢰에 도움이 되는 대화를 중국어로 표현함으로써 중국인 환자를 대하는 의료인들과 중국에 진출하는 의료분야 지망생들은 물론이고 양국의 일반인들에게도 도움이 되게 하였습니다. 이 책이 한중간 의학교류에 작은 밀알이 되고 모든 독자분들에게 삶의 활력소가 되기를 기대합니다.

2018. 12. 15

저자 드림

# 推荐词 추천사

## 정서함양에 도움이 되는 세상에서 가장 멋지고 의미 있는 어학 서적

중국은 지정학적으로나 국제역학적인 측면에서 우리의 운명에 영향을 줄 수 있는 나라이고 경제적인 측면에서도 새로운 G2로서 관심의 초점이 되고 있는 나라입니다. 또한 세계에서 가장 많은 인구가 사용하는 언어가 중국어이므로 중국어공부는 충분한 매력이 있습니다.

저자와는 20 여 년 전부터 여러 번 중국여행을 같이 다녀왔는데 중국은 상전벽해라는 말이 어울릴 정도로 놀랍게 발전했습니다. 언젠가 저자가 여행 중 들려준 "중국인들은 사람들간의 꽌시(관계)를 중요시한다"라는 얘기가 생각납니다. 사회가 발전할수록 좋은 인간관계와 소통이 중요합니다. 우리나라는 현재 세계 최고 수준의 의료제도가 시행되고 있습니다만 낮은 의료수가 때문에 의료인들은 과다한 환자를 진료를 하다 보니 사소한 문제로도 환자와 마찰이 발생하기도 하는데 중국어공부는 옛사람들의 경험적 지혜와 여유를 배울 수 있어 정서 함양에도 도움이 됩니다.

저자는 평생 약을 다루었던 현장에서의 풍부한 경험을 바탕으로 과잉 투약 방지와 의료인의 신뢰를 제고할 수 있는 좋은 내용의 대화를 생동감 있게 중국어로 표현하고 있습니다. 이 책은 의료와 관련해 인간생활의 의미를 되새겨 볼 수 있는 세상에서 가장 멋지고 의미 있는 어학서적입니다.

전 연세대 치과대 학장, 세브란스 치과 병원장, 연세대 부총장.

현 건강보험 심사평가원 상근심사위원 치의학 박사

손 홍 규

# 推荐词 추천사

### 中韩最实用的医疗语言学习书

在我一生工作的爱民医院虽然有1000多个病床，但因为涌来的患者，经常需要在走廊和病床之间加设简易病床。回顾过去我已经在医疗行业待了整整四十多年，作为一生都在从事医疗行业的我来说，读过很多类似医疗方面的书籍，但是这本书，可以说是书中之最。当我在读这本书的时候，心里有一种疑问，这本书的作者真的是韩国人嘛？真的是不敢相信。因为这本书的词汇水准，很难想象是位自学中文的韩国人所写。这位韩国作者居然用最准确的表达方式完完整整的表达了出来，这让我太惊讶太震惊了。目前，中国越来越发展，越来越庞大，面对这广阔的医学市场，越来越多的韩国医学专业的留学生来到了中国，在此，我极力推荐这本书，我希望这些来到中国的韩国医学界的留学生都能读到这本书，因为这本书里所有的对话内容，都是可以实际运用到我们的中国医疗现场，更重要的是，这本书体现了医学人员应该具备的医学素质，希望这本书对于他们来说有所帮助。这本书很神奇，这本书让读者深刻的感受到，中韩之间的医学交流是多么的紧迫以及中韩之间的医学交流将会给人类健康带来多么大的发展促进作用。 这本书不仅对医学产生影响，它将会对整个人类的健康带来前所未有的影响，我相信这本书必将传播广泛！

中国 吉林省 爱民医院 中国医学领域专家 黄顺爱

### 최고의 한 · 중 메디컬어 학습서

내가 평생 몸담았던 애민병원은 병상이 1000개가 넘는데도 몰려드는 환자 때문에 자주 복도와 그리고 병상과 병상 사이에도 간이 침대를 마련해야할 정도였다. 40년 동안이나 의료직에 몸담았던 과거를 회고하면서 나의 경우, 의료현장에서 필요한 수많은 메디컬 관련서적을 읽어 보았지만 이 책은 그 중에서 단연 최고라고 생각한다. 그런데 이 책을 읽으면서 과연 이 책 저자가 한국인일까 하는 의문이 생기지 않을 수 없었다.왜냐하면 이 책의 언어수준이 주로 혼자 중국어를 공부한 한국인이 썼다고 보기에는 이해가 되지 않을 정도로 정확하고 완전하게 표현해냈다. 요즘 중국은 날이 갈수록 발전하고 강대해지면서 거대한 의료시장 방면에도 전공하는 한국 유학생들이 점점 늘고 있는데, 내가 이들에게 이 책을 강력하게 추천하는 이유는 이 책이 당장 여기 중국 의료현장에서 활용될 수 있을 뿐 아니라 더욱 중요한 이유는 의료인으로서의 소양을 갖추는데 도움을 주기 때문이다. 참 신기하게도 이 책을 읽게 되면 한 · 중간 의학교류가 얼마나 긴요한고 인류건강 발전에 얼마나 큰 촉진작용을 할 수 있는지를 알게 된다. 나는 이책이 의학계는 물론이고 전체 인류건강에 좋은 영향를 미치고 꼭 널리 전파될 것을 확신한다.

중국 길림성 애민의원 전문의 황순애

# 추천사

## 확고한 철학이 담긴 메디컬 중국어

이 책에서 저자는 무슨 약들이 어떻게 의료현장에서 쓰이는지를 저자에게 익숙한 중국어 대화형식으로 기록하면서, 약에 대한 지식을 알기 쉽도록 정리하였습니다. 많은 환자들이 자신의 증상을 어떻게 표현할까 예행연습까지 하지만, 제대로 말하지 못했다고 아쉬워하는 경우가 있습니다. 저자는 이런 문제를 해결할 수 있는 의약인과 환자와의 의사 소통의 표준을 제시해주고 있습니다.

사뭇 약은 질병이 아니라 인간을 위해 필요하다는 저자의 평소 약에 관한 확고한 철학이 행간에서 많이 느껴지고, 일반인들의 약에 관한 개념 정립을 도와주기 위해 의약인들이 바로 이렇게 하면 환자에게 잘 설명해줄 수 있겠구나 할 수 있게 잘 정리한 표현이 자주 눈에 띄고 있습니다.

근세에 들어 불과 백 년 만에 평균수명이 두 배 이상 연장되면서 점점 누구나 약을 먹지 않고 살기 힘든 세상이 되어가고 있습니다. 경험지식을 바탕으로 주로 자연에서 얻을 수 있는 재료를 사용했던 과거와는 달리 지금은 다양한 물질이 의약품 전반에 사용되므로 약 사용에 더욱 주의가 필요한데 이 책은 이런 면에서도 훌륭한 지침서입니다.

중국은 우리와 언어, 역사의 뿌리가 밀접한 관계이므로 이를 배우는 것 자체가 문화행위입니다. 매일 질병으로 고생하는 환자들을 대하는 의약인들은 정신적으로도 힘든 때가 많습니다. 의약인들에게 메디컬 중국어 공부는 좋은 취미이자 활기찬 삶의 촉매가 될 것입니다.

전 서울대학교병원 약제부장, 현 한국병원약사회 명예회장, 약학박사

손 인 자

# 추천사

## 국내 최초 메디컬 분야 '중국어 학습서'

오랜 세월 약국을 운영하면서 투약현장에서 환자를 대해 온 저자는 중국어를 동원하여 약을 설명하고 있습니다. 의와 약이 합쳐져야 비로소 의료가 완성되기에 저자는 이 과정에서 필요한 약에 대한 설명과 복약지도는 물론 의료현장에서 일어나는 상황과 질병, 건강에 대해서도 능숙한 중국어를 구사하여 설명해주고 있습니다.

저자가 늘 말하기를 중국은 어떻든 간에 여러 면에서 우리에게 답을 제시해 주는 나라이니 의약인도 중국어를 공부하는 것이 영어공부 못지않게 긴요하다고 했습니다. 그 결실이 메디컬 중국어 책으로는 한국 최초인 안병주 약사가 쓴 이 책입니다. 이 책은 약에 대한 저자의 생각 그리고 환자와의 대화에서 꼭 필요한 부분을 중국어로 옮겨놓은 중국어 학습서입니다.

우리나라에 들어오는 중국인 의료관광 규모가 매년 폭증하는 추세로 현재 한 해에 수 천억 원에 달하고, 앞으로 한 중간 의약분야 협력도 더욱 활발해질 것이므로 이 책을 통해 중국어를 배운다면 의약사업에서부터 개인적인 취미생활과 중화권 국가 여행 등 여가생활에까지 큰 도움이 될 것입니다. 약사님들과 의료계에 종사하시는 분들께 자신 있게 이 책을 추천합니다.

전 대한약사회 부회장, 약국생활영어 저자

조 원 익

# 머리글

중국은 이제 모든 방면에서 우리와 밀접한 관계가 되었습니다. 요즘 구매력이 강한 중국인들은 세계곳곳의 상권을 변화시키고 있습니다. 약국과 병원을 찾는 외국인손님으로는 단연 중국인이 압도적으로 많아 이들과의 의사소통도 필요해졌습니다. 수천 년 전의 관습이 아직도 유지되면서도 하루가 다르게 변하는 중국. 이런 다양한 모습과 함께 남한의 약 백배 정도 넓이의 중국은 여행하기에도 좋은 곳입니다. 그리고 우리에게 중국어 공부가 필요한 또 하나의 중요한 이유가 있습니다. 우리는 서구 과학 문명 덕분에 풍요로움 속에 의약품 분야도 눈부시게 발전하여 머지않아 질병으로부터 해방되고 수명도 계속 연장되리라는 장미 빛 기대를 갖고 있습니다. 과연 그럴까요? 결론은 그렇지 않다는 것입니다. 인류의 경험적 지혜가 이런 문제해결에 도움이 될 수 있습니다. 20세기 후반부터 지금까지 인류 역사상 유래 없이 합성신약들이 홍수처럼 쏟아져 나와 광범위하게 사용되어 왔습니다. 이 책은 그 시기에 투약현장에서 일했던 약사로서의 기록이자 메디컬 중국어 학습서입니다.

2017. 4. 29 안 병 주

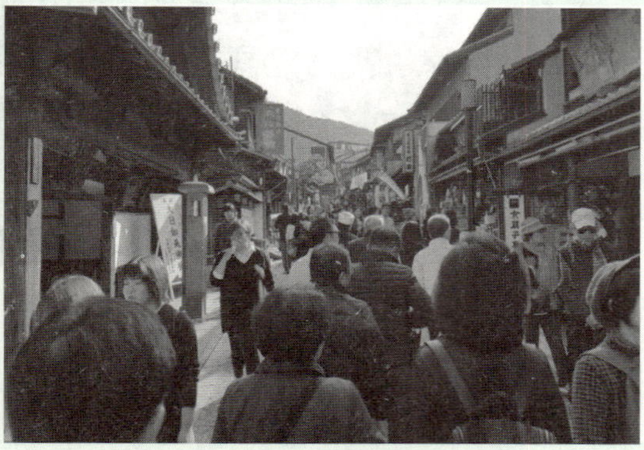

세계 곳곳을 누비는 유커들 走遍世界各地的游客

# 前 言

目前中国在各个方面与我们都有密切的联系。随着中国人购买力的增强，世界各地的商圈也随之发生了变化。医院和药店的外国客人中绝大多数都是中国人，所以与中国客人的沟通是必不可少的。即使延续着数千年前的习俗，现在的中国每天都在发生着巨大的变化，领土面积比韩国大百倍的中国也是个不错的旅行目的地。医疗人需要学习中文还有一个重要的原因,随着西方科学文化的发展，不仅人们的生活水平得到了提高，医药领域也在飞速的发展。我们期待每个人都能够摆脱疾病，延长寿命。但是真的能够如此么？结论是相反的。人类经验智慧解决了现代医学的问题。20世纪后期到现在,人类历史上许多不知因的合成新药像洪水一样涌现出来，并被广泛的使用。这本书作者记录了那段时间里作为药师在治疗现场的感受,同时也是一本医药人需要阅读的中文书籍

2017. 4. 29 安秉珠

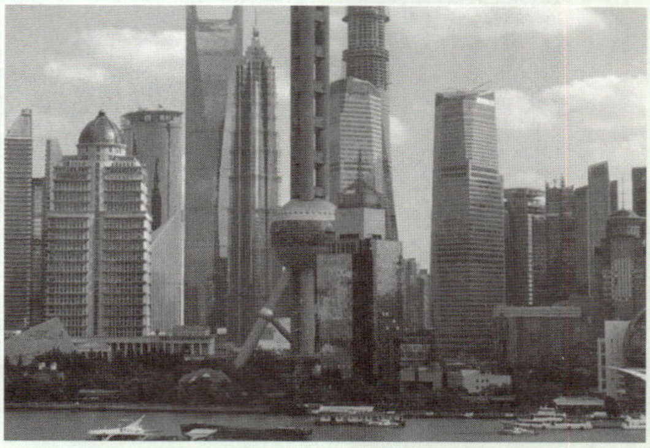

상해 푸동 지구 上海浦东区

# 중국어 공부는 단순한 어학공부가 아닙니다

왜냐고요?

그럼 东西(東西)라는 단어 하나를 알아 볼까요. 동과 서가 결합된 단어 东西는 이세상 모든 물건을 말하는데 중국인들은 왜 물건을 东西라고 했을까요? 먼 옛날 동방에서 죽음의 땅 타클라마칸 사막과 파미르 고원을 지나 서역으로 가는 길은 멀고 험했습니다. 기원 전 이미 실크로드를 개척한 장건과 이를 중국의 교역로로 확보한 곽거병 장군. 그리고 이 영웅들을 지휘한 중국 역사상 가장 위대한 황제인 한무제. 머릿속에 동서를 잇는 실크로드를 떠올리는 순간, 그 영웅들은 물론이고 대상들이 사막에서 생사를 넘나들면서 거래할 물건과 함께 생활에 필요한 온갖 물건을 나르던 대 파노라마가 펼쳐집니다. 낙타에 많은 물건을 싣고 사막을 건너가다가 때로는 많이 죽기도 하여 목적지에 도착해서는 남은 물건이 별로 없기도 했겠죠? 목숨을 건 긴 여정 뒤에는 당연히 물건에 대한 애착이 있었고 그래서 철저한 계산하에 합당한 흥정이 있었을 것이며 이것이 중국인 상거래전통의 뿌리라고 볼 수 있지 않을까요? 东西라는 단어 하나를 통해서 왜 중국인이 옛날부터 세계에서 장사를 제일 잘하고 전세계 현물시장을 장악하고 있는지를 알 수 있습니다. 비록 나만의 상상일지라도!

현재 시진핑은 21세기형 실크로드인 일대일로를 구축하여 동서간 원활한 물류(东西的流通)를 통해 위대한 중국몽을 실현하려고 합니다.

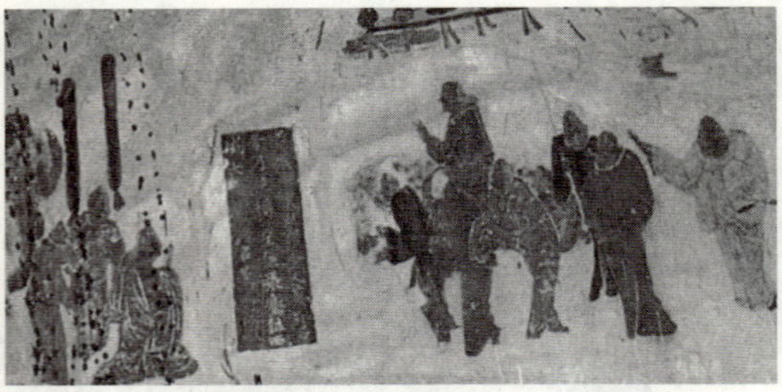

장건을 파견하는 한무제 (派遣张骞的汉武帝)

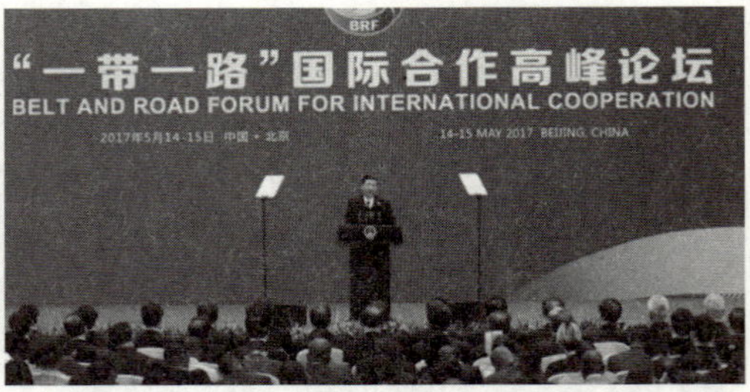


일대일로를 주창하는 시진핑 (提倡一带一路的习近平)

대부분의 외국어 공부는 삶의 수단이지만 이렇게 중국어 공부만큼은 삶의 지평을 넓혀 주는 것이기도 합니다.

# 学习中文不是单纯的语言学习

为什么这么说呢？

那就从理解汉语单词“东西”来开始吧。 东和西结合而成的单词“东西”可指世界上所有的物质。为什么中国人把所有物质都称为东西呢？早先，从东方到西域要穿越死亡走廊塔克拉玛干沙漠和帕米尔高原。这条路即遥远又危险。纪元前，张骞已开辟了丝绸之路，霍去病让丝绸之路成为了中国的贸易之路。这些英雄受命于中国历史上最伟大的皇帝之一汉武帝。当想到连接东西的丝绸之路的瞬间，不仅想到这些英雄们，同时也想起了用多余的丝绸来交换物品和所有生活必需品的场景。甚至能想象到一条商队在广阔无垠的沙漠中行进的场面。骆驼装载着货物穿越沙漠途中会大量死亡，在到达目的地时已所剩无几 冒着生命危险的旅途，运输的货物当然变得极其珍贵，交易时要充分体现它的价 值，这就是中国传统商业交易的根本，不是吗？ 通过“东西”让我们充分了解为什么中国人会有很好的经商头脑，并掌握了世界现物市场。虽然这可能是我的一种个人的理解。

最近习近平提出21世纪的丝绸之路“一带一路”，希望通过东西间的流通来实现伟大的中国梦。

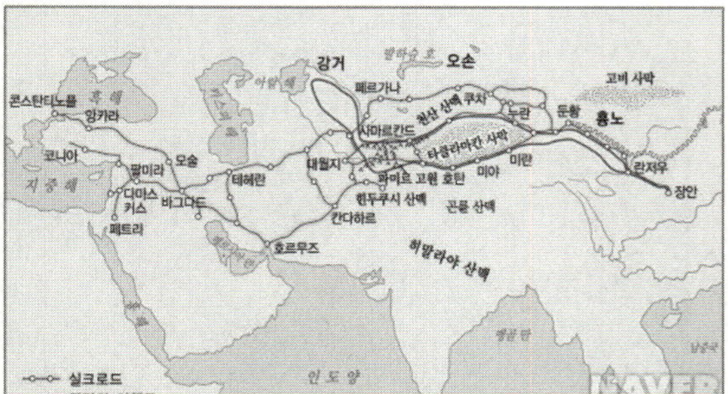

기원 전 실크로드 (纪元前丝绸之路)

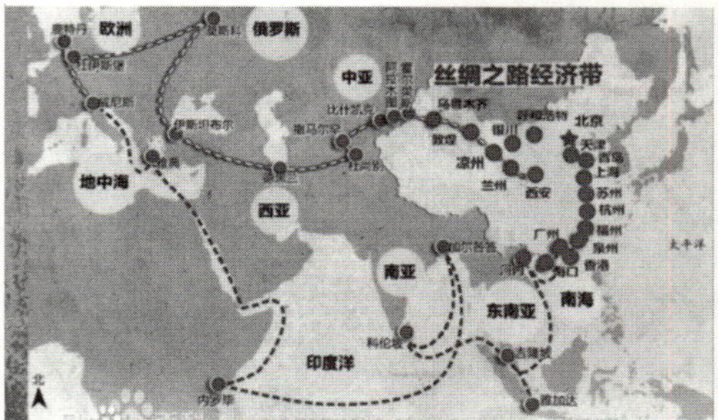

21세기 실크로드, 일대일로 (21世纪的丝绸之路“一带一路”)

---

学习外语虽然是一种生活的手段，但是通过学中文可以拓宽人们的生活面

# 이어서 약(药)자도 알아볼까요?

## 接下来了解一下“药”这个字吧？

“藥”의 간체가 “药”인데 “藥”자는 풀 초(草)와 기쁠 락(樂)자로 합성되어 있습니다.
인류가 최초로 출현했을 때 배고픔을 해결하기 위해 먹을 것을 찾았는데 어느 것이 먹을 수 있고 어느 것이 먹을 수 없는 지를 몰랐습니다.

그들은 배가 고파서 선택의 여지가 없는 상황에서 먹을 수 없는 것, 심지어는 독이 있는 것을 먹은 결과 몸이 가렵고 구토 복통 설사 두통 발열 등의 증상이 나타났고 심지어 마비나 정신착란 사망 등의 심각한 결과도 나타났을 것입니다.
또 한편으론 어떤 것들을 먹고 나서 원래 있던 구토 복통 설사 변비 두통 등의 증상이 줄거나 없어졌을 것입니다. 그래서 기쁘기도 했을 것입니다. 이런 사실이 옛날에는 “식약동원” 이었음을 증명해 줍니다. 즉 배고팠을 때 먹던 것과 아팠을 때 먹었던 약이 같은 재료였다는 것입니다.

자연계 식물 중에는 종류가 다양하고 자원도 풍부하여 동양에서 옛 사람들은 약을 통칭해서 “본초”라고 했습니다. 즉 병을 치료할 때 식물을 위주로 했다는 뜻입니다.
이처럼 풀 초(艹)에 기쁠 락(樂)이 더해져 만들어진 “藥” 字는 질병을 치료하고 없애주는 식물을 뜻합니다.

“藥”字的简体为“药”。“藥”是由草字头（艹）和“樂”字组成的。
人类的最初阶段，寻找食物充饥，根本不知道哪些东西可以吃，哪些东西不能吃。

在“饥不择食”的情况下，他们必然什么东西都吃，甚至包括有毒的东西，结果出现了皮疹瘙痒，呕吐，腹痛，腹泻，头痛，发热等症状。甚至有时引起麻木，神智错乱，死亡等严重后果。

另一方面，有时人们吃了某些东西后，原有的恶心，呕吐，腹痛，腹泻，便秘，头痛等症状减轻或消除了。所以心情也变好了。这证明了远古时代“药食同源”的事实，表明充饥吃的食物和治病吃的药物是同样的东西。

自然界中有着品种繁多，资源丰富的植物，所以古代东方人把药统称为“本草”即是指治病以草类药为本的意思。

由此可见，草字头加樂字组成的“藥”字是泛指能疗疾除病的草。

영어 Drug 어원도 Droog(마른 풀)인데 그러나 현대약물은 거의 모두 Natural(천연)이 아닌 Synthetic(합성) 물질입니다. 현재 수많은 합성의약품이 개발되어 인류 건강에 이바지하고 있습니다만 지금 시대를 굳이 표현한다면 약과 독의 근원이 같은 약독동원시대라고 할 수 있습니다.
英文的 Drug(药)字的由来是从 Droog(干草)得来的, 但是现在药物大多都不是天然的而是合成的。现在数万的合成药品也为人类带来了帮助。如果非要说明的话现代时代是药毒同源的时代。

# 내친 김에 의(医)자도 알아보겠습니다
## 既然如此，我们也来了解一下“医”字

### 醫 字의 유래

医의 번체가 醫인데 ㄷ(방패)와 矢(화살)과 殳(창) 그리고 酉(술=알코올)로 구성되어 있습니다. 이에 대해 많은 학자들의 다양한 해석이 있습니다만 殳는 옛날에 대나무로 만든 끝이 뾰족한 창인데 방패처럼 병을 방어할 수 있다고도 생각했고 고대에 酉는 酒로 통했습니다. 즉 醫는 전쟁 중 다친 사람 상처를 알코올로 소독, 치료하거나 병을 예방함을 뜻합니다. 따라서 이 글자가 만들어질 당시에는 전쟁이 많았음을 알 수 있습니다. 그 때는 진단술이 발달되어 있지 않아서 질병이라 함은 주로 외상을 의미했습니다. 이를 증명하는 증거가 갑골문자에 있습니다. 아래 그림에서 보듯이 화살을 맞아 아파하는 사람을 이처럼 질병을 뜻하는 疾(질)로 표시했습니다.

### 醫字的由來

“医”字的繁体为“醫”。由“ㄷ”(盾)“矢”(箭)“殳”(枪)和“酉”(酒)构成。因此学者们对这个字有很多的解释。“殳”，是古时一种兵器，初为竹制，前端尖锐。指用来防御疾病。“酉”字古时与“酒”通，表示用酒治病。所以，醫是指疾病的治疗，预防，以及用酒为战场中受伤的人伤口进行消毒。这个字的创造也让我们了解当时的战争特别的多，而且当时的诊断技术不发达，疾病主要指外伤。甲骨文对这一解释给出了决定性的证据。下图中被箭射中痛苦的人就表示“疾”字。

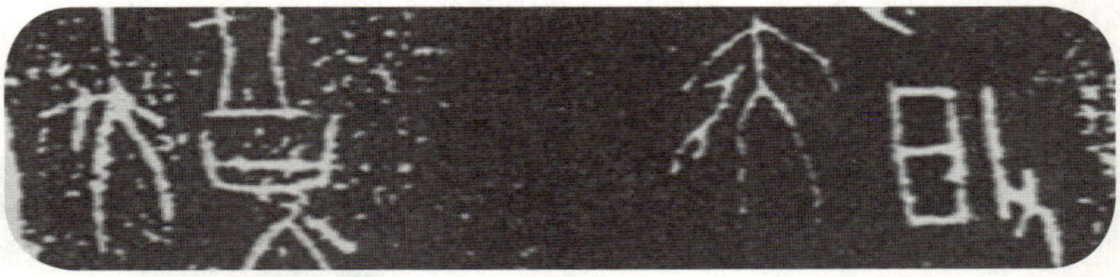

위 그림의 우측에서 두 번 째 갑골문자가 질 ( 疾 ) 자임

# 잠시 쉬었다가 가시죠!
# 稍微休息下再走吧!

**중국어가 어렵다고요? 中文很难吗?**
**아녜요. 중국어는 한국어에 비하면 쉬워요. 不是，与韩语相比中文更简单。**

한국의 약국에서 아기의 조제약을 받은 엄마들이 약을 덜어 먹이기 위해 빈 플라스틱 약병을 한 개 더 달라고 말할 때 그 빈 플라스틱 약병을 표현하는 단어가 다음과 같이 많습니다.
在韩国药店拿到儿童药的妈妈想说再要一个空的塑料药瓶时，说的那个。
空塑料药瓶的单词表现形式与以下不同。

공병 / 빈 플라스틱 약병 / 통 / 약 병 / 약 통 / 빈 통 / 투약 병 / 시럽 통 / 아기 약 먹이는 거 / 빈 약병 / 약 먹이는 통 / 시럽 병 / 빈 병 / 투약 통 / 섞어 먹는 병 / 약 타먹는 병 / 보조 병 / 빈 약통 / 시럽 먹이는 통 / 다른 빈 병 / 플라스틱 / 병 / 따러 먹는 것 / 튜브 / 조그만 통 / 물 통 / 덜어 먹는 통 / 휴대용 용기 / 약 타먹는 하얀 통 / 요런 거 / 먹는 거 / 하얀 병 / 떠 먹이는 거 / 계량기 / 약 먹을 수 있 는 거 / 빈 거 / 물 병 / 작은 병 / 아이들 약 타 먹이는 통 / 여분 통 / 투약 용기 / 작은 약 병 / 먹는 약 통 / 투약 기 / 그 거 축소한 거 / 따로 먹이는 거 / 아기 먹이는 조그만 통 / 애기 먹이는 통 / 물약 덜 어 먹이는 용기 / 플라스틱 통 / 먹이는 약 병 / 요만한 거 / 약 병 / 조그만 거 / cc 재는 통 / 용기 / 꼬마가 먹는 거 / 플라스틱 약 통 / 저기 조그만 거 / 애기 물통 / 빈 곽 / 애들 통 / 흔들어 먹이는 통 / 케이스 / 따라 먹는 통 / 1 회용 용기 / 섞는 통 / 약 수저 대신 약 먹이는 거 / 아기 그 거 / 빈 용 기 / 꼬맹이 약병 / 숟가락 대용 / 요런 병 / 작은 통 / . . ., 이 밖에도 수없이 많습니다.

빈 플라스틱 약병을 표현하는 단어가 이렇게 많아도 어떤 엄마는 " 그거 뭐지?" 또는 "그거 그거" 라고 말을 더듬으면서 한 개를 더 달라고 합니다.^^
可以表示空塑料药瓶的单词有那么多，可是一些妈妈还是会说"那个是什么？"或者"那个，那个"结巴似的说"再给我一个"。^^

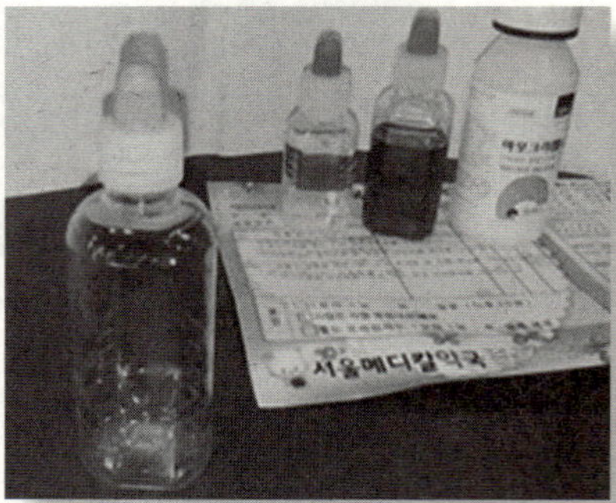


이쯤 되면 한국어가 세상에서 제일 어렵지 않은가요?
这样一看韩语难道不是世界上最难的语言吗?

자 그럼 지금부터 중국어 공부를 즐겁게 시작해 봅시다!
那现在就开始愉快的中文学习吧!

# 병음과 성조

## 1. 병음

중국어가 표의문자이므로 발음을 자체적으로 표시할 수 없어서 영어 알파벳을 빌려서 발음기호를 표기하는데 그것을 병음이라 합니다. 그러나 병음 발음을 영어식으로 발음해선 안 되고 한국어로도 실제 중국어 발음을 정확하게 표시할 수 없으므로 반드시 병음을 정확하게 익힌 후 중국어 공부를 시작해야 합니다.

**- 성모(자음)**

순음 ~ b뽀 p포 m머 f훠
설첨음 ~ d뜨어 t트어 n느어 l르어
설근음 ~ g끄어 k크어 h흐어
설면음 ~ j지 q치 x시
권설음 ~ zh즈 ch츠 sh스 r르
설치음 ~ z쯔 c츠 s쓰

**- 운모(모음)**

단운모 ~ a아 o오 e으어 i이 u우 ü위
복운모 ~ ai아이 ei에이 ao아오 ou어우
부성운모 ~ an안 en언 ang앙 eng엉
권설운모 ~ er얼
결합된 운모 ~ ya야 ye예 yao야오 you요우 yan옌 yin인 yang양 ying잉 yong용
wa와 wo워 wai와이 wei웨이 wan완 wen원 wang왕 weng웡
yue위에 yuan위엔 yun윈

## 2. 성조

중국어는 우리말과 달리 성조가 있습니다.
소리의 높낮이에 따라 다음 네 가지로 표기합니다.
제1성(—) : 높고 평탄하게 소리 냅니다.
제2성( / ) : 낮게 시작하여 높게 올립니다.
제3성(∨) : 낮게 내렸다가 다시 올립니다.
제4성(＼) : 급하게 내립니다.

## 중국어 어순 일부 소개

중국어 어순이 우리말과 달라 어렵게 느껴집니다만 사실은 우리말 어순과 같은 경우가 많습니다. 즉 주어 + 목적어 + 술어의 순서가 중국어에서는 영어처럼 주어 + 술어 + 목적어이지만 그 외는 오히려 우리말 어순과 비슷한 경우가 많습니다. 몇 가지 중국어 어순을 소개하면 다음과 같습니다.

1. 주어 + 술어 + 목적어 순입니다.

나는 약을 먹는다. ---〉 我 + 吃 + 药 (나는 + 먹는다 + 약을)

* 그러나 다음에서 보듯이 우리말 어순과 똑같은 경우가 많습니다.

오늘 내가 산 약과 + 어제 네가 먹은 약은 + 같다. ---〉 今天我买的药和 + 昨天你吃的药 + 一样

오늘 내가 산 약과 + 어제 네가 먹은 약은 + 같습니까? —〉 今天我买的药和 + 昨天你吃的药 + 一样吗?

2. 언제를 나타내는 때(시간)는 주어 바로 다음에 또는 문장 맨 앞에 옵니다.

나는 오늘 저녁에 약국에 가려고 한다. ---〉 我今晚想去药店(○)　今晚我想去药店(○)

3. 연동문은 동작이 일어나는 순서대로 말하면 됩니다.

나는 너랑 같이 약국에 비타민을 사러 가고 싶다. ---〉 我 + 想 + 跟你一起① + 去药店② + 买维生素③

너랑 같이(만나야 갈 수 있고)① + 약국에 가다(약국에 가야지 살 수 있으니까)② + 비타민을 사다③

* 평서문 외에 명령, 권유문의 경우도 동작의 순서를 생각하면 쉽습니다.

나는 물을 많이 마셨다 ---〉 我 + 喝了 + 很多水(물을 마셨는데 많이 마시게 됨).

물을 많이 마시세요 ---〉 多 + 喝 + 水 (많이 마실 것을 염두에 둔 다음에 또는 강조하는 의미)

4. 명사는 수사와 바로 결합할 수는 없고 양사가 필요합니다.

어순은 수사+양사+명사입니다.

한 사람 : 一人 (X) --〉 一个人(o) 一位人(o)

비타민 2 정 : 两维生素(X) --〉 两片维生素(o)

5. 동작 횟수를 나타내는 동량사는 동사 뒤에 옵니다.

한 사람이 있었는데, 하루에 약을 다섯 번 먹었습니다. --〉 有一个人, 一天吃了五次药。

6. 주어 다음에 부사 + 조동사 + 개사(전치사)가 오고 그 다음에 동사가 옵니다.

우선 병원에서 처방전을 가져오셔야 됩니다. --〉 你先要在医院拿到处方。

* 기타 문장의 어순은 별도로 익히시기 바랍니다.

* 다만 문법부터 생각하지 마시고 기본문장을 외워가며 배우시는 것이 좋습니다.

# 메디컬 중국어

상황별 회화

증상별 회화

약물 관련 중국어

약과의 데이트(COLUMN)

부록

# 차 / 례

차 / 례

# 차 / 례

# 차 / 례

차 / 례

# P/O/I/N/T/차/례 要点/目录

COLUMN 01

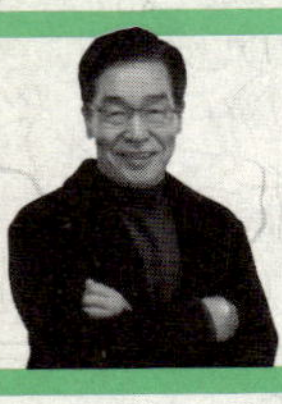

# 최초의 만남 最初的相遇

미숙 원시인들도 약을 사용했었나요? 原始人也吃药吗?

병주 까마득한 옛날, 인류의 조상인 원인(猿人)들도 약을 이용하여 병을 고치고 자신의 건강을 보호 할 줄 알았어요.

很久很久以前，猿人们就已懂得用药来治病疗伤，维护自身的健康

인간이 최초로 약을 사용했던 것을 상상해 볼까요? 想象一下，最初人类使用药物的情形

미숙 좋아요, 얘기해 주세요. 好吧。给我讲一讲吧

병주 한 사람이 땡볕에서 사냥을 하다가 지쳐서 몸살이 났어요. 머리도 아파서 이것 저것 해보다가 우연히 어린 계수나무 가지를 계속 씹고 다녔는데 얼마 후 머리가 개운해 졌어요.

一个人因在大太阳下打猎，筋疲力尽的同时，也感到头疼，因此尝试了各种各样的方法，在偶然的情况下尝试了咀嚼杨柳叶，突然发现头痛缓解了。

미숙 얼마나 좋았을까요? 应该非常高兴吧?

경험에 의해 터득한 약에 관한 지식은 계속 발전되어 왔나요?

根据经验总结出来的关于药物的知识一直被延续发展下来了吗?

병주 꼭 그렇진 않아요. 호모사피엔스만이 지식 정보 교환을 원활이 전달 할 수 있었고, 결국 그들만이 살아 남아 현재 인간의 조상이 되었던 것이죠.

也不见得，但后来只有智人能够很好的彼此交流经验，最终也只有他们生存了下来，成为了人类的祖先

미숙 알겠어요. 소통하고 협력해야 살아남을 수 있다는 교훈을 주는군요.

我明白了，这些事实告诉我们只有沟通和协力合作才能够生存下来。

병주 맞아요. 对啊!

그럼 이제 약을 만나러 떠나 볼까요? 那么现在我们开始“与药相约”的旅程吧!

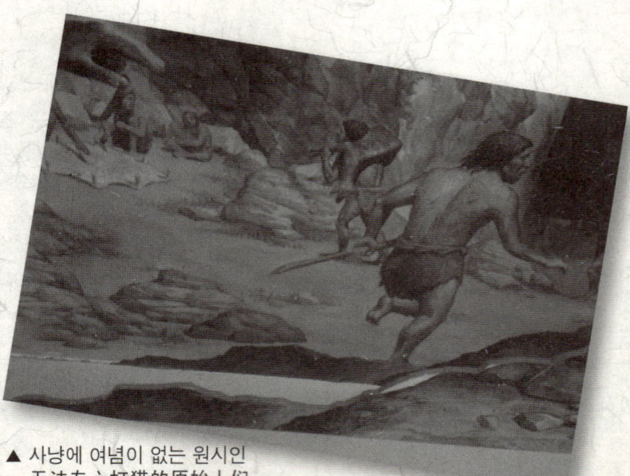

▲ 사냥에 여념이 없는 원시인
无法专心打猎的原始人们

Medical Chinese

# 01

## 상황별 회화

# 병원에서

# 在医院

# 01 병원에 가다 去医院 Qù yīyuàn

DIALOGUE

오늘 어때?
你今天感觉怎么样?
Nǐ jīntiān gǎnjué zěnmeyàng

말도 마. 기침이 계속 나고 열도 많아.
糟极了，我咳个不停，而且在发高烧。
Zāo jíle, wǒ ké gè bùtíng, érqiě zài fā gāoshāo

그럼 병원에 가야겠다. 이리 와서 나랑 같이 가자.
那你必须得去医院了。来啊，我陪你一起去。
Nà nǐ bìxū děi qù yīyuàn le. Lái a, wǒ péi nǐ yìqǐ qù

좋아
好吧。 Hǎoba

안녕하세요? 어디가 아프세요?
早上好，请问您哪里不舒服?
Zǎoshang hǎo, qǐngwèn nín nǎlǐ bù shūfu

안녕하세요. 친구가 감기가 심한데다가 열이 무척 높아요.
早上好，我的朋友感冒很严重，而且在发高烧。
Zǎoshang hǎo, wǒ de péngyou gǎnmào hěn yánzhòng, érqiě zài fā gāoshāo

우리 병원에 오신 적 있나요?
你以前来过我们医院吗?
Nǐ yǐqián láiguò wǒmen yīyuàn ma

DIALOGUE

아뇨. 처음 왔어요.

没有，这是我第一次来。

Méiyǒu, zhè shì wǒ dì yīcì lái

그렇군요. 그럼 여기에 써 주셔야 됩니다.

这样啊，那你得填一下这张挂号单。

Zhèyàng a, nà nǐ děi tián yíxià zhè zhāng guàhàodān

네

好的。

Hǎode

이름, 나이, 성별, 주소, 연락전화번호를 써 주시기만 하면 됩니다.

只需要填一下你的姓名, 年龄, 性别, 地址和联系电话。

Zhǐ xūyào tián yíxià nǐ de xìngmíng, niánlíng, xìngb ié, dìzhǐ hé liánxìdiànhuà

문제 없어요. 그럼요. 여기 있습니다.

没问题。好的，给你。

Méi wèntí. Hǎode, gěi nǐ

관련단어

今天jīntiān오늘　感觉gǎnjué느끼다　糟极了Zāo jíle말도 마　而且érqiě게다가　那Nà그럼　必须bìxū필수
得děi해야한다　陪péi데리고　一起yìqǐ같이　好吧Hǎoba좋아요　请问qǐngwèn말씀 좀 여쭙겠습니다
哪里nǎlǐ어디　不舒服bù shūfu안 좋다　朋友péngyou친구　感冒gǎnmào감기　以前yǐqián이전
很严重hěn yánzhòng아주 심각하다　医院yīyuàn병원　第一 次dì yīcì처음　填一下 tián yíxià채워 주세요
地址dìzhǐ주소　联系电话liánxìdiànhuà연락 전화번호　没问题Méi wèntí문제 없다

# 02 접수처에서 在挂号处 Zài guàhàochù

안녕하세요, 의사와 예약 하셨나요?
您好，你有和医生的预约吗？
Nínhǎo, nǐ yǒu hé yīshēng de yùyuē ma

예
有的。
Yǒude.

성함은요?
请问您的名字是什么？
Qǐng wèn nín de míngzi shì shénme

저는 안정은이라고 합니다.
我叫安情银。
Wǒ jiào ānqíngyín

의료보험 가입 되었나요?
你有医疗保险吗？
Nǐ yǒu yīliáo bǎoxiǎn ma

예, 의료보험에 가입되어 있습니다.
有，我有医疗保险。
Yǒu, wǒ yǒu yīliáo bǎoxiǎn

관련단어

医生yīshēng의사 什么?shénme어떤 의료보험医疗保险yīliáo bǎoxiǎn 预约yùyuē예약하다 已经yǐjing이미
保险卡bǎoxiǎnkǎ보험카드 交给jiāogěi…에게 건네주다 当然dāngrán당연하다 填写tiánxiě써 넣다 表格biǎogé양식, 도표

## 의료보험제도 医疗保险制度

자본주의는 인간의 자유와 창조를 보장해 왔습니다. 그러나 한편으로는 계층간 심한 격차를 가져 왔으며 이는 사회불안을 초래하였습니다. 이러한 자본주의 갈등을 극복하기 위해 보완책으로 사회주의 제도인 의료보험제도가 도입되었습니다. 국민생활에서 의식 주 다음으로 중요한 건강 즉 질병으로부터 해방문제를 해결하는 제도로서 서구에서는 일찍부터 시행되어 왔습니다. 이 제도의 충실성 정도가 그 나라 복지정책의 수준을 판가름하는 기준이 됩니다. 현재 우리나라는 국민의 입장에서 볼 때는 세계 최고 수준의 의료보험제도가 시행되고 있습니다. 전국민이 의료혜택을 받고 있는데 단 대부분의 사람들은 매월 일정 금액의 보험료를 내야 합니다. 병원이나 약국에 가면 30%만 내면 되고 나머지 부분을 보험공단에서 부담합니다.

资本主义保障了人民的自由和创造。可是，另一方面带来了阶层间深度的级差，这引起了社会的不安。为了克制这样的资本 主义纠纷，根据社会主义制度完善了资本主义医疗保险制度。国民生活中衣食住行以外，最重要的是健康，从疾病解决问题的制度，在西洋早已 实行。这个制度的充实性，是判断此国家的福利政策的程度基准。现在韩国，在国民立场上来说实行的医疗保险制度是世界最好的 韩国人享有医疗保 险，但需要每月支付一定金额的费用给保险公司。如果去医院和药局，只需交30%的费用，剩余的部分都由保险公司承担。

---

### 2018년 중국 최대 히트작 영화 : 我不是药神 [나는 약신이 아니다]

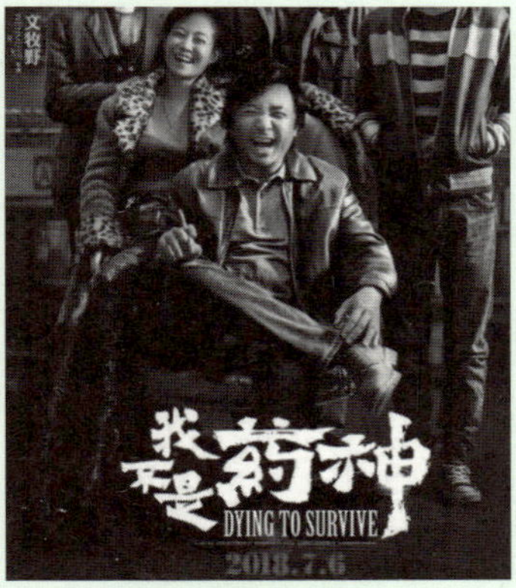


줄거리(剧情简介) : 主人公把印度产的便宜的抗癌药物卖给了没有钱的病人，被判刑入狱。但因电影主人公引起的社会问题，国家将病人需要的抗癌药物列入了医疗保险内。(주인공이 돈 없는 사람들의 요구로 값싼 인도산 항암제를 불법적으로 팔다가 감옥에 갔다. 이 사건을 계기로 국가에서는 많은 환자에게 필요한 항암제를 의료보험에 포함시키게 되었다.)

영화 속 명대사 두 구절(电影里的两句经典台词)

1. 世界上只有一种病，就是穷病。(병의 종류가 많은 것 같지만 세상에는 돈이 없어 못 고치는 병밖에 없다.)
2. 现在没人弄假药了，正版药进医保了。(정품약을 보험급여에 포함시키니 가짜약을 파는 사람이 없어졌다.)

# 03 병원 접수 医院挂号 Yīyuàn guàhào

DIALOGUE

어디서 등록하죠?

**请问在哪儿挂号?**

Qǐngwèn zài nǎr guàhào

접수는 1층 현관 오른 쪽입니다.

**挂号处就在一楼大厅的右侧。**

Guàhàochù jiù zài yī lóu dàtīng de yòucè

어느 과에 신청하시겠습니까?

**你要挂哪科的号?** Nǐ yào guà nǎ kē de hào

저는 잘 모르겠어요.

**我不知道挂哪个科?**

Wǒ bùzhīdào guà nǎgè kē

온몸에 붉은 반점이 생겼어요.

**我全身起红疹。**

Wǒ quánshēn qǐ hóng zhěn

어디로 해야 할까요?

**你的意见呢?**

Nǐ de yìjiàn ne

우선 피부과 의사의 진찰을 받아보시는 것이 좋을 것 같습니다.

**我想你应该先去看皮肤科的大夫。**

Wǒ xiǎng nǐ yīnggāi xiān qù kàn pífūkē de dàifu

## DIALOGUE

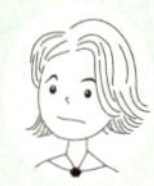

혈액검사를 해야겠어요.

**要给你做血液检查了。**

Yào gěi nǐ zuò xuèyè jiǎnchá le

언제부터 안 먹었죠?

**你多久没吃东西了?**

Nǐ duōjiǔ méi chī dōngxi le

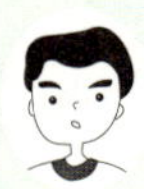

어제 저녁부터 안 먹고 있습니다.

**我在禁食当中，昨晚开始已没有再进食。**

Wǒ zài jìnshí dāngzhōng, zuówǎn kāishǐ yǐ méiyǒu zài jìnshí

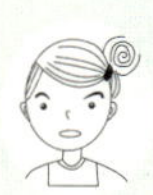

잘 됐군요. 혈액 샘플을 채취하려고 하는데 손가락 끝을 찌르면 좀 아플 거예요.

**很好，我要采集血液标本。我会刺你的手指头，会有一点疼。**

Hěnhǎo, wǒ yào cǎijí xuèyè biāoběn. Wǒ huì cì nǐ de shǒuzhǐtou, huì yǒu yìdiǎn téng

관련단어

挂号guàhào (병원에서)등록하다 접수하다 *报名baoming (대학교에서 수강신청 등을)등록하다. 접수하다
就在jiù zài바로 있다 大厅dàtīng현관 不知道bùzhīdào모르다 全身quánshēn온몸 红疹hóng zhěn붉은 반점
意见yìjiàn의견 想xiǎng하고싶다 应该yīnggāi마땅히 해야한다 先xiān우선 皮肤科pífūkē피부과 大夫dàifu의사
血压xuèyā혈액 检查jiǎnchá검사 疼téng아프다 禁食Jìnshí금식하다 昨晚zuówǎn어제 저녁 样本yàngběn샘플
东西dōngxi물건 昨晚zuówǎn에제 저녁 开始kāishǐ시작하다 刺cì찌르다 指头zhǐtou손끝 疼téng아프다
有一点yǒu yìdiǎn조금 献血站xiànxuèzhàn헌혈소 医疗队yīliáoduì의료팀 巡回医疗队xúnhuí yīliáoduì순회 의료진
救护站jiùhùzhàn구호소

# 04 간호사와의 대화

## 跟护士的对话 Gēn hùshi de duìhuà

DIALOGUE

무얼 도와드릴까요?

**有什么可以帮您吗?**

Yǒu shénme kěyǐ bāng nín ma

온 몸과 머리가 아프고 기침도 해요.

**我感到全身疼，头痛和咳嗽。**

Wǒ gǎndào quánshēn téng, tóutòng hé késou

얼마나 됐어요?

**多久了?**

Duō jiǔ le

전신통, 두통은 2일 전, 기침은 이제 막 시작됐어요.

**两天前开始全身疼痛和头痛，咳嗽是刚开始的。**

Liǎngtiān qián kāishǐ quánshēn téngtòng hé tóutòng, késou shì gāng kāishǐ de

콧물이 납니까?

**有没有流鼻涕?**

Yǒuméiyǒu liú bítì?

콧물이 납니다.

**有流鼻涕。**

Yǒu liú bítì

관련단어

护士hùshi간호사 什么shénme어떤 可以kěyǐ해도 좋다 帮bāng돕다 多久了?Duō jiǔ le얼마나 됐어요?
和hé와 全身疼quánshēn téng전신통 刚gang방금 流鼻涕liúbítì콧물이 흐르다

DIALOGUE

그 밖에 또 다른 증상은요?

**除了这些，还有什么其他病状?**

Chúle zhèxiē, háiyǒu shénme qítā bìngzhuàng

뭘 좀 먹으면 입안이 너무 아파요.

**我吃东西时，嘴巴里面很疼。**

Wǒ chī dōngxi shí, zuǐba lǐmiàn hěn téng

회복되기 전에는 매운 음식 드시지 마세요.

**恢复之前不能吃辛辣的食物。**

Huīfù zhīqián bùnéng chī xīnlà de shíwù

체중과 신장이 얼마죠?

**你的体重和身高是多少?**

Nǐ de tǐzhòng hé shēngāo shì duōshǎo

65kg이고 175cm입니다.

**体重65kg 身高175cm。**

Tǐzhòng liùshí wǔ gōngjīn shēngāo yìbǎi qīshí wǔ límǐ

체온, 혈압, 맥박을 재 봅시다.

**让我给你量一下体温，血压和脉搏。**

Ràng wǒ gěi nǐ liáng yíxià tǐwēn, xuèyā hé màibó

관련단어

除了chúle제외하고 什么shénme어떤? 病状bìngzhuàng병증세 东西dōngxi(모든)물건 恢复huīfù회복하다
辛辣的xīnlà de매운 不能bùnéng…할 수가 없다 辛辣xīnlà맵다 体重tǐzhòng체중 身高shēngāo키
多少duōshǎo?얼마죠? 量一下liáng yíxià재 봅시다 体温tǐwēn체온 血压xuèyā혈압 脉搏màibó맥박

# 05 진찰 시 의사의 요구

## 检查时医生的要求 Jiǎnchá shí yīshēng de yāoqiú

DIALOGUE

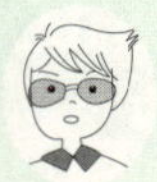

어디 좀 봅시다. 让我看一下。 Ràng wǒ kàn yíxià

진찰을 해 봅시다. 단추를 푸세요. 我检查一下，请您把扣子解开。
Wǒ jiǎnchá yíxià, qǐng nín bǎ kòuzi jiěkāi

소매를 올리세요. 请把袖子稍微往上挽一点。
Qǐng bǎ xiùzi shāowēi wǎngshàng wǎn yìdiǎn

여기에 누우세요. 到这边躺下。
Dào zhèbiān tǎng xià

"아" 하고 입을 크게 벌려 보세요. 请您把嘴张开，说“啊”。
Qǐng nín bǎ zuǐ zhāngkāi, shuō: “a”

숨을 길게 쉬십시오. 请您深吸一口气。
Qǐng nín shēn xī yìkǒuqì

혀를 밖으로 내미세요. 把舌头伸出来。
Bǎ shétou shēn chūlái.

체온 좀 잽시다. 给您量一下体温吧。
Gěi nǐn liáng yíxià tǐwēn bā

맥을 짚어 봅시다. 我来给您把把脉吧。
Wǒ lái gěi nín bǎbǎ mài bā

여기에 탈지면을 누르세요. 用脱脂棉压住这里。
Yòng tuōzhīmián yā zhù zhèli

관련단어

检查jiǎnchá검사하다　诊疗zhěnliáo진료하다　让ràng로 하여금　看一下kànyíxià한번 보다　扣子kòuzi단추
解开jiěkāi열다　袖子xiùzi소매　稍微shāowēi조금　往上wǎngshàn위로　挽wǎn끌다　躺下tǎngxià눕다
张开zhāngkāi벌리다　说shuō말하다　深shēn깊다　伸出shēnchū내밀다　量liáng재다　体温tǐwēn체온
把脉bǎmài진맥하다　脱脂棉tuōzhīmián탈지면

# 06 의사의 언급

## 医生提及的话 Yīshēng tíjí de huà

DIALOGUE

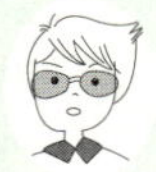

감기 걸렸군요.

您感冒了。

Nín gǎnmàole

독감에 걸리셨습니다.

您得重感冒了。

Nín dé zhònggǎnmào le

편도선이 많이 붓고 열도 있습니다.

扁桃体肿得很厉害而且还发烧了。

Biǎntáotǐ zhǒng de hěn lìhai érqiě hái fāshāole

기관지염입니다.

您得的是气管炎。

Nín dé de shì qìguǎnyán

처방해 드릴게요.

给你处方。

Gěi nǐ chǔfāng

약은 약국에서 타 가세요.

在药店取药。

Zài yàodiàn qǔyào

관련단어

感冒gǎnmào감기 得重感冒zhònggǎnmào독감 걸리다 厉害lìhai심하다 扁桃体biǎntáotǐ편도선 肿zhǒng붓다 气管炎qìguǎnyán기관지염 处方chǔfāng처방 取药qǔyào약을 타다

## 의약분업 医药分业

의사는 진단과 처치에 전념하고 약사에 의해 조제, 투약하는 의료제도입니다. 장점으로는 양질의 의료 수혜, 질병에 대한 자각과 책임감, 항생제 내성감축, 의약품 오남용 감소, 의료비 지출 경감, 의사의 진료에만 전념가능, 다수환자 진료가능 등이 있습니다. 중국, 대만을 비롯한 동남아의 대부분의 국가에서도 아직 완전한 의약분업이 시행되지 않고 있습니다. 한국은 1981~1984, 3년간 목포에서 의약분업 시범사업을 해 본 후, 다른 어느 제도보다 철저한 준비 과정을 거쳐서 2000년부터 선진국형 완전의약분업을 시행하고 있습니다.

医生投入于诊断和治疗由药剂师调剂和投药的医疗制度。长处是良好的医疗受惠，对疾病的自觉和责任感。抗生素耐性缩减，减少医药品的滥用，减轻医疗费支出，医生只专心于诊断治疗，能诊疗更多的患者。中国台湾包括东南亚的所有国家，还未实行医药分业。韩国在 1981-1984 年， 3 年期间在木浦市试行了医药分业，比任何制度都经过了充分的准备和修正，终于从 2000 年开始实行了全面的先进国型医药分业。

당시 저자의 메모 当时作者的摘记

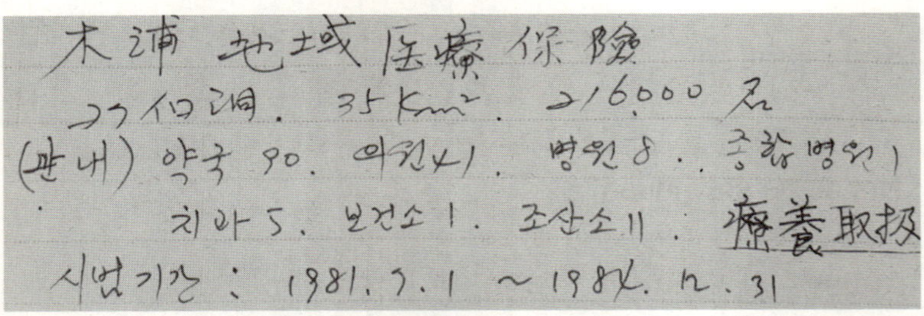
木浦 地域 医療保險
27個洞. 35 Km². 216,000 名
(관내) 약국 90. 의원 41. 병원 8. 종합병원 1
치과 5. 보건소 1. 조산소 11. 療養取扱
시범기간 : 1981. 7. 1 ~ 1984. 12. 31

1989년 대약 의보위원 시절, 목포 시범사업 관련(大韩药师会医保委员时，木浦示范项目的有关)

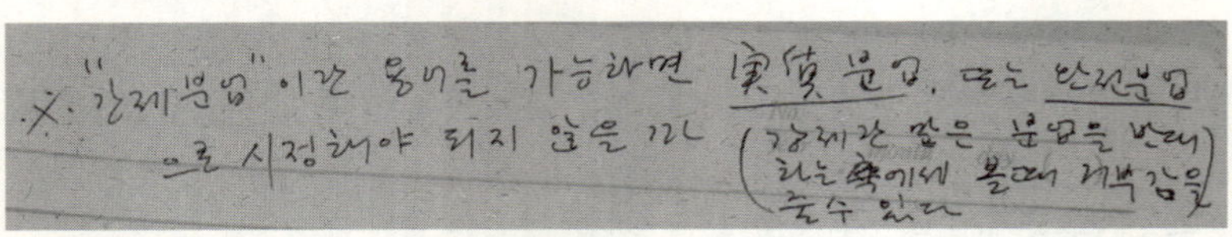
※ "강제분업"이란 용어를 가능하면 實質분업, 또는 완전분업
으로 시정해야 되지 않을까 (강제란 말은 분업을 반대
하는 측에서 볼때 거부감을 줄수 있다)

1992년 대약 홍보위원시절(大韩药师会宣传委员时). 당시 정부는 강제분업이라는 용어를 사용

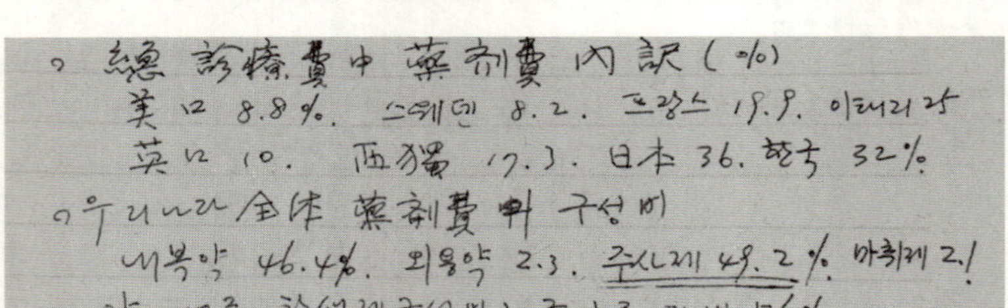
○ 總 診療費 中 藥劑費 內訳 (%)
美 12 8.8%. 스웨덴 8.2. 프랑스 18.9. 이태리 25
英 12 10. 西獨 17.3. 日本 36. 한국 32%
○ 우리나라 全体 藥劑費 中 구성비
내복약 46.4%. 외용약 2.3. 주사제 49.2%. 마취제 2.1
○ 약제비중 항생제구성비 : 주사로 대비 56%

1993년 인약부회장으로서 의약분업 대책회의 주재 시(仁川药师协会副会长主持医药分业对策会议时)

# 07 의사의 질문

## 医生的提问 Yīshēng de tíwèn

DIALOGUE

어서 오세요, 어디가 아프세요.

**请进，您哪里不舒服?**

Qǐngjìn, nín nǎlǐ bù shūfu?

어떻게 아파요?

**您怎么个疼法呢?**

Nín zěnme gè téng fǎ ne

여기가 아픈가요?

**这里疼吗?** Zhèli téng ma

예전에 다친 적 있나요?

**您以前受过伤吗?**

Nín yǐqián shòuguò shāng ma

기침해요?

**咳嗽吗?** Késou ma

어제 뭘 먹었어요?

**昨天吃什么了?**

Zuótiān chī shénme le

다리가 저려요?.

**腿发麻吗?** Tuǐ fāmá ma

통증을 느낀 게 얼마나 됐어요?

**您感觉到疼痛有多久了?**

Nín gǎnjué dào téngtòng yǒu duōjiǔ le

상처가 아직도 아픈가요?

**伤口还疼吗?**

Shāngkǒu hái téng ma

또 다른 증상이 있나요?

**您还有其他的症状吗?**

Nín hái yǒu qítā de zhèngzhuàng ma

### 관련단어

请进qǐngjìn어서 오세요　哪里nǎli어디　疼téng아프다　痛tòng아프다　痒yǎng가렵다　以前yǐqián과거
受shòu받다　受伤shòushāng부상 당하다　伤口shāngkǒu상처　伤疤shāngbā흉터　感觉gǎnjué느끼다
还有háiyǒu그리고　其他qítā기타　症状zhèngzhuàng증상　骨折gǔzhé골절되다　崴脚wǎijiǎo발을 삐다
流血liúxuè피가 나다　感染gǎnrǎn감염되다　发炎fāyán염증이 생기다

# 08 진찰 시 대화

## 诊疗时对话 Zhěnliáo shí duìhuà

DIALOGUE

가끔 머리가 아프신가요?

**你有时会头痛吗?**

Nǐ yǒushí huì tóutòng ma

맞아요, 가끔 책을 많이 읽으면 머리 아파요.

**对，有时看书多了就会头痛。**

Duì, yǒushí kànshū duō le jiù huì tóutòng

턱이 가슴에 닿도록 머리를 앞으로 숙여 줄 수 있어요?

**头向前低你的下颚能否碰到你的前胸?**

Tóu xiàng qián dī nǐde xià'è néngfǒu pèngdào nǐ de qiánxiōng

이렇게요?

**这样吗?** Zhèyàng ma

그래요, 이제 뒤로 해보세요, 그렇게 하면 아픈가요?

**是的，现在向后，这样做会痛吗?**

Shì de, xiànzài xiàng hòu, zhèyàng zuò huì tòng ma

아뇨, 안 아픈데요.

**不，不会痛。** Bù, búhuì tòng

가끔 귀에서 소리가 납니까?

**你有时会有耳鸣吗?** Nǐ yǒushí huì yǒu ěrmíng ma

관련단어

有时yǒushí어떤 때　效劳xiàoláo진력하다　低头dītóu머리를 숙이다　下颚xiàè아래 턱
耳鸣ěrmíng귀에서 소리가 울리다　能否néngfǒu할 수 있나요　碰到pèngdào부딪히다
前胸qiánxiōng앞가슴　喉咙hóulóng목구멍　沙哑shāyǎ목이 잠기다

DIALOGUE

예, 이쪽 귀에서 가끔 납니다.

有的，这只耳朵里，有时有。

Yǒude, zhè zhī ěrduo lǐ, yǒushí yǒu

감기에 걸리지 않았는데도 기침이 나거나 목쉰 소리가 납니까?

在没有感冒的时候，也会咳嗽或喉咙沙哑吗?

Zài méiyǒu gǎnmào de shíhou, yě huì késou huò hóulóng shāyǎ ma

그렇지 않습니다.

不会那样。 Búhuì nàyàng

자, 어디 진찰 좀 해보죠.

让我来替你检查一下。

Ràng wǒ lái tì nǐ jiǎnchá yíxià

편도선은 좋고 폐도 깨끗합니다.

扁桃体很好，肺没有杂音。

Biǎntáotǐ hěn hǎo, fèi méiyǒu záyīn

쉬면 며칠 후 좋아질 겁니다.

休息几天就会好转的。

Xiūxi jǐtiān jiù huì hǎozhuǎn de

약물 알러지가 있습니까?

你对药物过敏吗? Nǐ duì yàowù guòmǐn ma

페니실린 알러지 체질입니다.

我对盘尼西林过敏。

Wǒ duì pánníxīlín guòmǐn

# 09 진찰 후 의사의 언급

## 诊疗后医生的嘱咐 Zhěnliáo hòu yīshēng de zhǔfù

DIALOGUE

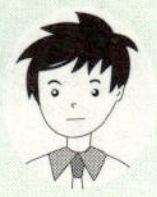

나는 소화불량인 것 같아요.

**我可能是消化不良。**

Wǒ kěnéng shì xiāohuà bùliáng

건강식품을 1년 째 먹고 있습니다.

**吃了一年的健康食品。**

Chīle yìnián de jiànkāng shípǐn

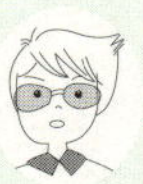

상태가 많이 안 좋아요.

**状态很不好。**

Zhuàngtài hěn bùhǎo

---

(보호자와 대화)**与监护人的对话**

Yǔ jiānhùrén de duìhuà

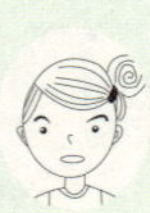

환자 상태가 어떤가요?

**患者的状态怎么样?**

Huànzhě de zhuàngtài zěnmē yang

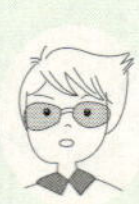

말기 간암이데, 2달 밖에 살 수 없습니다.

**肝癌晚期，就剩两个月的时间了。**

Gān' ái wǎnqī, jiù shèng liǎnggè yuè de shíjiān le

빨리 입원 하셔야 합니다.

**应该尽快住院治疗。**

Yīnggāi jìnkuài zhùyuàn zhìliáo.

## 건강식품으로 질병치료는 기대하지 마세요
## 不能指望保健食品治病

식품은 맛, 냄새, 색이 있고 생명과 건강 유지에 필요한 영양기능이 있습니다.
건강식품은 건강 증진에 도움이 되는 생체조절기능이 있습니다.
우리나라에서는 건강식품을 건강기능식품이라고 부릅니다.

食品有味道、气味、颜色，还有维持生命和健康所必须的营养机能。
保健食品有促进健康帮助调节身体技能的作用。
我们国家把保健食品称为健康机能食品。

건강기능식품으로 질병치료는 할 수 없습니다.
왜냐하면 그 주성분 또는 부차적인 성분이 질병치료에 결정적인 역할을 못하고 단지 "생리조절" 을 할 뿐이기 때문입니다.
만약에 건강기능식품으로 만성병 즉 예를 들어 동맥경화, 고혈압, 당뇨병, 간염, 신장염, 암 등을 치료하려고 한다면 실제로는 대부분 불가능합니다. 세균성염증 질환에도 효과가 없습니다.

不能指望保健食品治病。
因为其中的主要物质或次要物质，对任何疾病都缺乏针对性，只能起到"调节生理"的作用。如果指望保健食品治好慢性病，如动脉硬化，高血压，糖尿病，肝炎，肾炎和肿瘤等病症，大都不切实际。
对细菌性炎症也没有效果。

관련단어

消化不良xiāohuàbùliáng소화불량　肝癌gān'ái간암　晚期wǎnqī말기　尽快jǐnkuài되도록 빨리
状态zhuàngtài상태　好hǎo좋다　对话duìhuà대화　支气管炎zhīqìguǎnyán기관지염
腹膜炎fùmóyán복막염　肠炎chángyán장염　肾盂肾炎shènyúshènyán신우신염
心肌炎xīnjīyán심근염　静脉炎jìng mài yán정맥염　胸膜炎xiōngmóyán흉막염　鼻炎bíyán비염
脑膜炎nǎomóyán뇌막염　胆囊炎dǎnnángyán담랑염　前列腺炎qiánlièxiànyán전립선염
虹膜炎hóngmóyá홍막염　角膜炎jiǎomóyán각막염　结膜炎jiémóyán결막염

# 10 기타 대화

## 其它对话 Qítā duìhuà

DIALOGUE

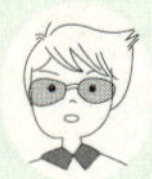

이 약은 먹기 전에 물에 녹이세요.

**服用这个药之前，
先将药放入水中溶化后服用。**

Fúyòng zhège yào zhīqián,
xiān jiāng yào fàngrù shuǐzhōng rónghuà hòu fúyòng

입안에서 천천히 녹이고 삼키지는 마세요.

**请含在口中等它慢慢融化，不要往下咽。**

Qǐng hán zài kǒuzhōng děng tā mànmàn rónghuà, búyào wǎngxià yàn

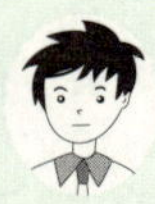

이 약은 부작용이 있나요?

**这药有副作用吗?**

Zhè yào yǒu fùzuòyòng ma?

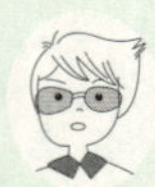

별로 없습니다.

**一般情况下没有。**

Yìbānqíngkuàng xià méiyǒu

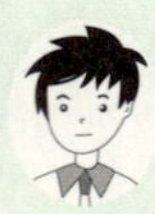

주사 맞기 싫은데 먹는 약으로 하면 안 되나요?

**我不喜欢打针，能吃些口服药吗?**

Wǒ bù xǐhuan dǎzhēn, néng chī xiē kǒufúyào ma?

DIALOGUE

안되요. 그밖에 무슨 약을 원하세요?

不能，除了这些你还需要一些什么药呢？

Bùnéng，chúle zhèxiē nǐ hái xūyào yìxiē shénme yào ne

요즘은 콧물이 그치지 않고 나와 잠을 잘 수 가 없습니다.

鼻涕止不住，睡不着。

Bítì zhǐ bú zhù, shuì bù zháo

새로 나온 더 좋은 약 있나요?

有新出的更好的药吗？

Yǒu xīn chū de gènghǎo de yào ma

이 병은 근본치료가 어렵습니다.

这种病不容易根治。

Zhèzhǒng bìng bùróngyì gēnzhì

이 약이 새로 나온 약인데 1일 1정 먹고 효과도 좋아요.

这个药是新出的，一天一粒，效果很好。

Zhège yào shì xīn chū de，yìtiān yílì，xiàoguǒ hěnhǎo

알겠어요. 증세가 심해지면 먹겠습니다.

知道了。 症状严重的时候再吃。

Zhīdàole. Zhèngzhuàng yánzhòng de shíhou zài chī.

관련단어

之前zhīqián이전 溶化rónghuà용해되다 含hán입에 물다 慢慢mànman느리다
副作用fùzuòyòng부작용 容易róngyì쉽다 鼻涕bítì콧물 根治gēnzhì근본치료

# 11 입원 시 기타 언급

## 住院时提及的话 Zhùyuàn shí tíjí de huà

DIALOGUE

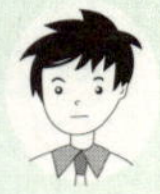

암이 이미 다른 조직으로 전이되었나요?

**癌是否已扩散到其他部位?**

Ái shìfǒu yǐ kuòsàn dào qítā bùwèi

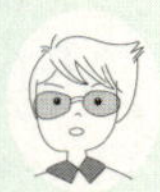

아직 퍼진 흔적 없습니다.

**目前没有扩散的迹象。**

Mùqián méiyǒu kuòsàn de jìxiàng

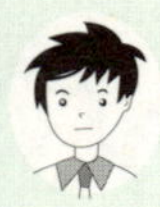

치료할 기회가 얼마나 되나요?

**我治愈的机会有多少?**

Wǒ zhìyù de jīhuì yǒu duōshǎo

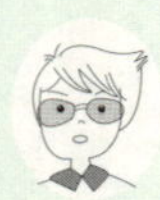

수술하면 5년 생존률이 대략 60퍼센트입니다.

**如果接受手术的话，5年的生存率大概是60%。**

Rúguǒ jiēshòu shǒushù de huà，5nián de shēngcúnlǜ dàgài shì60%

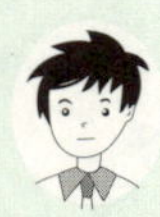

나의 암이 제 후손에게 유전되나요?

**我的癌病会不会传给我的家人?**

Wǒ de ái bìng huìbúhuì chuángěi wǒ de jiārén

관련단어

癌ái암　其他 qítā기타　扩散 kuòsàn　转移zhuǎnyí　机会 jīhuì기회　手术shǒushù수술
生存率shēngcúnlǜ생존률　大概 dàgài 대략　家人 jiārén가족　后孙hòusūn후손

DIALOGUE

후손에게 유전 되지 않지만 매우 희소하게 가능성은 있어요.

它不会传给你家人的，
但有很微少的可能会遗传。

Tā búhuì chuángěi nǐ jiārén de, dàn yǒu hěn wēi shǎo de kěnéng huì yíchuán

---

지금 수술 끝났어요.

手术结束了。

Shǒushù jiéshù le

격리실에 며칠 더 있어야 합니다.

还需要在隔离室待几天。

Hái xūyào zài gélí shì dāi jǐtiān

매일 주사를 맞아야 합니다.

您每天都要打针。

Nín měitiān dōu yào dǎzhēn

매일 걷기 운동하세요

每天要做走路康复训练

Měitiān yào zuò zǒulù kāngfù xùnliàn

---

관련단어

遗传yíchuán　结束jiéshù끝나다　隔离室gélí shì격리실　几天jǐtiān며칠　每天měitiān매일　打针dǎzhēn주사놓다. 주사맞다

# 12 병실 배정

## 安排病室 Ānpái bìng shì

감기가 심해서 의사가 입원하라고 합니다.

得了非常严重的感冒。医生说他必须住院。

Déle fēicháng yánzhòng de gǎnmào yīshēng shuō tā bìxū zhùyuàn

DIALOGUE

여기 입원카드에 써서 채워주세요.

请填写这张住院卡。

Qǐng tiánxiě zhè zhāng zhùyuàn kǎ

지금 바로 입원할 수 있나요? 아니면 좀 기다려야 되나요?

现在可以住院吗？ 还是需要等一会儿？

Xiànzài kěyǐ zhùyuàn ma ? Háishì xūyào děng yíhuìer ?

아마 지금은 안될 거예요. 비어 있는 침대가 없거든요.

恐怕现在还不行，现在没有空床位。

Kǒngpà xiànzài hái bùxíng, xiànzài méiyǒu kōng chuángwèi

언제쯤 침대가 납니까?

什么时候有床位?

Shénme shíhòu yǒu chuángwèi

관련단어

安排ānpái배정 住院zhùyuàn입원 病室bìng shì병실 要yào하려고 하다 认证书rènzhèngshū승인서
签字qiānzì서명 恐怕kǒngpà아마 床位chuángwèi침대

## DIALOGUE

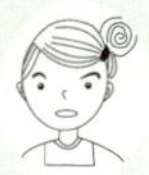

점심 때 한 사람이 퇴원하니까 오후에야 입원할 수 있어요.

中午有位病人出院，所以你只能下午来住院。

Zhōngwǔ yǒu wèi bìngrén chūyuàn，suǒyǐ nǐ zhǐ néng xiàwǔ lái zhùyuàn

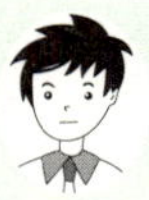

잘됐네요. 사실은 저도 아직 준비가 안 되었거든요.

太好了，老实说，我还没准备好。

Tài hǎo le, lǎoshi shuō, wǒ hái méi zhǔnbèi hǎo

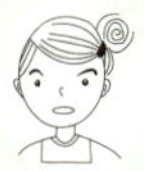

오후에 오시되 4시까지 오셔야 됩니다.

请下午来，但不要超过四点。

Qǐng xiàwǔ lái, dàn búyào chāoguò sìdiǎn

8호 병실입니다.

你在8号病房。

Nǐ zài 8hào bìngfáng

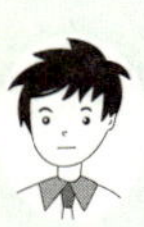

네.

好的。

Hǎode

관련단어

出院chūyuàn퇴원　太好了tài hǎo le잘 됐네요　准备zhǔnbèi준비　下午xiàwǔ오후　病房 bìngfáng병실
老实说lǎoshi shuō솔직히 말하면, 사실은

# 13 입원 후

## 住院后 Zhùyuàn hòu

DIALOGUE

여기가 침대입니다.

这是你的床。

Zhè shì nǐ de chuáng

고맙습니다.

谢谢。 Xièxie

이제 하의를 벗고 (입원복으로 갈아 입은 후) 침대에 오르세요.

现在请你脱下衣服上床吧。

Xiànzài qǐng nǐ tuō xià yīfu shàngchuáng ba

네.

好。 Hǎo

뭐든 필요하시면 이 버튼을 누르세요. 그러면 바로 오겠습니다.

如果有任何需要，就按一下这个按铃。
我们马上就会过来。

Rúguǒ yǒu rènhé xūyào, jiù àn yíxià zhège àn líng wǒmen mǎshàng jiù huì guò lái

알겠습니다.

好，我知道了。 Hǎo,wǒ zhīdào le

의사 선생님이 매일 아침 8시에 오실 겁니다.

医生每天上午8点会来这儿查房。

Yīshēng měitiān shàngwǔ 8diǎn huì lái zhèr cháfáng

DIALOGUE

하루 한 번 만 오시나요?

他每天就来一回吗?

Tā měitiān jiù lái yìhuí ma

네. 그런데 원하시면 이 버튼을 누르세요.

是的。但是如果你需要医生过来。也可以按这个按铃

Shì de. Dànshì rúguǒ nǐ xūyào yīshēng guò lái. Yě kěyǐ àn zhège àn líng

그렇군요. 감사합니다.

好。谢谢。 Hǎo, xièxie

별말씀을요. 그럼 푹 쉬세요. 또 뵐게요.

不客气。好好休息吧。再见。

Bú kèqi. Hǎohao xiūxi ba. Zàijiàn

안녕히 가세요.

再见。 Zàijiàn

관련단어

如果rúguǒ만약에　任何rènhé뭐든　按àn누르다　按钮ànniǔ모든 버튼　按铃ànlíng소리 나는 버튼
查房cháfáng의사가 회진하다　好好休息hǎohao xiūxi푹 쉬세요　再见zàijiàn또 뵐게요

# 14 건강검진

## 健康检查 Jiànkāng jiǎnchá

DIALOGUE

X-Ray 검사를 하려고 합니다.

**我想做一下透视检查。**

Wǒ xiǎng zuò yíxià tòushìjiǎnchá

바륨 엑스레이 검사를 하려고 합니다.

**我想做钡餐透视。**

Wǒ xiǎng zuò bèicantòushi

임상병리과에서 혈액검사 하세요.

**请您到临床病理科做一下血液检查。**

Qǐng nín dào línchuáng bìnglǐ kē zuò yíxià xuèyè jiǎnchá

내시경 검사도 받으세요.

**希望您做一下内视镜检查。**

Xīwàng nín zuò yíxià nèi shì jìng jiǎnchá

심전도 검사를 받으세요.

**请您做一下心电图检查。**

Qǐng nín zuò yíxià xīndiàntújiǎnchá

시력 검사를 하려고 합니다.

**我想做一下视力检查。**

wǒ xiǎng zuò yíxià shìlì jiǎn chá

관련단어

医疗检查yī liáo jiān chá건강검진 做zuò하다 钡餐透视bèicān tòushì바륨엑스레이검사 하다
临床病理科línchuáng bìnglǐkē임상병리과 血液检查xuèyè jiǎnchá혈액검사
内视镜检查nèi shì jìng jiǎnchá내시경 검사 心电图检查xīndiàntújiǎnchá심전도 검사 视力检查shìlì jiǎnchá시력 검사

# 15 CT 검사

## CT检查 CT Jiǎnchá

DIALOGUE

내가 검사받을 것이 있나요?

还要做些检查吗?

Háiyào zuò xiē jiǎnchá ma

우선 CT촬영을 해야됩니다.

首先，你要做一个CT扫描。

Shǒuxiān, nǐ yào zuò yígè CT sǎomiáo

어디서 하죠?

在什么地方做? Zài Shénme dìfāng zuò

방사선과 CT실입니다.

在放射科的CT室。 Zài fàngshèkē de CT shì

좋아요. 내일 아침에 하겠습니다. 그런데 나는 주사 맞기 싫어요.
먹는 약으로 안 되나요?

好！我明天早晨就去做。顺便说一下，我不喜欢打针，能吃口服药吗?

Hǎo ! wǒ míngtiān zǎochén jiù qù zuò. Shùnbiàn shuō yíxià, wǒ bù xǐhuan dǎzhēn, néng chī kǒufúyào ma

안됩니다. 먹는 약은 소용이 없습니다.

不能，口服药不起作用。

Bùnéng, kǒufúyào bùqǐ zuòyòng

관련단어

CT扫描CTsǎomiáoCT촬영 放射科fàngshèkē방사선과 早晨zǎochén아침 不喜欢bùxǐhuan싫다 口服药kǒufúyào먹는 약 不起作用bùqǐzuòyòng소용이 없다 顺便shùnbiàn…하는 김에

# 16 병문안

## 探病 Tànbìng

박연주가 입원한 지 이틀만에 친구 반고전이 꽃 한 다발을 들고 병문안 옵니다.

朴延洲已经住院两天了。 潘高全拿了一束鲜花来看望她

Piáo Yánzhōu yǐjīng zhùyuàn liǎngtiān le  pàngāoquán nále yíshù xiānhuā lái kànwàng tā

DIALOGUE

실례합니다. 박연주가 몇 호실에 입원해 있나요?

打扰一下。请问朴延洲住在哪个病房?

Dǎrǎo yíxià  qǐngwèn Piáo Yánzhōu zhùzài nǎgè bìngfáng

네. 8호실입니다.

哦，她在8号病房。 Ò, tā zài8hào bìngfáng

좀 어때?

现在感觉怎么样? Xiànzài gǎnjué zěnmeyàng

좋아졌어.

好些了。 Hǎoxiē le

너를 위해 사왔지.

送给你的。 Sònggěi nǐ de

정말 고마워.

非常感谢。 Fēicháng gǎnxiè

의사가 언제 완쾌된다고 해?

医生告诉你什么时候能康复了吗?

Yīshēng gàosu nǐ shénmeshíhòu néng kāngfùle ma

DIALOGUE

좀 더 두고 봐야 된대.

**他说还需要继续观察。**

Tā shuō hái xūyào jìxù guānchá

내가 뭐 좀 도와 줄 일 있어?

**有什么需要我帮忙的吗?**

Yǒu shénme xūyào wǒ bāngmáng de ma

볼 책이 있었으면 좋겠는데, 내일 좀 갖다 줄래?

**我想看书。你明天能给我带一些过来吗?**

Wǒ xiǎng kànshū, Nǐ míngtiān néng gěi wǒ dài yìxiē guòlái ma

그럼. 내일 잡지 몇 권 갖다 줄게. 내일 보자.

**没问题。我明天给你带些杂志来。明天见。**

Méi wèntí wǒ míngtiān gěi nǐ dài xiē zázhì lái míngtiān jiàn

고마워. 내일 보자고.

**谢谢。明天见。** Xièxie. míngtiān jiàn

관련단어

探病tànbìng병문안 束shù다발 鲜花xiānhuā생화 打扰一下dǎrǎo yíxià실례합니다
好些了hǎoxiē le좀 좋아졌어 帮忙bāngmáng도와주다 书shū책 杂志zázhì잡지 康复kāngfù건강을 회복하다.

# 17 퇴원 出院 Chūyuàn

DIALOGUE

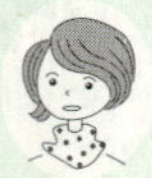

오늘 좀 어때?

今天感觉如何?

Jīntiān gǎnjué rúhé

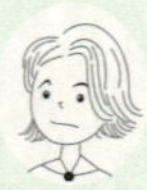

아주 좋아.

我感觉非常好。

Wǒ gǎnjué fēicháng hǎo

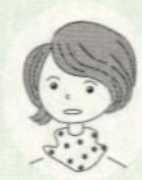

아주 많이 좋아 졌구나.

你康复得很好。

Nǐ kāngfù de hěn hǎo

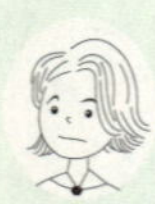

그래? 그럼 나는 언제 퇴원할 수 있을까?

真的吗? 那我什么时候能出院啊?

Zhēn de ma? Nà wǒ shénmeshíhòu néng chūyuàn a

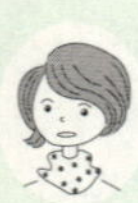

네가 빨리 퇴원했으면 좋겠는데. 그런데 퇴원하더라도 약은 계속 먹었으면 해.

我希望你早点出院。
但是你在出院后，还需要继续吃药。

Wǒ xīwàng nǐ zǎodiǎn chūyuàn. Dànshì nǐ zài chūyuàn hòu, hái xūyào jìxù chīyào

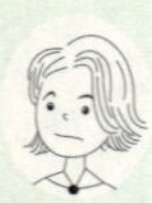

그래. 나는 여기 단지 일주일 있었는데 꼭 일년 있었던 거 같아.

没问题。我在这儿只住了一个星期，
但却觉得像过了一年。

Méi wèntí. Wǒ zài zhèr zhǐ zhùle yígè xīngqī,
dàn què juéde xiàng guòle yìnián

DIALOGUE

## (부탁 전화)拜托电话 bàituō diànhuà

여보세요 나 연주인데
嗨,我是延洲
Hēi, Wǒ shì Yánzhōu

아 연주야, 전화 받으니 너무 좋구나. 이제 다 나았지?
嗨, 延洲！接到你的电话真让我感到惊喜！
现在还好吗?
Hēi, Yánzhōu jiēdào nǐ de diànhuà zhēn ràng wǒ gǎndào jīngxǐ!

Xiànzài háihǎo ma

아주 좋아졌어. 내일 시간 있어?
很好。你明天有空吗?
Hěn hǎo nǐ míngtiān yǒukòng ma

응. 무슨 일 있어?
有空。有什么事吗?
Yǒukòng. Yǒu shénmeshì ma

없어. 내일 병원으로 나를 데리러 올 수 있나 해서.
没有。我只是想知道你明天能否来医院接我。
Méiyǒu. Wǒ zhǐshì xiǎng zhīdào nǐ míngtiān néngfǒu lái yīyuàn jiē wǒ

DIALOGUE

퇴원해도 된대? 너무 잘 됐구나. 내일 꼭 갈게.

你可以出院了？太好了！我明天一定去。

Nǐ kěyǐ chūyuàn le? Tài hǎo le! Wǒ míngtiān yídìng qù

너한테 정말 고맙구나.

你真是太好了。谢谢。

Nǐ zhēnshì tài hǎo le. Xièxie

---

(퇴원 길에 고전은 연주를 데리고 맥도날드에 들렀다.)

在出院的路上，高全带着延洲去了麦当劳

Zài chūyuàn de lùshàng, gāoquán dàizhe Yánzhōu qùle màidāngláo

주문할게요. 5번 세트 1개 주세요. 我要点餐，给我一个5号套餐

Wǒ yàodiǎn cān, gěi wǒ yígè5hào tàocān

여기서 먹을 건가요? 포장인가요? 在这吃还是打包带走?

Zài zhè chī háishì dǎbāodài zǒu

포장입니다. 打包。Dǎbāo

연주야! 많이 먹고 빨리 회복하길 바래.

延洲！多吃一点希望你早点恢复

Yánzhōu! Duō chī yìdiǎn xīwàng nǐ zǎodiǎn huīfù

관련단어

感觉gǎnjué느끼다 康复kāngfù회복하다 什么时候shénmeshíhòu언제 惊喜jīngxi기분좋다 服务员fúwùyuán종업원
套餐tàocā세트 麦当劳màidāngláo맥도날드 肯德基kěndéjīKFC 乐天利lètiānlì롯데리아 汉堡王hànbǎowáng버거킹

# 18 퇴원시 의사와의 대화

## 出院时和医生的对话 Chūyuàn shí hé yīshēng de duìhuà

모든 사람들이 건강한 상태로 살고 싶어 합니다.

每个人都希望健康的活着。

Měigèrén dōu xīwàng jiànkāng de huózhe.

DIALOGUE

선생님 덕분에 다 났어요. 감사합니다.

托你的福，我已经康复了，谢谢医生。

Tuō nǐ de fú, wǒ yǐjīng kāngfùle, xièxie yīshēng

퇴원을 축하합니다.

恭喜你出院。

Gōngxǐ nǐ chūyuàn

그런데 어떻게 하면 건강을 유지할 수 있죠?

但是如何能保持健康呢?

Dànshì rúhé néng bǎochí jiànkāng ne

만약 건강한 상태를 지속하고 싶다면 건전한 생활방식을 유지해야 됩니다.

如果你想保持良好的健康水平，<br>就必须建立一个良好的生活方式。

Rúguǒ nǐ xiǎng bǎochí liánghǎo de jiànkāng shuǐpíng,

jiù bìxū jiànlì yígè liánghǎo de shēnghuó fāngshì

늘 운동하면 체질이 건강하게 유지되나요?

经常运动真的可以增强人的体质吗?

Jīngcháng yùndòng zhēn de kěyǐ zēngqiáng rén de tǐzhì ma

DIALOGUE

그럼요. 그리고 건강유지를 위해서는 단백질, 당분,
지방을 고루 섭취하고 신선한 야채와 과일을 많이 먹어야 합니다.

是的。并且为了保持健康，还要吃含蛋白质，
糖类，脂肪的平衡膳食。多吃新鲜的蔬菜和水果。

Shì de. Bìngqiě wèile bǎochí jiànkāng, háiyào chī hán dànbáizhì,
tánglèi, zhīfáng de píng héng shànshí. Duō chī xīnxiān de shūcài hé shuǐguǒ

환기를 잘시키는 것도 건강에 좋은가요?

良好的通风对身体健康也是有益处的吗？

Liánghǎo de tōngfēng duì shēntǐjiànkāng yě shì yǒu yìchù de ma

신선한 공기, 깨끗한 물과 음식은 사람의 건강에 필수적입니다.

为了人们的健康，清新的空气、
纯净的水和新鲜的食物都是必不可少的。

Wèile rénmen de jiànkāng, qīngxīn de kōngqì,
chúnjìng de shuǐ hé xīnxiān de shíwù dōushì bìbùkěshǎo de

감사합니다.

谢谢。

Xièxie

관련단어

健康jiànkāng건강 恭喜gōngxǐ축하하다 保持bǎochí유지하다 运动yùndòng운동
生活方式shēnghuófāngshì생활방식 蛋白质dànbáizhì단백질 糖类tánglèi당분류 脂肪zhīfáng지방
蔬菜和水果shūcài hé shuǐguǒ야채와 과일 希望xīwàng희망하다

# 19 간호사와의 대화(중국의 병원에서)

## 跟护士对话（在中国的医院） Gēn hùshi duìhuà

대련에 사는 문성민이 아파서 친구 엄광철과 함께 병원에 갔습니다.

在大连生活的朋友文成玟身体不舒服，跟严光哲一起去了医院。

Zài Dàlián shēnghuó de péngyou Wén Chéngmín shēntǐ bù shūfu, Gēn Yán Guāgzhé yìqǐ qùle yīyuàn.

DIALOGUE

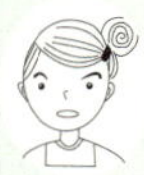

제가 등록을 도와드릴게요.

现在我帮你挂内科的号。

Xiànzài wǒ bāng nǐ guà nèikē de hào

권위자, 교수님, 일반의사 중 어디로 진료받으시겠어요?

有专家号，教授号和普通号，你要挂哪个号呢?

Yǒu zhuānjiā hào, jiàoshòu hào hé  pǔtōng hào, nǐ yào guà nǎgè hào ne

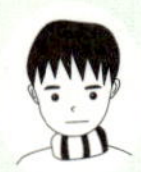

권위자한테 받을래요. 얼마죠?

我挂专家号。多少钱?

Wǒ guà zhuānjiā hào. Duōshǎo qián

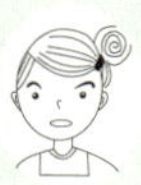

등록비는 25 위안입니다.

挂号费25块。

Guàhàofèi 25kuài

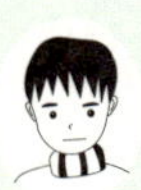

오 맙소사. 돈이 모자라요.

哦，天呐！我现金不够啊。

Ò, tiān na! Wǒ xiànjīn búgòu a

## DIALOGUE

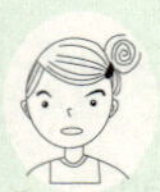

저런, 어쩐담, 그럼 보험카드 있나요?

哦，让我想想。你有医疗保险吗？

Ò, ràng wǒ xiǎngxiǎng.  Nǐ yǒu yīliáobǎoxiǎn ma

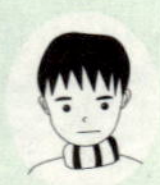

잠깐만 기다려보세요. 물어 볼게요.

稍等，我得问问我的朋友。

Shāo děng, wǒ děi wènwèn wǒ de péngyou

보험카드 있어?

你有医疗保险卡吗?

nǐ yǒu yīliáo bǎoxiǎnkǎ ma

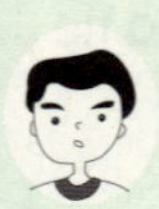

응. 여기 있어.

有，给你。

Yǒu, gěi nǐ

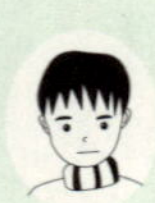

기다려 줘서 고마워요. 여기 보험카드 있어요.

让您久等了。这是他的保险卡。

Ràng nín jiǔ děngle. Zhè shì tāde bǎoxiǎn kǎ

DIALOGUE

됐어요. 그럼 10위안만 내시면 됩니다.

好的，那你只需付10块。

Hǎo de, nà nǐ zhǐxū fù10 kuài

여기요.

给你钱。

Gěi nǐ qián

좋아요. 여기 진료카드 있어요. 내과는 2층에 있습니다.

好的。这是您的病历。内科在2楼。

Hǎo de zhè shì nín de bìnglì Nèikē zài 2lóu

중국은 아직 전국민에게 의료보험이 시행되지 못하고 있습니다.
그러나 대부분의 중국인은 보험에 가입되어 있습니다.

中国现在还达不到全民实行医疗保险。
但是大部分中国人已经有保险了。

중국의 병원은 국영과 민영이 있고, 민영 병원은 보험 적용이 어렵고
국영 병원에서는 가격을 국가가 통제합니다.

中国有民营医院和国营医院，民营医院很难享受医保，
在国营医院价格由国家制定。

# 20 한의원에서

## 在中医院 Zài zhōng yīyuàn

DIALOGUE

전통적인 한방의 4대 진단방법은 무엇인가요?
何为“中医四大诊法”?
Héwéi zhōngyī sì dà zhěn fǎ

보고 듣고 물어보고 만져보는 것입니다.
它们是望, 闻, 问, 切。
Tāmen shì wàng, wén, wèn, qiē

긴장하지 마시고, 혀 좀 볼게요.
别紧张，请让我看看你的舌头。
Bié jǐnzhāng, qǐngràng wǒ kànkàn nǐ de shétou

혀가 희며 부었어요. 혀 위에 백태가 끼었어요.
你的舌头发白又肿，而且上面有一层白苔。
Nǐ de shétóu fā bái yòu zhǒng, érqiě shàngmiàn yǒu yìcéng bái tái

내가 무슨 병에 걸렸나요?
我得了什么病? Wǒ déle shénme bìng

모든 증상으로 볼 때 비장이 약해서 나타나는 것 같습니다.
所有的症状表明你脾虚。
Suǒyǒu de zhèngzhuàng biǎomíng nǐ píxū

약을 먹어야 되나요?
我需要吃药吗? Wǒ xūyào chīyào ma

기를 돕는 약을 드셔야 될 것 같습니다.
我认为你最好服用些健脾益气的药。
Wǒ rènwéi nǐ zuìhǎo fúyòng xiē jiàn píyì qì de yào

DIALOGUE

7가지 약재가 들어간 처방입니다.

**你的处方共有七味药。** Nǐ de chǔfāng gòngyǒu qīwèi yào

어떻게 먹죠?

**我该怎么服用?** Wǒ gāi zěnme fúyòng

한약을 달여 먹어 본 적 있나요?

**你煎过中药吗?** Nǐ jiān guò zhōngyào ma

없어요. 어떻게 달이나요?

**从来没有煎过。怎么煎中药?**
Cónglái méiyǒu jiān guò. Zěnme jiān zhōngyào

약탕관에 약을 넣고 물 300cc를 붓고 약한 불에 20 분쯤 끓여서 달인 양이 40~50 cc 정도 나오게 하면 됩니다.

**把中药放入罐内，加水约300毫升，然后用文火慢熬20分钟。从罐中倒出40-50毫升煎好的汤药。**
Bǎ zhōngyào fàngrù guàn nèi, jiā shuǐ yuē 300 háoshēng, ránhòu yòng wénhuǒ màn áo 20fēnzhōng. Cóng guàn zhōng dào chū40-50 háo shēng jiān hǎo de tāngyào

한약의 특징 몇 가지를 말씀해주세요

**请告诉我中药的几种特征。**
Qǐng gàosù wǒ zhōngyào de jǐzhǒng tèzhēng

관련단어

紧张jǐnzhāng긴장하다 舌头shétou혀 服用fúyòng먹다 中药zhōngyào한약 文火wénhuǒ약한 불
中医zhōngyī한의 望wàng보다 闻wén듣다 问wèn물어보다 切qiē만져보다 脾虚píxū비장이 약하다

네. 예를 들면 부자, 육계, 건강, 인삼, 오수유 등은 보온 또는 발열제로 쓸 수 있습니다.

好的，例如附子、桂皮、干姜、人参、
吴茱萸等可用于保温和发热剂

Hǎo de, lìrú fùzǐ、guìpí、gànjiāng、rénshēn、wúzhūyú děng kě yòngyú bǎowēn hé fārè jì

해열제와 반대가 되는 약입니다.

是与解热剂相反的药 Shì yǔ jiěrè jì xiāngfǎn de yào

작약(함박꽃 뿌리)은 조직을 수렴(astringe)시킬 수 있습니다.
(이것도 현대약학에서는 없는 개념입니다.)

芍药可以收敛组织 Sháoyào kěyǐ shōuliǎn zǔzhī

옛날에는 한국의 모든 민가에서는 함박꽃을 길렀는데
관상용이라기보다는 산후조리 용이었습니다.

以前韩国的所有人家里都种植芍药花。
与其说是 观赏用的不如说是产后调理用的。

Yǐqián Hánguó de suǒyǒurén Jiālǐ dōu zhòngzhí sháoyào huā.Yǔqíshuōshì guānshǎng yòng de bùrú shuōshì chǎnhòu tiáolǐ yòng de

그렇다면 한약은 신체적 변화가 많은 여성에게 활용가치가 많겠네요

这样的话，中药对于身体变化较多的女生来说应
很有价值。

Zhèyàng de huà , zhōngyào duìyú shēntǐ biànhuà jiàoduō de nǚshēng láishuō yīng hěn yǒu jiàzhí。

맞습니다. 对 Duì

COLUMN 02

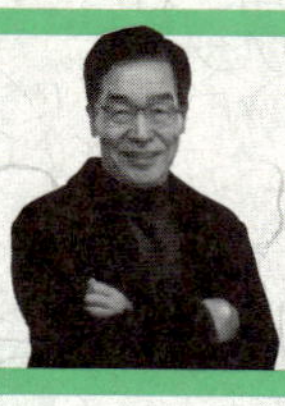

# 동물과 인간의 삶

## 1. 동물의 삶과 죽음 动物的生存与死亡

“먹고 먹히는 동물세계에서 건강을 잃거나 강자에게 잡히면 곧 죽음을 맞게 되며 이런 현상조차 자연현상의 일부일 뿐입니다.

在吃掉或被吃掉的动物世界里，失去了健康就意味着死亡，而这种弱肉强食的现象只是自然现象中的一部分而已。”

동물의 세계에서는 자연만 존재할 뿐

在动物的世界里只有自然。

근세 들어서 많은 동물들이 인간에 의해 살상되거나 멸종되었습니다.

近代以来因为人类的原因造成了许多的动物死伤甚至灭亡。

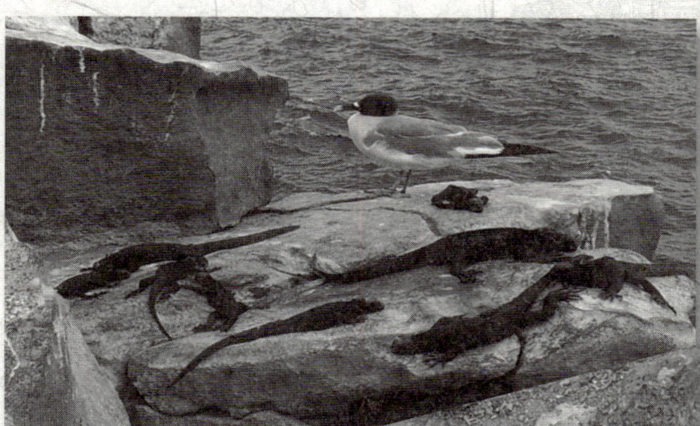

▲ 살아서나...

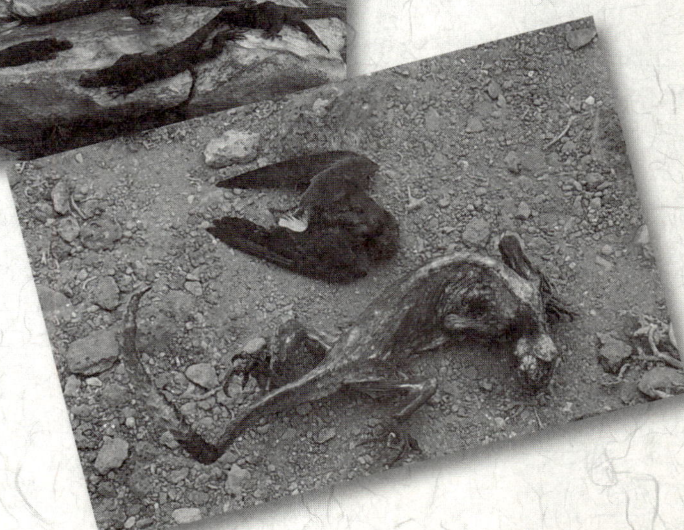

▲ 죽어서도 동물은 자연의 일부일 뿐 无论是活着的还是死了的动物都是自然的一部分

## 2. 약과 인간 생활  药与人类的生活

그러나 두뇌가 발달 하고 감성이 풍부한 인간은 점차 동물적인 생활방식에서 벗어나 생명의 존엄성을 깨달았고, 인간다운 행복한 삶을 추구했습니다.

然而头脑发达和情感丰富的人类逐渐从动物的生活方式中脱离出来，懂得了尊重生命，并开始追求人类的幸福生活。

고대인들은 생로병사의 해결을 위해서 약을 구하고자 했을 것이고 그것이 여의치 않을 경우에는 보이지 않는 어떤 힘에 의존하기도 했을 것이며 그 연장선상에서 토템이나 샤머니즘같은 원시종교가 생겨났던 것은 아닌가 생각됩니다.

古代人类为了解决生老病死问题去寻求药物，要是得不到解决问题的答案，就去依赖看不见的神的力量。在这种情况下导致了图腾或萨满等信仰现象的出现 我是这样认为的。

그러한 노력이 의학, 과학은 물론 예술 철학 종교에 이르기까지 인간 생활 전반에 중대한 영향을 끼쳐왔던 것이죠.

这样的努力不仅影响了人类发展史的医学，科学，甚至还影响了艺术，哲学以及宗教。

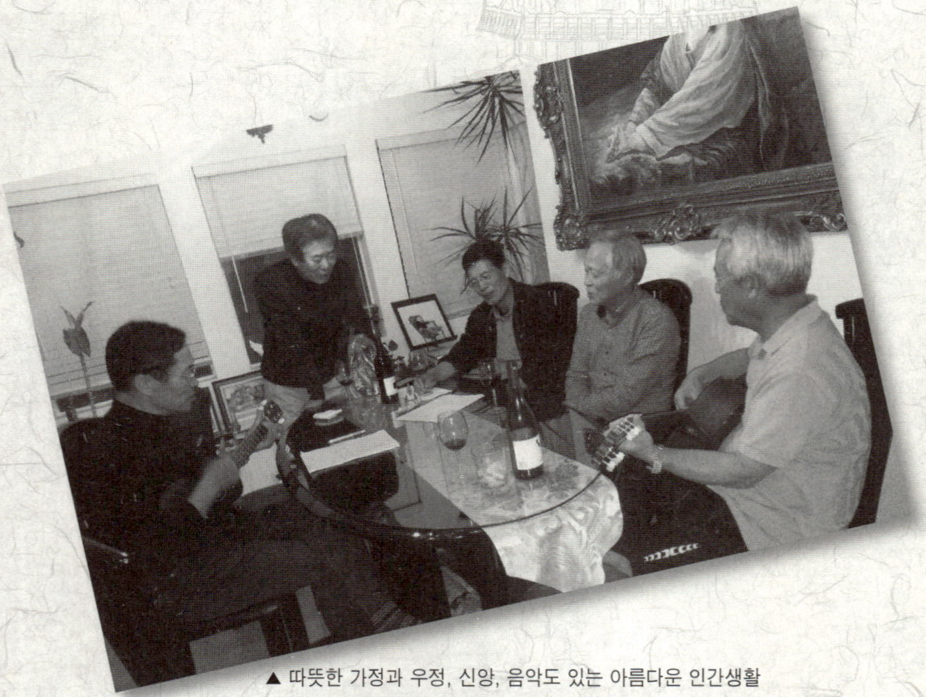

▲ 따뜻한 가정과 우정, 신앙, 음악도 있는 아름다운 인간생활
拥有温馨的家庭、友情、宗教和音乐的美好的人类生活

Medical Chinese

# 02

## 상황별 회화

# 약국에서

## 在药店

# 01 약국소개

## 药店介绍 Yàodiàn jièshào

DIALOGUE

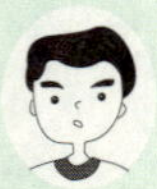

안녕하세요.

你好。

Nǐhǎo

어디가 불편하신가요?

您哪里不舒服?

Nín nǎlǐ bù shūfu

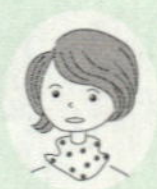

네. 이 처방전 조제해 주세요.

请帮我调配这个药方

Qǐng bāng wǒ tiáopèi zhège yàofāng

몸에 좋은 비타민도 사려고 합니다.

还想买一些有益于身体的维他命。

Hái xiǎng mǎi yìxiē yǒuyìyú shēntǐ de wéitāmìng

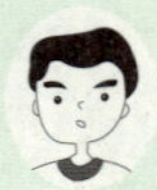

감사합니다. 잠시만 기다리세요.

谢谢，请稍等一下。

Xièxie, qǐng shāo děng yíxià

관련단어

药局yàoju/药店yàodiàn/药房yàofáng약국　处方chǔfāng/药方yàofāng처방전　调配tiáopèi조제하다
维生素wéishēngsù/维他命wéitāmìng비타민　不舒服bùshūfu몸이 안 좋다　疼痛téngtòng아프다
头痛tóutòng두통　药师yàoshī약사　药剂士yàojìshì약사보조원

## 어느 약국 소개 某一药店介绍

약국 옆에는 내과, 치과, 이비인후과, 피부과, 안과 의원이 있습니다. 약국에는 4명의 약사를 포함, 8명의 직원이 근무하며 주로 이들 병원에서 처방전을 받아 조제 하려는 사람들이 옵니다. 현재 약국에서는 'DUR'도 시행하여 약화사고를 예방하고 있습니다. 물론 일반의약품과 건강관련 제품을 판매하기도 합니다. 영업 시간은 오전 9시~ 오후7시입니다.

药店周边有内科、牙科、耳鼻喉科、皮肤科、眼科等医院。药店职员包括4名药师在内共有8人，来访者主要是持有上述几家医院所开据的处方的人。现在在药店实行'药物利用评价'，预防医疗事故发生。不仅销售一般药品还销售保健品。营业时间为上午9点到下午7点。

## 약국장 인사 店长问候

안녕하세요. 저는 대표약사 안병주입니다. 저는 약을 공부하고 취급한지 48년 되는 경륜 있는 직업 약사입니다. 저는 마음이 따뜻하고 인정이 많은 사람입니다. 저를 찾아주시는 분들께 항상 감사 드립니다.

您好，我是代表药师安秉珠。药学专业毕业，具有48年药物处理经验的资深职业药师，我是个心地善良内心温暖的人，对光顾本药店的顾客们心存感激之情。

## 직원의 인사 职员问候

안녕하세요. 직원 김미숙입니다. 저는 약국을 찾는 여러분들이 불편 없이 다녀가시도록 항상 친절하게 안내하고 있습니다. 그리고 처방전을 접수하고 약사의 조제 도우미를 담당하고 있습니다. 저희 약국을 많이 이용해주세요. 감사합니다.

您好，我是职员金美淑。我的职责是亲切的接待每一位顾客，也要协助药师们接收处方签，并在药师调剂药物时充当助手。 欢迎大家多多光顾本药店。谢谢！

# 02 왜 약은 함부로 먹으면 안되나요?

## 为什么药不可以随便吃？ Wèishénme yào bùkěyǐ suíbiàn chī

DIALOGUE

어떻게 오셨어요?

有什么我能帮你的吗?

Yǒu shénme wǒ néng bāng nǐ de ma

감기 걸려서 약 좀 사려고요.

我感冒了，想买点药。

Wǒ gǎnmào le, xiǎng mǎi diǎn yào

기침을 해요.

咳嗽。 Késou

가래가 노란가요? 하얀가요?

痰的颜色是黄色还是白色?

Tán de yánsè shì huángsè háishì báisè

색깔은 연하고 흰색입니다.

颜色淡，是白色的。 Yánsè dàn, shì báisè de

폐렴에 걸린 적이 있었나요?

得过肺炎吗? Dé guò fèiyán ma

아녜요, 그런 일 없어요.

没有，从来没得过。

Méiyǒu, cónglái méi dé guò

DIALOGUE

기침이 심한가요?
**咳嗽的严重吗?** Késou de yánzhòng ma

심하진 않지만 빨리 나을 수 있도록 독한 약으로 주세요.
**虽然不严重，但是也给我一些药效强的药让我早点好**
Suīrán bù yánzhòng, dànshì yě gěi wǒ yìxiē yàoxiào qiáng de yào rang wǒ zǎodiǎn hǎo

약은 함부로 드시면 안됩니다.
**药不能随便吃。** Yào bùnéng suíbiàn chī

**왜 약은 함부로 먹으면 안 되나요?**
**为什么药不可以随便吃。**

약은 양날을 가진 칼과 같아요. 약은 병의 고통으로부터 벗어나게 하지만 건강에 해를 끼칠 수도 있는 이중성을 갖고 있어요. 약과 독에는 명확한 경계가 없습니다. 약을 남용하면 심각한 해가 될 수 있어요. 따라서 함부로 먹으면 안 됩니다.

药像一柄双刃剑一样。药品可以预防和治疗疾病。可是也有危害身体健康的两面性。药品与毒物之间没有明显的界限。滥用药品会造成严重的危害。因此，药是不能随便吃的。

관련단어

随便suíbiàn함부로/마음대로　严重yánzhòng심각한　帮助bāngzhù도와주다　预防yùfáng예방하다
治疗zhìliáo치료하다　明显的míngxiǎnde명확한　界限jièxiàn경계　虽然suīrán비록

# 03 일반의약품

## 非处方药 Fēichǔfāngyào

DIALOGUE

열도 납니까?
你还有点发烧对吗?
Nǐ hái yǒudiǎn fāshāo duì ma

예
是的。 Shìde.

처방전 가져오셨어요?
你有处方吗? Nǐ yǒu chǔfāng ma

없어요. 아직 의사 진찰 안 받았어요.
没有，我还没有看医生呢。
Méiyǒu, wǒ hái méiyǒu kàn yīshēng ne

그럼 일반의약품으로 드릴 수밖에 없어요.
那我只能给你开点非处方药。
Nà wǒ zhǐ néng gěi nǐ kāi diǎn fēi chǔfāng yào

좋아요. 그 걸로 주세요.
好的给我那个吧。
Hǎo de, gěi wǒ nàgè bā

관련단어

发烧 fāshāo열나다　非处方药 fēi chǔfāng yào일반의약품　给 gěi주다

## 일반의약품 非处方药

일반의약품을 세계공통으로 OTC라고도 하며 OTC는 Over The Counter의 준말 입니다. 소비자가 의사처방 없이 약국에서 직접 살 수 있는 의약품을 말합니다. 많은 사람들이 인식하기를 OTC는 말하자면 효과도 적고 부작용도 덜한 종류로 인식, 별로 치료 효과가 없다고 생각하는데 사실 이는 잘못된 인식입니다. 이러한 관점은 일반의약품과 전문의약품의 역할을 착각하는 것이며 약품분류의 진정한 목적을 이해하지 못하는 것입니다. 일반의약품도 약입니다. 부작용이 비교적 적고 경미하지만 절대적은 아닙니다. 어떤 OTC는 소수에게 심각한 부작용을 초래할 수 있습니다. 그래서 OTC도 약품사용설명서대로 엄격히 복용규정을 따라야 하며 임의로 복용량과 복용횟수를 늘려도 안되고 복용방법이나 수단을 변경해도 안 됩니다. 마땅히 약사의 복약지도가 필요합니다.

世界统称非处方药为OTC。OTC是Over The Counter的缩写。它是消费者可以不经过医生处方，直接从药店购买的药品。有许多人认为，非处方药是疗效差，副作用也比较小的一类药，没有什么治疗效果。其实，这是认识上的误区。持这种观点的人混淆了非处方药与处方药的“职责”，不了解药品分类管理的真正目的。
非处方药本身也是药，总体来说不良反应较少、比较轻，但这不是绝对的。有些非处方药在少数人身上也能引起严重的不良反应，所以，非处方药也要严格按照药品使用说明书的规定服用,不能随便增加剂量或增加服用次数也不能随便改变服药方法或用药途径，应该听从药师的指导用药。

---

현재 한국의 일반의약품으로는 감기약, 소화제, 해열진통제, 영양제, 비타민제, 간장약, 혈액순환제, 피임약, 피부질환제, 이비과용제, 안약, 모발용제, 치과구강용약 등이 있습니다.

现在韩国的一般药品有感冒药，消化剂，解热镇痛剂，营养剂，维他命，肝脏药，血液循环剂，避孕药，皮肤疾患剂，耳鼻科药剂，眼药，毛发用剂，牙科口腔用药等。

# 04 손님이 약국에 들어온 후
## 客人进药店后 Kèrén jìn yàodiàn hòu

DIALOGUE

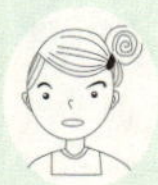

안녕하세요.

你好。

Nǐhǎo

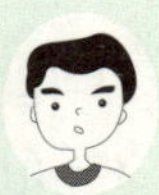

무엇이 필요 하십니까?

您需要什么?

Nín xūyào shénme

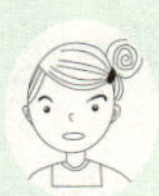

진통제를 사고 싶어요.

我想买镇痛剂

Wǒ xiǎng mǎi zhèntòngjì

저는 온몸이 아프고 기침을 합니다.

我感到全身疼痛，而且还咳嗽。

Wǒ gǎndào quánshēn téngtòng, érqiě hái késou

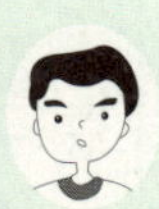

얼마나 되었죠?

多久了?

Duōjiǔ le

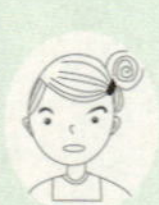

이틀 전부터 온 몸이 아프고,
기침은 얼마 되지 않았습니다.

两天前开始全身痛，咳嗽刚开始。

Liǎngtiān qián kāishǐ quánshēn tòng, késou gāng kāishǐ

DIALOGUE

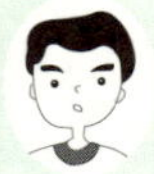

부작용도 있으니 꼭 필요한 경우만 드세요.

因为会有副作用，所以必要的时候再吃。

Yīnwèi huì yǒu fùzuòyòng, suǒyǐ bìyào de shíhou zài chī

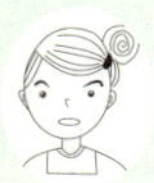

네. 알겠습니다.

好的。知道了。

Hǎo de zhīdàole

## 모든 약은 부작용이 있나요? 全部药都有副作用吗？

약은(기본적으로) 인체 안에서는 이물질입니다.
그래서 약사는 약을 선택할 때 효과를 중시하면서도 먼저 안전성을 고려하지요

药是人体里的异物。
所以药师在选药的时候注重效果的同时首先考虑的是安全性。

약이 되느냐 독이 되느냐는 전적으로 개인체질에 달려 있기도 합니다.
즉 같은 약이라도 약의 흡수, 분포, 대사, 배설의 과정에 차이가 있습니다

药还是毒最直接的原因是个人体质。
即使相同药物的吸收，分布，代谢和排泄的过程也存在差异。

많은 치료약들이 부작용이 생길 수 있음에도 위험성보다 유익성이 높다고 판단되면 사용이 허가됩니다.

许多治疗药都会产生副作用，但是如果认为有益性高于危险性，则可以使用。

관련단어

客人kèrén손님　镇痛剂zhèntòngjì진통제　疼痛téngtòng아프다　多久了? Duōjiǔ le얼마나 되었죠?　因为Yīnwèi때문에

# 05 왜 약 먹을 때 물을 많이 마셔야 하나요?

## 为什么服药时宜多喝水? Wèishénme fúyào shíyí duō hēshuǐ

DIALOGUE

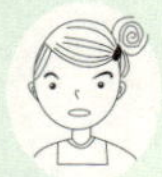

약 좀 사려구요.

我要买点儿药。 Wǒ yào mǎi diǎnr yào

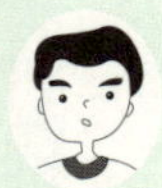

무엇이 필요하신가요?

您需要什么东西? Nín xūyào shénme dōngxī

무얼 도와 드릴까요?

有什么需要帮助么?

Yǒu shénme xūyào bāngzhù mē

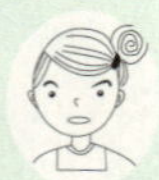

저는 평소 자주 머리가 아파요. 두통약 좀 주세요.

平时头就经常疼，请给我一些治疗头疼的药。

Píngshí tóu jiù jīngcháng téng, qǐng gěi wǒ yìxiē zhìliáo tóuténg de yào

여기 있습니다.

给您。 Gěinín

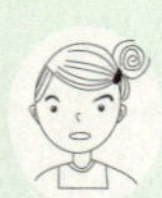

제게 효능이 있을까요?

对我会有效果吗? Duì wǒ huì yǒu xiàoguǒ ma

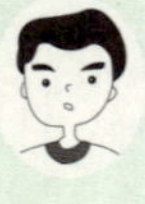

이 약은 세계에서 가장 많이 팔리는 약인데 다른 약에 비해서 비교적 안전하고 효과도 좋아요.

这个药是世界上销量最好的药。与其他药相比，这个药更安全，效果也更好。

Zhège yào shì shìjiè shàng xiāoliàng zuìhǎo de yào yǔ qítā yào xiāngbǐ, zhège yào gèng ānquán, xiàoguǒ yě gèng hǎo

DIALOGUE

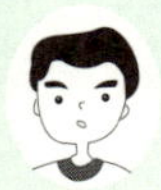

이 약을 드실 때 물을 많이 드세요.

**吃这个药的时候要多喝水。**

Chī zhège yào de shíhou yào duō hē shuǐ

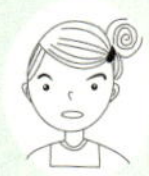

알겠습니다.

**知道了。** Zhīdàole

### 왜 약 먹을 때 물을 많이 마셔야 하나요? 为什么服药时宜多喝水?

1.목 구멍, 식도를 신속히 통과, 식도 보호 작용을 합니다.
2. 위에서 잘 녹고, 흡수에 유리, 혈중 농도를 증가시켜 약효를 증가시킵니다.
3. 약이 쉽게 배설되게 하여 비뇨기에서 결석의 생성을 방지합니다.
4. 특히 해열진통제 복용할 때 물을 많이 마시면 과도한 땀으로 인한 탈진을 방지해 줍니다.

1. 可加速药物通过咽和食管，并有保护食管的作用。
2. 可促使药物在胃中崩解，有利于药物的吸收，使血中药物浓度增高，疗效加强。
3. 加快药物排泄，防止在泌尿道形成结石。
4. 特别是服用解热镇痛剂要多喝水，可防止因出汗过量引起虚脱。

관련단어

买 mǎi사다　经常jīngcháng자주　效果xiàoguǒ효능　世界shìjiè세계　最zuì가장　相比xiāngbǐ비교
安全ānquán안전　的时候~ de shíhou~할 때　水shuǐ물　多喝水duō hē shuǐ물을 많이 마시세요

# 06 균단백분해효소(Lysozyme)

## 菌蛋白分解酶 Jūn dànbái fēnjiě méi

DIALOGUE

방금 방콕에서 돌아왔는데 한국에 도착하니 콧물이 납니다.
콧물약 좀 주세요.

我刚从曼谷回来，到了韩国以后就开始流鼻涕。
请给我治疗流鼻涕的药。

Wǒ gāng cóng Màngǔ huílái, dàole Hánguó yǐhòu jiù kāishǐ liú bítì.
Qǐng gěi wǒ zhìliáo liú bítì de yào

다른 증상은 없나요?

没有其他症状吗? Méiyǒu qítā zhèngzhuàng ma

없어요

没有了。 Méiyǒule

그럼 콧물약을 안먹어도 됩니다.

那样的话，治疗流鼻涕的药不吃也可以。

Nàyàng de huà, zhìliáo liú bítì de yào bù chī yě kěyǐ

왜 약이 필요 없죠?

为什么不需要吃药呢? Wèishénme bùxūyào chīyào ne

콧물 속에는 Lysozyme이라는 효소가 있는데,
세균을 송두리째 용해시키는 단백분해 효소입니다.

因为鼻涕里面有溶菌酶，它是把整个儿细菌一起溶化的蛋白分解酶。

Yīnwèi bítì lǐmiàn yǒu róngJūnméi, tā shì bǎ zhěnggèr xìjūn yìqǐ rónghuà dànbái fēnjiě méi

DIALOGUE

눈, 코, 입, 질, 등 외부에서 인체 안으로 들어가는 입구의 피부는 점막으로 이루어져 있습니다.

**眼睛，鼻子，嘴，阴道等是由外部进入人体内部的入口，入口处的皮肤由黏膜构成。**

Yǎnjing , bízi , zuǐ , yīndào děng shì yóu wàibù jìnrù réntǐ nèibù de rùkǒu , rùkǒuchù de pífū yóu niánmó gòuchéng

점막에서는 점액질이 분비되는데 점액질에는 공통으로 Lysozyme이 들어있습니다.

**粘膜会分泌粘液。粘液里都含有溶菌酶。**

Niánmó huì fēnmì niányè.Niányè lǐ dōu hányǒu róngjūnméi

콧물이 나는 것은 감기에 대처하기 위한 정상적 생리현상입니다. 그래서 콧물을 억제하는 항히스타민제는 오히려 감기치료에 나쁜 효과를 줄 수 있습니다.

**流鼻涕是抗感冒的正常生理现象。所以可以控制鼻涕的抗组胺药对感冒治疗具有反效果。**

Liú bítì shì kàng gǎnmào de zhèngcháng shēnglǐ xiànxiàng. Suǒyǐ kěyǐ kòngzhì bítì de kàng zǔàn yào duì gǎnmào zhìliáo jùyǒu fǎn xiàoguǒ

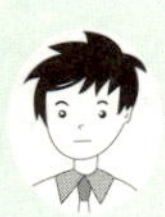

알겠습니다. 인체는 정말 완벽하군요

**知道了。人体真的是很完美啊。**

Zhīdàole. Réntǐ zhēn de shì hěn wánměi a.

관련단어

溶菌酶róngjūnméi세균분해효소(Lysozyme)　曼谷màngǔ방콕　家jiā집　那样的话Nàyàng de huà그렇다면
能néng ~할수 있다　要yào①~하려고하다 ②원하다 ③요구하다　可以kěyǐ해도 좋다　卖mài팔다　在zài~에서
买卖mǎimai장사, 매매　一点儿yìdiǎnr조금(물질)　一些yìxiē약간　补充bǔchōng보충하다　什么shénme무슨, 무엇(의문)
怎么zěnme어떻게, 왜?　会huì ~ 를 할 수 있다. ~ 할 줄 알다　至少zhìshǎo적어도, 최소한

# 07 약효와 음식

## 药效与饮食 Yàoxiào hé yǐnshí

DIALOGUE

약 먹을 때 주의사항 있나요?
吃药的时候有注意事项吗?
Chīyào de shíhou yǒu zhùyìshìxiàng ma

예. 있어요.
是的，有。 Shì de, yǒu

특별히 음식을 가려 먹어야 하나요?
我需要注意饮食吗?
Wǒ xūyào zhùyì yǐnshí ma?

네. 이 혈압약은 주의해야 할 음식이 많아요.
是的，吃这个血压药的时候要注意的饮食有很多。
Shì de, chī zhège xuèyā yào de shíhou yào zhùyì de yǐnshí yǒu hěn duō

다른 약 먹을 때도 그런가요?
吃别的药的时候也一样吗?
Chī biéde yào de shíhou yě yíyàng ma

음. 그래요.
嗯，是的。 Ēn, shì de

걱정마세요. 주의사항을 지키면 됩니다.
不要担心，只要遵守这些注意事项就没问题。
Bú yào dānxīn, zhǐ yào zūnshǒu zhè xiē zhùyì shìxiàng jiù méi wèntí

동시에 먹으면(同时吃的话)

# 약효에 영향을 주는 음식들

## 影响药效的食物

1. 고혈압약 高血压药
   - 식사 - 흡수저해 饮食 - 抑制吸收
   - 자몽쥬스 - 독성증가 柚子果汁 - 毒性增加
   - 육류 - 약효증가 肉类 - 增加药效
   - 음주 - 약효증가 饮酒 - 增加药效
   - 알로에 - 체내 칼륨을 과다 감소시킴 芦荟 - 人体中钾流失过多
   - 칼륨 풍부한 식품 - 고칼륨혈증 나타날수 있어 의사와 상담요망 高钾食物 - 会引起高钾血症，要详询医生。

2. 고지혈증약 高血脂症药
   - 자몽쥬스 - 독성증가 柚子果汁 - 毒性增加
   - 음주 - 간손상 饮酒 - 肝损伤

3. 항생제 抗生素
   - 식사 - 흡수방해 饮食 - 抑制吸收
   - 카페인 - 두근거림,불면 咖啡因 - 心颤，失眠
   - 유제품 - 흡수방해 乳制品 - 抑制吸收
   - 음주 - 구토, 두통, 복부경련 (적어도 3일 금주) 饮酒 - 呕吐，头痛，腹部痉挛(禁酒最少3天)

4. 무좀약 脚气药
   - 유제품 - 약효감소 乳制品 - 减少药效
   - 술 - 간손상 酒 - 肝损伤

5. 통풍약 痛风药
   - 퓨린 - 통풍악화 Purine(嘌呤类药物) - 恶化痛风
   - 음주 - 체내 요산 증가 饮酒 - 增加体内尿酸

6. 해열진통제 解热镇痛剂
   - 음주 - 간손상 饮酒 - 肝损伤
   - 식사 - 약효 지연 饮食 - 延长药效

동시에 먹으면(同时吃的话)

# 약효에 영향을 주는 음식들

## 影响药效的食物

7. 소염진통제 消炎镇痛剂

음주 - 간 손상 위장관출혈 饮酒 - 肝损伤 胃壁出血

우유 - 위장장애 감소 牛奶 - 减少胃肠功能紊乱

8. 항불안제 抗焦虑药

카페인 - 예상치 못한 흥분 咖啡因 - 异常兴奋

자몽쥬스 - 독성증가/음주-약효증가 柚子果汁 - 增加毒性/饮酒-增加药效

지용성비타민(V-A, V-D, V-E, V-K) 油溶性维生素(V-A, V-D, V-E, V-K)

9. 항히스타민 抗组胺药

식사 - 흡수 저해, 졸음 증가 饮食 - 抑制吸收，困意增强

10. 위장약(H2 차단제) 胃肠药(H2阻止剂)

카페인, 음주 - 위염 악화 咖啡因，饮酒 - 胃炎恶化

11. 제산제 抑酸剂

오렌지 쥬스 - 약효 감소 橙汁 - 减少药效

12. 스테로이드 类固醇

음식, 우유 - 위장장애감소 食物，牛奶 - 减少胃肠功能紊乱

13. 기관지확장제 气管扩张剂

고지방-흡수증가 高脂肪-增加吸收

고탄수화물 - 약효감소 高碳水化合物 - 减少药效

음주-구토 饮酒-呕吐

14. T · C 계열 항생제 四环素类

유제품 - 흡수저하로 약효 감소 奶制品 - 吸收低下而药效减少

15. 항 응고제 抗凝固剂

비타민 k(시금치, 상추, 두부, 두유, 양배추, 오이, 순무) - 혈액 응고시킴

维生素k(菠菜，生菜，豆腐，豆油，洋白菜，黄瓜，小萝卜) - 血液凝固

고용량V-E - 출혈 위험 高容量V-E - 出血危险性

# 08 손님이 찾는 약이 없을 경우

## 客人找的药没有的时候 Kèrén zhǎo de yào méiyǒu de shíhou

DIALOGUE

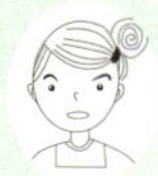

이 약을 사고 싶어요.

**我想买这种药。**

Wǒ xiǎng mǎi zhèzhǒng yào

이것이 약 포장입니다.

**这是药品的包装。**

Zhè shì yàopǐn de bāozhuāng

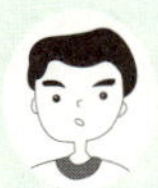

미안합니다. 현재 우리는 이 약은 없습니다.

**对不起，我们现在没有您要找的这种药。**

Duìbùqǐ, wǒmen xiànzài méiyǒu nín yào zhǎo de zhèzhǒng yào

이 약과 같은 성분의 다른 회사약은 있어요.

**我们有相同成分的其他厂家生产的药。**

Wǒmen yǒu xiāngtóng chéngfèn de qítā chǎngjiā shēngchǎn de yào

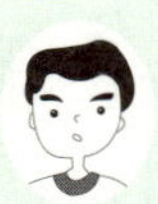

이 메이커는 국내 유명 메이커이고 좋은 평판을 받고 있습니다.

**这个厂家是国内知名的大药厂信誉很好。**

Zhège chǎngjiā shì guónèi zhīmíng de dàyàochǎng xìnyù hěn hǎo

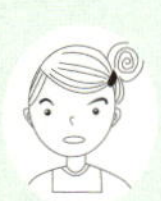

더 유명한 회사에서 나온 약은 없나요?

**有没有其它更有名的公司生产的药?**

Yǒuméiyǒu qítā gèng yǒumíng de gōngsī shēngchǎn de yào

### 관련단어

药品yàopǐn약품 包装bāozhuāng포장 现在xiànzài지금 没有méiyǒu없다 找zhǎo찾다 相同xiāngtóng같다
成分chéng fèn성분 其他qítā기타 厂家chǎngjiā 공장 生产shēngchǎn생산하다 还有háiyǒu 그리고
国内guónèi국내 知名zhīmíng잘 알려진 药厂yàochǎng제약 공장 信誉xìnyù신용 很好hěnhǎo 대단하다. 아주 좋다.

DIALOGUE

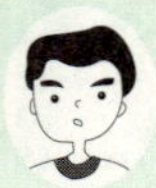

있죠. 많은 다른 회사 약도 있어요.

**是的，有很多不同公司生产的药。**

Shì de, yǒu hěnduō bùtóng gōngsī shēngchǎn de yào

당연히 오리지널 약도 있고요.

**当然，专利药品也有。**

Dāngrán, zhuānlì yàopǐn yě yǒu

## 상품명과 일반명(약물명)은 무엇이죠? 什么是药品的商品名，通用名?

같은 약을 여러 제약회사에서 자기만의 브랜드를 내세워 다른 기업의 상품과 구별 할 수 있도록 자기 상품 상표를 만듭니다. 그래서 같은 약인데도 이름이 다른 여러 개의 상품명을 갖게 됩니다. 환자는 약 복용 시 상품명이 어떻든 간에 일반명(약물명)을 알아 두는 게 좋습니다. 약물명은 상품명으로 등록 할 수 없어 약물을 구별하는데 도움이 되고 중복해 약을 복용하는 것을 피하게 해줍니다.

同一款药许多生产企业为了树立自己的品牌，往往给自己的产品注册与其它企业不同的商品名以表示区别。因此，同一种药品可以有多个不同的商品名。患者在用药时，不论是什么商品名称，请认准通用名. 通用名不能作为商标或商品名注册。因此通用名可以帮助识别药物，避免重复用药。

---

화학명은 물질의 화학구조를 나타내는 이름입니다.

化学名是表示物质化学结构的名字。

# 09 조제시 약이 없을 경우

## 配药时，没有药品的情况 Pèiyào shí, méiyǒu yàopǐn de qíngkuàng

DIALOGUE

이 처방전 조제해 줄 수 있나요?
请给我配这张处方。
Qǐng gěi wǒ pèi zhè zhāng chǔfāng

지금 바로 해드리겠습니다.
我马上给你配。 Wǒ mǎshàng gěi nǐ pèi

(약 재고 확인 후)

미안합니다. 약이 떨어졌어요.
对不起，这张处方上的药品已经用完了。
Duìbùqǐ, zhè zhāng chǔfāng shàng de yàopǐn yǐjīng yòng wánle

그럼 어떻게 하죠?
那该如何是好? Nà gāi rúhé shì hǎo

약 도착하면 바로 연락드리겠습니다.
药品一到我就通知你。
Yàopǐn yídào wǒ jiù tōngzhī nǐ

---

(환자가 또 다른 처방전을 들고 왔다.)
（患者又拿着其他处方来了）
Huànzhě yòu názhe qítā chǔfāng lái le

의사가 유명한 약으로 처방했는데 비싼 약입니다.
医生给你开的药是名牌产品，非常贵。
Yīshēng gěi nǐ kāi de yào shì míngpái chǎnpǐn, fēicháng guì

DIALOGUE

혹시 같은 성분의 약인데 다른 회사약은 어떨까요?

**你是否愿意购买其他牌子的同类药品?**

Nǐ shìfǒu yuànyì gòumǎi qítā páizi de tónglèi yàopǐn

그런 약의 장점이 있나요?

**此类药品有什么好处?**

Cǐlèi yàopǐn yǒu shénme hǎochù

성분이 같고 품질도 같은데 가격이 쌉니다.

**它们是同一种药，质量相同，但是价格非常低。**

Tāmen shì tóngyìzhǒng yào, zhìliàng xiāngtóng dànshì jiàgé fēicháng dī

좋아요. 그 걸로 할게요. 어떻게 먹죠?

**好的，我就要那个药，这药如何服用。**

Hǎo de, wǒ jiùyào nàge yào, zhè yào rúhé fúyòng

2 알씩 하루 4 번 드세요.

**这是内服药。一天四次，每次两片。**

Zhè shì nèi fúyào. Yìtiān sìcì měicì liǎngpiàn

관련단어

配药pèiyào조제　马上mǎshàng바로　如何rúhé어떻게　患者huànzhě환자　贵guì비싸다
好处hǎochù장점　便宜piányi싸다

# 10 약사와의 대화

## 与药师的对话 Yǔ yàoshī de duìhuà

DIALOGUE

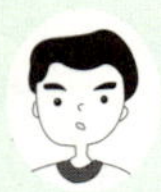

오늘 몸이 안 좋으신가요?

今天身体不舒服吗? Jīntiān shēntǐ bù shūfu ma

건강이 안 좋아 보이 십니다.

你看起来身体不舒服。 Nǐ kànqǐlái shēntǐ bù shūfu

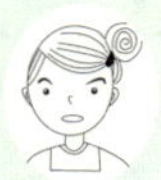

요즘 몸이 별로 안 좋습니다.

最近身体不是很好。 Zuìjìn shēntǐ bú shì hěn hǎo

피곤하고 기운이 없습니다.

很累，没力气。 Hěn lèi, méi lìqi

저는 여간해서 아프지 않은 건강 체질인데 말이죠.

我一般不生病。 Wǒ yìbān bù shēngbìng

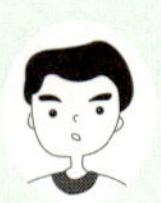

여기 일반의약품이 있습니다.

这是非处方药。 Zhè shì fēichǔfāngyào

약품설명서를 잘 읽어보세요.

请仔细阅读药品说明书。

Qǐng zǐxì yuèdú yàopǐn shuōmíngshū

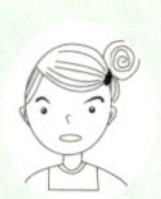

여기 저기 아플 때 여러 가지 약을 먹고 있는데 괜찮나요?

这也疼那也疼的时候一起吃好几种药也没关系吗?

Zhè yě téng nà yě téng de shíhou yìqǐ chīhǎo jǐzhǒng yào yě méiguānxì ma

DIALOGUE

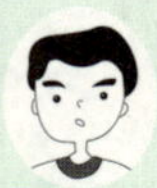

의사에게 가는 게 좋아요.
你最好是去看医生。 Nǐ zuìhǎo shì qù kàn yīshēng

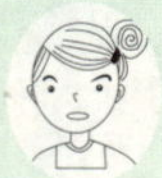

평소에 자주 아파서 여러가지 약을 먹어요.
因为我经常疼，所以平时吃很多药。
Yīnwèi wǒ jīngcháng téng, suǒyǐ píngshí chī hěnduō yào

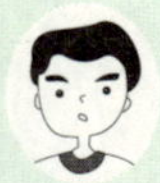

병원 가서 종합검사를 받아 보세요.
你应该去医院做一个综合检查。
Nǐ yīnggāi qù yīyuàn zuò yígè zōnghé jiǎnchá

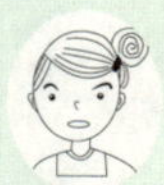

그래요, 병원에 가겠습니다.
好的，我会去的。 Hǎo de, wǒ huì qù de

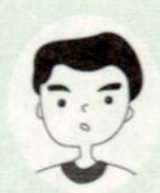

의사가 처방해 줄 겁니다.
医生会给你开药方的。 Yīshēng huì gěi nǐ kāi yàofāng de

의사 선생님에게 치료를 잘 받으면 좋아질 거예요.
医生的治疗会让你好起来的。
Yīshēng de zhìliáo huì ràng nǐ hǎo qǐláide

여러가지 약을 먹으면 위험합니다.
几种药一起吃是很危险的。
Jǐzhǒng yào yìqǐ chī shì hěn wēixiǎn de

관련단어

药师yàoshī약사　对话duìhuà대화　累lèi피곤하다　力气lìqi기운　药品说明书yàopǐn shuōmíngshū약품설명서
阅读yuèdú읽다　平时 píngshí평소　综合检查 zōnghéjiǎnchá종합검사　危险 wēixiǎn위험하다

## 약품사용설명서 药品说明书

1. 약품 설명서를 Insert라고 하는데 옛날에는 Instruction, Description 혹은 Direction이라고 했습니다.
2. FDA규정에 따라 약품 설명서에는 10여 개 항목을 포함합니다.
3. 약품명칭과 성상, 임상약리, 적응증, 금기증, 용량과 용법, 부작용, 주의사항, 포장과 보관 등으로 되어 있습니다.
4. 통상 약은 모두 3 가지 이름을 갖고 있는데 상품명, 일반명(또는 약물명), 화학명입니다.
5. 성상(Description)은 화학구조와, 성분, 물리화학적 성질을 포함합니다.
6. 임상약리는 약리작용과 임상효과를 포함합니다.

1. 药品说明书称为Insert(曾用名 Instruction, Description 或 Direction)。
2. FDA的规定，药品说明书的内容包括十几个项目。
3. 药品名称，性状，临床药理适应症，禁忌症，用量与用法，副作用，注意事项，包装和储存
4. 通常药品都有三个名称-商品名，通用名和化学名
5. 性状包括药品的化学结构或成分和物理学性质
6. 临床药理主要记载药物的药理作用和临床疗效

## 만약 동시에 여러 가지 약을 먹는다면 어떤 상황이 될까요?
## 如果我们同时吃许多种药会出现怎样的情况呢?

그러면 약효를 떨어뜨리기도 하고 생각치 못한 부작용이 일어날 수 있으며 약물작용을 증가시킬 수도 있습니다. 약물상호 작용이라고 부르는 이 잠재된 문제가 신체에 해가 될 수도 있습니다.
즉 2가지 이상 약물을 동시 복용해 나타나는 반응으로 예를 들어 진정제와 항히스타민제를 같이 복용하면 행동반응이 늦어지게 되므로 운전하면 위험합니다.
그러나 염려 마세요. 의사의 지시에 따르면 됩니다.

那会降低药效，引发意料之外的副作用，或增大某种药物的作用
这些潜在问题被称为药物的相互作用，对身体是有害的。
即当两种或两种以上的药物同时服用，药物相互之间会发生反应。例如，将镇定剂和抗组胺类药物混合服用会使你反应迟缓，驾车时会产生危险 但是不要担心，遵循医嘱就可以

# 11 약사의 질문

## 药师的提问 Yàoshī de tíwèn

DIALOGUE

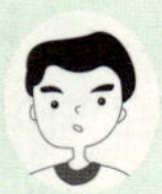

언제부터 아프셨나요?

**你从什么时候开始不舒服的?**

Nǐ cóng shénme shíhòu kāishǐ bù shūfu de

열이 납니까?

**你发烧吗?**

Nǐ fāshāo ma

기침이 나오나요?

**你咳嗽吗?**

Nǐ késou ma

콧물이 흐르나요?

**你流鼻涕吗?**

Nǐ liú bítì ma

두통이 있나요?

**你头疼吗?**

Nǐ tóuténg ma

오한이 납니까?

**你发冷吗?**

Nǐ fā lěng ma

피부가 가려운가요?

**你皮肤觉得痒吗?**

Nǐ pífū juéde yǎng ma

DIALOGUE

목에 가래가 있나요?
## 你嗓子有痰吗?
Nǐ sǎngzi yǒu tán ma

설사합니까?
## 你腹泻吗?/ 你拉肚子吗?
Nǐ fùxiè ma / Nǐ lādùzǐ ma

이 약이 전부 낫게 할 겁니다.
## 这些药会让你痊愈的。
Zhèxiē yào huì ràng nǐ quányù de

에제 저녁에 뭘 드셨어요?
## 昨天晚上你吃了什么?
Zuótiān wǎnshàng nǐ chīle shénme

잘 때 땀을 흘리셨나요?
## 睡觉的时候出汗了么?
Shuìjiào de shíhou chūhànle mē

지금 어디가 아프세요?
## 现在哪里不舒服吗?
Xiànzài nǎlǐ bù shūfu ma

관련단어

发冷fālěng오한이 들다　皮肤pífū피부　痰tán담　痒yǎng가려운　流鼻涕liú bítì콧물이 흐르다

# 12 약의 부작용이란?

## 什么是药品的副作用? Shénme shì yàopǐn de fùzuòyòng

DIALOGUE

약의 부작용이란 약을 정상 용량으로 복용했을 때 복용 목적과 관련이 없는 다른 작용이 나타나는 것을 말합니다. 이런 작용은 본래 그 약이 갖고 있는 약리작용 중의 일부입니다.

药品的副作用是指药品按正常剂量服用时出现的与用药目的无关的其他作用。这些作用本来也是其 药理作用的一部份。

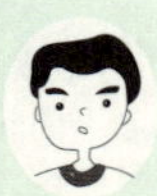

처방전 가지고 계신가요?

您有处方吗? Nín yǒu chǔfāng ma

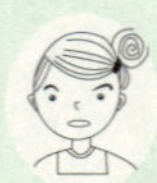

처방전 여기 있어요.

给你处方(这是药方)。 Gěi nǐ chǔfāng (zhè shì yàofāng)

처방전대로 지어 주세요.

请按照处方给我配药。

Qǐng ànzhào chǔfāng gěi wǒ pèiyào

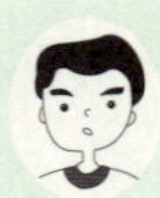

의사 지시대로 약 복용하세요.

请遵医嘱服药。 Qǐng zūnyī zhǔ fúyào

주의사항 명심하세요.

要铭记注意事项。

Yào míngjì zhùyì shìxiàng

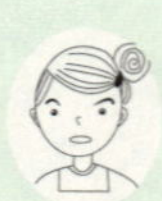

부작용이 있나요?

有副作用吗? Yǒu fùzuòyòng ma

DIALOGUE

일반적으로는 없어요.

一般没有。 Yìbān méiyǒu

그렇지만 약 드시고 조금이라도 불편하시면 의사나 약사에게 말씀해주세요.

但是吃药的时候如果不舒服，哪怕是一点点不舒服也要和医生或者药师说。

Dànshì chīyào de shíhou rúguǒ bù shūfu, nǎpà shì yìdiǎndiǎn bù shūfu yě yào hé yīshēng huòzhě yào shī shuō

## 왜 약의 부작용을 예측하기 힘든가요?

## 药品不良反应为什么说不可预测?

약의 부작용은 약이 원인이 되지 않는 것과 약이 원인인 것이 있는데, 전자에는 성별, 유전, 감수성, 질병 등이 있고, 후자에는 약의 독작용, 약품 상호작용 영향 등이 있습니다. 그러므로 동일약품의 부작용이더라도 각각 다른 연령, 성별, 종족, 감수성, 적응증에 따라 구별되므로 이런 것들이 약의 부작용을 예측하지 못하는 요인입니다.

药品不良反应的诱发因素有非药品因素及药品因素两类, 前者包括年龄，性别，遗传，感应性，疾病等；后者包括药品的毒素作用、药品的相互作用影响等。因此，同一药品的不良反应，在不同年龄、不同性别，不同种族，不同感应性，不同适应症上都有区别。这就是药品不良反应不可预测的原因。

관련단어

铭记míngjì명심하다 注意事项zhùyìshìxiàng주의사항 副作用fùzuòyòng부작용 一般yìbān일반적
不舒服bùshūfu불편하다 说shuō말하다 哪怕nǎpà설령, 가령, 비록 或者huòzhě혹은

# 13 약사의 당부

## 药师的医嘱 Yàoshī de yīzhǔ

DIALOGUE

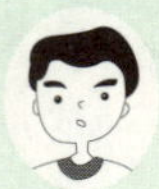

무리하지 말고 집에서 잘 쉬세요.

**不要过度劳累，在家里好好休息。**

Búyào guòdù láolèi, zài jiālǐ hǎohao xiūxi

기름진 음식은 드시지 마세요.

**不要吃过于油腻的食物。**

Búyào chīguòyú yóunì de shíwù

다이어트 하셔야 합니다.

**应该节食。你应该减肥。**

Yīnggāi jiéshí. nǐ yīnggāi jiǎnféi

술, 담배 삼가 하세요.

**不要喝酒，也不要抽烟。**

Búyào hējiǔ, yě búyào chōuyān

운동 많이 하세요.

**希望你多做运动。**

Xīwàng nǐ zuò yùndòng

건강이 무엇보다도 중요 합니다.

**健康比什么都重要。**

Jiànkāng bǐ shénme dōu zhòngyào

꼭 제 시간에 약 먹어야 합니다.

**一定要准时吃药。**

Yídìng yào zhǔnshí chīyào

DIALOGUE

몸 상태가 안 좋으면 의사나 약사에게 말씀해 주세요

身体状态不好的话，要对医生或药师说。

Shēntǐ zhuàngtài bùhǎo de huà，yào duì yīshēng huò yàoshī shuō.

의사의 지시에 따르세요.

请遵医嘱。

Qǐng zūn yīzhǔ

반드시 용량을 지켜야 합니다.

一定要根据用量服用。

Yídìng yào gēnjù yòngliàng fúyòng

## 약효와 용량 药效和药量

중세의 약물학 거장인 파라셀수스가 말하기를 "무릇 독이 아닌 약이 없으며 약효는 용량이 결정한다" 고 했습니다. 사람마다 다른 용량을 파악하는 것이 약효의 중요한 요소라 하겠습니다

中世纪药物学的巨匠Paracelsus说 "没有不是毒的药，药效是由药量决定的" 药效的最重要因素是对每个人服药量的掌握。

관련단어

过度guòdù과도하다 吃chī먹다 过于guòyú지나치게 油腻yóunì기름지다 食物shíwù음식물 喝酒hējiǔ술을 마시다 抽烟chōuyān담배 피우다 戒烟jièyān담배를 끊다 运动yùndòng운동 健康jiànkāng건강하다 比bǐ비교하다 重要zhòngyào중요하다 准时zhǔnshí정시에 吃药chīyào약을 먹다 医嘱yīzhǔ의사의 지시 掌握zhǎng wò장악하다 파악하다.

# 14 비급여약

## 非医疗保险药物 Fēi yīliáobǎoxiǎn yàowù

DIALOGUE

이 처방전 조제해줄 수 있나요?

**可以帮我调配这个处方吗?**

Kěyǐ bāng wǒ tiáopèi zhège chǔfāng ma

물론이죠.

**当然可以。** Dāngrán kěyǐ

모든 약이 보험적용되나요?

**所有的药都可以使用医疗保险吗?**

Suǒyǒu de yào dōu kěyǐ shǐyòng yīliáobǎoxiǎn ma

어디 확인해 볼까요?

**我得确认一下?** Wǒ děi quèrèn yíxià

아! 일부약은 보험적용이 안됩니다.

**啊，有一部分不能使用医疗保险。**

A, yǒu yíbùfēn bùnéng shǐyòng yīliáo bǎoxiǎn

왜 안 되죠?

**为什么不可以?** Wèishénme bù kěyǐ

비급여약입니다.

**这是非医疗保险药物。**

Zhè shìfēi yīliáobǎoxiǎn yàowù

DIALOGUE

그 약은 치료상 꼭 필요한 약은 아닙니다.

这个药不是治疗的必须药品。

Zhège yào búshì zhìliáo de bìxū yàopǐn

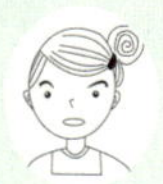

전액 본인 부담인가요?

需要本人承担药费?

Xūyào běnrén chéngdān yàofèi

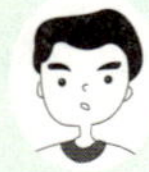

그렇습니다.

原来如此。 Yuánlái rúcǐ

그러나 나머지 약은 보험공단에서 대부분 부담합니다.

但是其它的药品医疗保险保险公司会承担大部分的药费。

Dànshì qítā de yàopǐn yīliáobǎoxiǎn bǎoxiǎngōngsī huì chéngdān dàbùfèn de yàofèi

남용하지 마시고 의사 지시에 따르세요.

不要滥用，要遵循医生的医嘱服用。

Búyào lànyòng, yào zūnxún yīshēng de yīzhǔ fúyòng

관련단어

医疗保险yīliáobǎoxiǎn의료 보험　确认quèrèn확인하다　但是dànshì그러나　支付zhīfù지불하다
费用fèiyòng비용　给gěi주다　保险公司bǎoxiǎngōngsī보험사　大部分dàbùfèn대부분　承担chéngdān맡다
原来如此yuánlái rúcǐ원래 이러하다　遵循zūnxún따르다

# 15 처방조제

## 调剂处方 Tiáojì chǔfāng

DIALOGUE

(월요일 오후 약국에는 처방전 조제 하려는 사람들이 많이 대기하고 있습니다. 그때 직장인 한명이 급히 들어옵니다.)

(星期一下午，有很多人在药房等待调剂处方。就在那时有个上班族急冲冲的进来了)

(xīngqīyī xiàwǔ, yǒu hěn duō rén zài yàofáng děngdài tiáojì chǔfāng jiù zài nàshí yǒu gè shàngbānzú jí chōngchōng de jìnláile)

안녕하세요. 무엇을 도와드릴까요?

你好，需要帮忙吗?

Nǐhǎo, xūyào bāngmáng ma

처방전 조제 좀 해주세요.

帮我调剂下处方。

Bāng wǒ tiáojì xià chǔfāng

10분쯤 기다리셔야 합니다.

你大概要等10分钟左右。

Nǐ dàgài yào děng shí fēnzhōng zuǒyòu

될 수 있으면 빨리 해 주세요.

麻烦您快一些。 Máfan nín kuài yìxiē

알겠습니다. 잠시 기다리세요.

好的。请稍等。 Hǎode. qǐng shāo děng

DIALOGUE

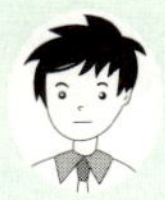

용법은요?

**用法呢?**

Yòngfǎ ne

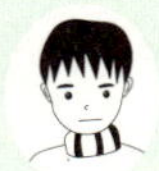

하루에 3 회 드시되 1 회에 1포씩 식후 30분에 3일간 드세요.

**要服用三天，每次一包，一天三次。**
**请在饭后三十分钟服用。**

Yào fúyòng sāntiān, měicì yī bāo, yìtiān sāncì.
Qǐng zài fànhòu sānshífēnzhōng fúyòng

저녁에 먹는 약은 꼭 자기 전에 드세요.

**晚上服用的药物一定要在睡前服用。**

Wǎnshang fúyòng de yàowù yídìng yào zài shuì qián fúyòng

오늘 약 중에는 수면제가 들어 있어요.

**今天的药里包含安眠药。**

Jīntiān de yàolǐ bāohán ānmiányào

술과 함께 드시면 안됩니다.

**吃药的时候不能喝酒。**

Chīyào de shíhou bùnéng hējiǔ

관련단어

下午xiàwǔ오후 很多hěnduō아주 많은 等待děngdài기다리다 那时nàshí그 때 上班shàngbān출근하다 纸zhǐ종이
进来jìnlái들어오다 大概dàgài아마 分钟fēnzhōng분 麻烦máfan귀찮다 用法yòngfǎ용법 饭后fànhòu식후

# 16 약사의 복약지도 1

## 药师的服药指导1 Yào shī de fúyào zhǐdǎo 1

DIALOGUE

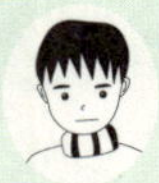

이 시럽은 냉장하세요.

这个糖浆要在冰箱里保管。

Zhège tángjiāng yào zài bīngxiāng lǐ bǎoguǎn

이 노란 약은 열이 안 나면 안 드셔도 됩니다.

这个黄色的药，如果不发烧的话，可以不吃。

Zhège huángsè de yào, rúguǒ bù fāshāo de huà, kěyǐ bù chī

이 흰색 약은 안 아프면 안 먹어도 됩니다.

这个白色的药，如果不疼的话，可以不吃。

Zhège báisè de yào, rúguǒ bù téng de huà, kěyǐ bù chī

식후 30분에 드세요.

饭后30分钟服用。

Fànhòu sānshí fēnzhōng fúyòng

1일 3회, 드실 때 물을 많이 마셔야 합니다.

每天三次，吃这个药的时候，应该多喝水。

Měitiān sāncì, chī zhège yào de shíhou, yīnggāi duō hēshuǐ

## 식사 관련 복용시간의 의미 与吃饭有关的服药时间的意义

1. 식후 즉시 복용 - 위점막 자극을 줄이고 음식물 있을 때 흡수 잘 되는 약
2. 식후 30분 복용 - 대부분 약이 여기에 해당됨. 복용시간 기억하기 용이.(음식과 직접 접촉하지 않고 위장 장애도 줄입니다.)
3. 공복시 복용 - 위액, 음식물 영향을 피합니다.
4. 식사전 복용 - 공복시와 같은 효과
5. 식간 복용 - (식사와 식사 사이를 의미하는데) 공복시와 동일한 효과
6. 식사 중 복용 - 위장이 약한 사람인 경우와 음식에 의해 흡수에 도움 되는 경우가 해당됩니다.

1. 饭后马上服用---减少对胃黏膜的刺激，有食物的时候更好吸收。
2. 饭后30分钟服用---大部分药都属于这种。服用时间很容易记忆。
3. 空腹时服用---可以 避开胃液和食物的影响。
4. 饭前服用---跟空腹时一样效果。
5. 食间服用---跟空腹时一样效果。
6. 吃饭的时候服用---胃肠弱的人。在有食物时候才更好吸收。

관련단어

糖浆tángjiāng시럽　冰箱bīngxiāng냉장고　保管bǎoguǎn보관하다　黄色huángsè노란색　白色báisè흰색
饭后fànhòu식후　多duō많다　喝hē 마시다　水 shuǐ물

# 17 약사의 복약지도 2

## 药师的服药指导2 Yào shī de fúyào zhǐdǎ 2

DIALOGUE

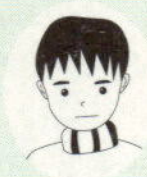

이 시럽과 알약을 같이 드시면 안 되고 두 시간 후 복용하세요.

**这个糖浆和药丸不能一起吃，要隔两个小时再吃。**

Zhège tángjiāng hé yàowán bùnéng yìqǐ chī, yào gé liǎnggè xiǎoshí zài chī

이 약은 하루 한 번 등에 붙이세요.

**这个药一天一次，应该贴在背上。**

Zhège yào yìtiān yícì, yīnggāi tiē zài bēishàng

2번 약은 점심약이고 1, 3번 약은 같은 약인데 아침, 저녁에 1포씩 드세요

**2号药要中午吃，1号和3号是一样的药，
早上和晚上各一包。**

èr hào yào yào zhōngwǔ chī, yí hào hé sān hào shì
yíyàng de yào, zǎoshang hé wǎnshang gè yì bāo

이 약은 식전 30분에 드세요.

**这个药饭前30分钟服用。**

Zhège yào fànqián sānshí fēnzhōng fúyòng

이 해열진통제는 아이 열에 즉시 먹일 필요는 없고, 아파할 정도면 먹이세요.

**这个解热镇痛药不要一发烧就给孩子吃，
如果实在很疼，再给他吃。**

Zhège jiěrè zhèntòng yào búyào yì fāshāo jiù gěi háizi chī,
rúguǒ shízai hěnténg, zài gěi tā chī

DIALOGUE

이 콧물약은 임의로 드시지 마세요.

这个鼻涕药不要随便吃。

Zhège bítì yào búyào suíbiàn chī

약 먹고 졸리면 반만 드세요.

服用这个药发困的话，可以减一半的量。

Fúyòng zhège yào fā kùn de huà, kěyǐ jiǎn yíbàn de liàng

이 약은 무좀약인데 고지혈증약과 함께 복용하면 안됩니다.

这个是脚气药，不能和高血脂药一起服用。

Zhège shì jiǎoqì yào, bùnéng hé gāo xuèzhī yào yìqǐ fúyòng

그리고 식후 즉시 복용해야 합니다.

而且要在饭后立即服用。 Érqiě yào zài fànhòu lìjí fúyòng

약복용 기간 중에 음주하면 안됩니다.

在服药期间不能喝酒。 Zài fúyàoqījiān bùnéng hējiǔ

2정씩 1일2회 드시되 일주일간 복용한 후 3주간 쉬었다가 다시 복용합니다

一次两粒，一天两次，服用一周后，
要停药三周后再重新服用。

Yícì liǎnglì, yìtiān liǎngcì, fúyòng yìzhōuhòu,
yào tíng yào sānzhōu hòu zài chóngxīn fúyòng

관련단어

膏药gāoyao파스 解热jiěrè해열하다 实在shízài진실하다. 사실상 再zài다시 随便suíbiàn마음대로 하다 贴tiē붙이다

# 18 약을 잘 못 먹으면 어떻게 될까요?

## 吃错药的时候怎么办 Chī cuò yào de shíhou zěnmebàn

1. 1일 2회 먹는 약을 아침, 저녁에 먹지 않고, 아침, 점심에 먹을 경우
   밤에 약의 혈중농도가 낮아 약효가 떨어 질 수 있습니다.
   假如1天2次的药只是早上和中午服用，晚上不服用的情形下，
   会使血液中的药物浓度降低，降低药效。

2. 용량을 과다하게 먹을 경우 服药量过多的情况时
   과다하게 먹으면 중독되거나 위험해 질 수 있으니 대량을 먹으면 더 좋다는 생각은 하지 마세요
   过量服用的情况会导致药物中毒，有很大的危险性，请不要认为大量服用效果就会更好。

3. 약을 너무 적게 먹으면 服药量过少的情况时
   부작용이 걱정되어 적게 먹으면 약효가 없을 수 있고 내성만 키워 안 먹느니만 못 할 수 있어요.
   因担心副作用而用量过少的情况下，会对药物产生抗药性，这种情况不如不用。

4. 약을 적은 기간만 먹으면 服用时间不足
   예를 들어 요로감염에 7일간 복용해야 하는데 3일만 먹으면 만성염증이 될 수 있습니다.
   举例说，因尿路感染本该服用一周的时间，但只服用3天的话会变成慢性炎症。

5. 필요 없이 계속 먹으면 没必要的情形下，持续服用时
   부작용이 커지고 의존성이 생겨 축적에 의한 중독증상이 생길 수 있어요.
   副作用变大，产生依赖性，会发生因药物累计引起的中毒症状。

6. 갑자기 끊으면 突然停止服用
   예를 들어 정신병, 간질, 심장질환 등의 만성질환의 약을 먹다가 갑자기 중단하면 생명이 위독할 수 있습니다.
   例如，精神病，癫痫病，心脏病等这些慢性疾病，突然停止药物的服用，直接威胁到生命安全。

7. 어린이가 어른 용량 먹으면 少儿服用成年人的服用量时
   신장, 간 기능 차이에 의해 해독기능이 약하므로 심각한 위험에 빠질 수 있습니다.
   因肝肾机能差异，解毒机能尚未健全的情形下，会有很大的危险性。

## 약물 의존성이란 무엇인가요? 什么是药物依赖性?

사람들이 어떠한 약을 복용한 후 이러한 약물에 대하여 계속 사용하고 싶은 강렬한 욕망이 생기게 되는데 이는 복용 시 느끼는 만족을 얻거나 복용을 중단 했을 때 나타나는 괴로움을 피하기 위함입니다. 이러한 약물의 특수성을 "약물 의존성" 이라 부릅니다.

些药物被人们服用后，会让使用者对这些药物产生一直想服用的强烈欲望，
以便从中获得满足或避免因断药引起的不适感。药物的这种特殊性称为〞药物依赖性〞。

## 쪼개서 먹으면 안되는 약 不能掰开吃的药

1. 장용정-위에서 분해되기 쉬운 약물을 장에서만 분해 되도록 만든 약. 예) 유산균정장제
   肠溶片- 把在胃里容易分解的药使它只在肠里分解的作用。例) 乳酸菌整肠剂

2. 서방정-주성분이 서서히 지속적으로 녹게 만드는 약. 예) 타이레놀이알서방정
   徐放片- 主成分会渐渐融化。例) 泰诺林ER徐放片

3. 필름코팅정 - 습기차단, 냄새차단 목적으로 표면을 얇게 코팅한 약
   薄膜包衣片- 断绝湿气和气味为目的把表面覆膜成一个薄层

해열진통의 목적으로 먹는 아스피린 500mg 정은 장용정이 아니지만 이걸 쪼개서 먹으면 위장장애의 위험이 더 커집니다. 따라서 아스피린은 장용정이 아닌 것도 쪼개 먹으면 안 됩니다.

以解热镇痛剂为目的服用的阿司匹林500mg片，虽然不是肠溶片，
但是分开吃的话，胃肠障碍更危险。所以，阿司匹林片也不能分开吃。

# 19 약사의 복약지도 3

## 药师的服药指导3 Yào shī de fúyào zhǐdǎ 3

DIALOGUE

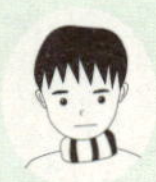

설사하지 않으면 먹을 필요가 없습니다.

**如果不腹泻的话，不需要吃这个**

Rúguǒ bù fùxiè de huà, bùxūyào chī zhège

---

이 약은 매일 기상 후 드세요.

**这个药每天起床以后服用。**

Zhège yào měitiān qǐchuáng yǐhòu fúyòng

---

이 약은 일주일에 한 번 드세요.

**这个药一星期吃一次。**

Zhège yào yì xīngqī chī yícì

---

이 약을 먹고 바로 눕지 마시고 30분 정도 걸으세요.

**服用这个药以后，不能躺着，要走30分钟。**

Fúyòng zhège yào yǐhòu, bùnéng tǎngzhe, yào zǒu sānshí fēnzhōng

---

이 갈색약은 천연물질이며 아주 고급약입니다.

**这褐色的药是纯天然的，是很高级的药。**

Zhè hèsè de yào shì chún tiānrán de, shì hěn gāojí de yào

부작용도 없고 효과도 좋습니다.

**这个药没有副作用，效果显著。**

Zhège yào méiyǒu fùzuòyòng, xiàoguǒ xiǎnzhù

DIALOGUE

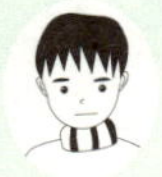

술 마신 후 먹으면 간에 매우 안 좋습니다.

**酒后服用这个药，对肝很不好。**

Jiǔhòu fúyòng zhège yào, duì gān hěn bùhǎo

당신한테 걷기는 아주 좋습니다.

**对你来说，走路是很好的运动。**

Duì nǐ lái shuō, zǒulù shì hěn hǎo de yùndòng

---

이 약은 항히스타민제인데 다음 사항을 주의하세요

**这个药是抗组织胺药，以下是注意事项**

1. 졸음이 올 수 있으므로 운전이나 기계조작은 하지 마세요.

   **可能会犯困，所以不要开车或操作机器。**

2. 입이 마르므로 껌을 씹거나 물을 충분히 마시세요.

   **嘴里发干，可以嚼口香糖或喝水补充水分。**

3. 전립선약이나 수면제 종류는 같이 복용하지 마세요.

   **不能与前列腺药或安眠药类药物一起服用**

4. 중요한 일정(운동시합, 시험 등)중에는 복용하지 마세요

   **有重要日程(运动比赛，考试等)时，不要服用**

관련단어

起床qǐchuáng일어나다　天然tiānrán자연　物质wùzhì물질　高级gāojí고급　显著xiǎnzhù현저하다
包含bāohán포함하다

# 20 우리 딸아이가 알약을 못 먹어요

## 我的女儿不能吃药片 Wǒ de nǚer bùnéng chī yàopiàn

DIALOGUE

다 큰 우리 딸이 알약을 먹지 못합니다.
我的女儿虽然长大了但还是不能吃药片。
Wǒ de nǚer suīrán zhǎngdàle dàn háishì bùnéng chī yàopiàn

오늘 약에는 아주 쓴 항생제가 들어있습니다.
今天的药包含特别苦的抗生素。
Jīntiān de yào bāohán tèbié kǔ de kàngshēngsù

가루약으로 주세요.
请给我粉剂药。
Qǐng gěi wǒ fěnjì yào

가루약으로 만들면 너무 쓴맛이라 먹을 수 없습니다.
如果做成粉剂药会很苦，没法吃的。
Rúguǒ zuòchéng fěnjì yào huì hěn kǔ, méifǎ chī de

가루약은 먹기 힘들고 알약은 먹기 쉽습니다. 아기 때는 어쩔 수 없이 가루약을 먹여야 되지만 7살 이상이 되면 알약이 먹기 편리합니다. 만약 알약을 못 먹으면 먹는 방법을 알려 드리겠습니다.

(방법 : 알약과 물을 함께 입에 넣고 병아리가 물을 마실 때 모습처럼 고개를 뒤로 젖히면서 삼키면 쉽게 먹을 수 있습니다. 만약 다 큰 아이가 알약을 먹지 못하면 부모가 알약 먹는 방법을 가르쳐 주셔야 합니다.)

药粉难服用，而药片容易服用。小的时候不得不喂药粉，但7岁以上吃药片更方便。如果不能吃药片，我就来告诉您服用的方法。
（方法：药片和水一起放到嘴里，就像小鸡喝水的样子一 样脖子向后仰就可以容易地咽下药片。长大的孩子如果不能吃药片的话，父母得教孩子吃药的方法。）
Yàofěn nánfúyòng, ér yàopiàn róngyì fúyòng. xiǎo de shíhou bùdébú wèi yàofěn, dàn dàole7suì yǐshàng chī yàopiàn gèng fāngbiàn.rúguǒ bùnéng chī yàopiàn, wǒ jiù lái gàosu nín fúyòng de fāngfǎ

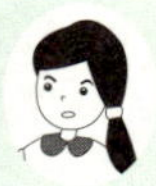

그래도 가루약으로 주세요.
那也还是给我药粉吧。
Nà yě háishì gěi wǒ yàofěn bā

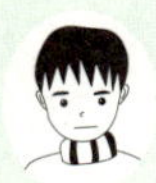

(황당한 표정으로)
지독하게 쓰디 쓴 이 약을 먹고 나면 평생
나쁜 기억으로 남을 것입니다.
（无可奈何的表情）
如果吃了这种特别苦的药的话，
一辈子都会留下不好的回忆。
Rúguǒ chīle zhèzhǒng tèbié kǔ de yào, yíbèizi dōu huì liúxià bùhǎo de huíyì

관련단어
药片yàopiàn알약　特别tèbié특별한　苦kǔ쓴　粉剂药fěnjì yào가루약　难nán힘들다　嘴zuǐ입
父母fùmǔ부모　方法fāngfǎ방법　一辈子yíbèizi평생　留liú남다　回忆huíyì추억, 기억

# 21 약 설명 药的说明 Yào de shuōmíng

DIALOGUE

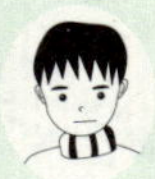

이 약은 전 세계인이 가장 많이 먹는 약입니다.

这个药是全世界的人们服用最多的药。

Zhège yào shì quánshìjiè de rénmen fúyòng zuìduō de yào

이 약은 명품약입니다.

这个药是名牌药。

Zhège yào shì míngpái yào

이 약은 세계에서 가장 유명한 제약회사의 약입니다.

这个药是全世界最有名制药厂的药。

Zhège yào shì quánshìjiè zuì yǒumíng zhìyàochǎng de yào

이 약은 가짜약입니다.

这个是假药。 Zhège shì jiǎyào

이 약은 가짜약이 아닙니다.

这个不是假药。 Zhège bú shì jiǎyào

이 약은 특허약입니다.

这个是专利药品。 Zhège shì zhuānlìyàopǐn

관련단어

全quán전　名牌药míngpái yào명품약　有名yǒumíng유명하다　假药jiǎyào가짜약

进口药jìnkǒu yào수입약　国产药guóchǎn yào국산약　专利药品 zhuānlìyàopǐn특허약　原药yuányào오리지날약

DIALOGUE

이 약은 수입약입니다.

**这是进口药。**

Zhè shì jìnkǒu yào

이 약은 국산약입니다.

**这是国产药。**

Zhè shì guóchǎn yào

이 약은 수입약에 비해 쌉니다.

**这个药比进口药便宜。**

Zhège yào bǐ jìnkǒu yào piányi

## 오리지널 약과 제네릭 약 专利药和非专利药

신약을 개발하기 위해서 제약회사에서는 엄청난 금액을 투자합니다. 그렇게 개발한 신약은 처음 개발한 회사가 특허권을 갖고, 일정 기간 생산할 수 있게 됩니다. 이 신약이 오리지날인데 가격은 일반적으로 매우 비쌉니다. 제네릭 의약품( generic drug) 즉 복제약이 뜨는 이유는 가격이 저렴하기 때문입니다. 복제약은 원본특허의약품(오리지널 약)과 약효는 동등하지만 가격은 평균 30~35%가량 낮습니다. 제네릭 의약품 출시는 오리지날 의약품의 물질 및 용도 특허가 끝난 후에 해야 합니다.

为了开发一种新药，制药公司会投入大量的资金。开发出新药的公司具有专利权，一段时间之内就可以生产，这种新药是专利药品，所以价格非常高。非专利药品，即仿制药迅速发展的理由是价格低廉。仿制药与专利药(原药)药效相同，但是价格却比专利 药平均低30~35%。非专利药品是在原始药品的物质及专利结束后才可以生产。

# 22 고집 센 손님이 왔을 경우

## 固执的客人来的时候 Gùzhi de kèrén lái de shíhou

DIALOGUE

(50세 남성 조만복이 약국에 들어와서 처방전을 제출한 후 자기 이름을 호명했는데도 한참 더 휴대폰 통화를 하다가 옵니다)

50岁男性 曹万福拿着处方走进药店 叫曹万福名字的时候他还在通话，通了好一会才回来

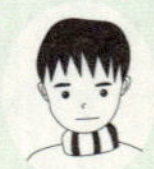

안녕하세요. 혈압약 1개월분이군요.

这是您一个月的降压药。

Zhè shì nín yígè yuè de jiàngyā yào

여기 이 약을 1일 1회 1정을 아침에 드십시오.

这些药每天一次，一次一粒，早上服用。

Zhèxiē yào měitiān yícì, yícì yílì, zǎoshang fúyòng

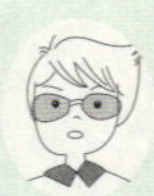

그렇게 케이스를 주지 말고 1정씩 포에 넣어서 찍어 주세요.

不要成盒给我，帮我把每次的用量分开包装好。

Búyào chéng hé gěi wǒ, bāng wǒ bǎ měicì de yòngliàngfēn kāi bāozhuāng hǎo

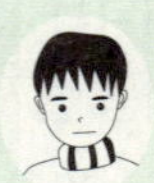

드리는 약은 1 가지 약이고 위생적으로 포장되어 있기 때문에 구태여 뜯어서 다시 조제할 필요가 없는 약입니다.

给你的药只有一种，并且包装袋很卫生，不需要重新包装了。

Gěi nǐ de yào zhǐyǒu yìzhǒng, bìngqiě bāozhuāngdài hěn wèishēng bù xūyào chóngxīn bāozhuāng le

DIALOGUE

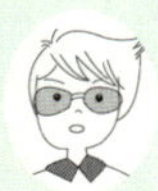

내가 손님이니까 달라는 대로 주란 말이오.

我是顾客，按照我的要求给我。

Wǒ shì gùkè，ànzhào wǒ de yāoqiú gěi wǒ

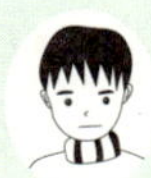

(무리한 요구라) 곤란합니다.

(因为是无理的要求) 这可不行。 Zhè kě bùxíng

다른 사람 조제하느라 바쁘기도 하고 약사가 1정씩 포로 조제해 드려야 할 필요도 없습니다.

因病人太多现在药剂师非常忙不能给您包装。

Yīn bìngrén tài duō xiànzài yàojìshī fēicháng máng bùnéng gěi nín bāozhuāng

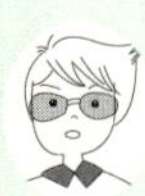

(화를 내면서) 이 약국은 형편없군. 다른 약국으로 가야겠다.

(很生气)这个药店服务态度不好，得去其他药店。

Zhège yàodiàn fúwù tàidù bùhǎo, děi qù qítā yàodiàn

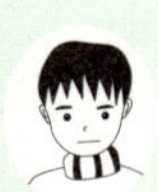

(약국의 일부 손님이 약사를 힘들게 합니다.)

(因为一小部分客人使得药剂师们很累)

Yīnwèi yì xiǎo bùfen kèrén shǐde yàojìshīmen hěn lèi

낱개 포장된 약은 유통과정에서 일어나는 변질을 막기 위해 질소충전이 되어 있습니다. 미리 포장을 뜯는 것은 잘못된 것입니다.

一个一个独立包装的药物为了防止在流通时发生变质，所以填充了氮气。先拆开包装是不对的。

Yígèyígè dúlì bāozhuāng de yàowù wèile fángzhǐ zài liútōng shí fāshēng biànzhì, suǒyǐ tiánchōngle dànqì. Xiān chāikāi bāozhuāng shì búduì de

관련단어

男性nánxìng남자　降压药jiàngyāyào혈압약　分开fēnkāi갈라지다　并且bìngqiě동시에
卫生wèishēng위생　重新chóngxīn다시,새로　按照ànzhào…에 의해　客人kèrén손님
要求yāoqiú요구하다　谅解liàngjiě양해　服务fúwù복무하다　态度tàidu태도　先拆开xiān chāikāi먼저 뜯다

# 23 계산대에서

## 在结算台 Zài jiésuàn tái

DIALOGUE

얼마죠? 多少钱? Duōshǎo qián

전부 계산해서 2300원입니다.
总共2300元。 Zǒnggòng 2300 yuán

여기 있어요.
给您。 Gěi nín

여기 약 있습니다.
这是您的药。 Zhè shì nín de yào

고마워요, 어떻게 먹죠?
谢谢，每次吃几片?
Xièxie, měicì chī jǐpiàn

죄송해요. 먹는 것에 대해 자세한 것은 방금 그 약사님께 물어보세요.
抱歉关于药物的具体情况恐怕你还得去问刚才那位药师。
Bàoqiàn guānyú yàowù de jùtǐqíngkuàng kǒngpà nǐ hái děi qù wèn gāngcái nà wèi yàoshī

감사합니다.
谢谢。 Xièxie.

저기요. 죄송한데 몇 알씩 먹죠?
对不起，打扰一下，这药一次吃几片呢?
Duìbùqǐ, dǎrǎo yíxià, zhè yào yícì chī jǐpiàn ne

DIALOGUE

하루 세 번 한 알씩 식후에 드세요.
一天3次，一次1片，饭后服用。
Yìtiān 3 cì, yícì 1 piàn, fànhòu fúyòng

부작용이 있나요?
有什么副作用吗? Yǒu shénme fùzuòyòng ma

보통은 별로 없어요.
一般来说没有什么副作用。
Yìbānláishuō méiyǒu shénme fùzuòyòng

음식 먹을 때 주의사항 있나요?
我在饮食上有什么要注意的吗?
Wǒ zài yǐnshí shàng yǒu shénme yào zhùyì de ma

예 있어요. 새우하고 술은 들지 마세요.
有，你最好不要吃虾，切忌喝酒。
Yǒu, nǐ zuìhǎo búyào chī xiā, qièjì hē jiǔ

물 많이 마시고 충분한 휴식 취하는 것도 잊지 마시고요.
记得多喝水多休息。
Jìdé duō hē shuǐ duō xiūxi

관련단어

结算台jiésuàn tái계산대 抱歉bàoqiàn죄송해요 问wèn물어보다 饮食yǐnshí음식 虾xiā새우 酒jiǔ술
总共zǒnggòn/一共yígòng./全部quánbù전부, 모두 记得jìdé기억하고 있다

## 왜 약을 하루 3번 먹나요? 为什么一天吃三次药?

약을 먹으면 위장관에서 약이 흡수되어 혈액 속에 녹아 있게 됩니다.
그러나 일정시간이 지나면 대사에 의해 분해, 배설되어 약의 농도가 흐려지게 되어 약효가 없어지게 됩니다.
보통의 약들은 대개 8시간이 지나면 현저히 농도가 흐려집니다.
그래서 하루 3번 먹어야 됩니다.
하루 2번 먹는 약은 12시간 지나면 혈중농도가 현저히 떨어지는 약입니다.

吃药的话，药会通过胃肠吸收增加血液中的药物浓度。
但是过一段时间就会被代谢分解，排泄后药物的浓度会降低从而减小了药效。
通常，8小时以后血液中的药物浓度显著降低，所以一天就要吃3次。
一天吃两次的药，就是12小时以后血液中药物浓度降低。

## 약물 반감기란? 什么是药物的半衰期?

약물 반감기란 약이 인체 내에서 반으로 없어지는 시간으로 혈중 농도가 반으로 줄어드는 시간도 되는데 $t\frac{1}{2}$로 표시합니다.
일반적으로 정상적인 사람의 반감기가 다른데 예를 들어 간, 신장기능이 저하된 경우 약물 반감기는 길어질 수밖에 없습니다.
1일1회 먹는 약은 1일3회 먹는 약에 비해 반감기가 3배.

"药物的半衰期"是指药物从体内消除一半所需的时间，也是血液浓度降低一半所需要的时间，用t½表示。
一般地说，正常人的药物半衰期有所不同，但如肝， 肾功能低于下时， 药物半衰期便会相对延长。
一天吃一次的药比一天吃三次的药的半衰期长三倍。

# 24 약국에서 전화 통화

## 在药店里通电话 Zài Yàodiàn lǐ tōngdiànhuà

DIALOGUE

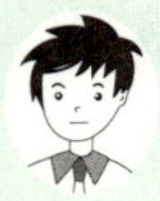

여보세요, 권지예선생님 계십니까?

**喂，权智艺老师在吗？**

Wéi, Quán Zhìyì lǎoshī zài ma

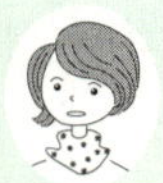

죄송합니다만 지금 안 계세요.

**对不起，她现在不在。**

Duìbùqǐ, tā xiànzài bú zài.

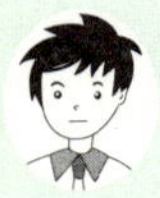

그 분께 메모를 남겨도 될까요?

**可以给他留言吗？**

Kěyǐ gěi tā liúyán ma

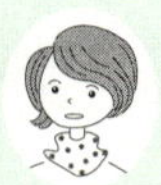

물론입니다. 말씀해보십시오.

**可以。请说，** Kěyǐ qǐng shuō

꼭 전해드리겠습니다.

**我一定会帮你转告他的。**

Wǒ yídìng huì bāng nǐ zhuǎngào tā de

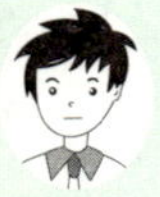

제가 전화로 찾았다고 전해주세요.

**转告他一下我打电话找他。**

Zhuǎngào tā yíxià wǒ dǎ diànhuà zhǎo tā

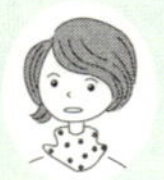

알겠습니다

**知道了。**

Zhīdàole

관련단어

喂wéi여보세요　在吗?zàima(=在不在)계십니까?　先生xiānsheng선생, ~씨

他不在, 出去了tā bú zài, chū qù le안 계세요, 나가셨어요　很抱歉hěn bàoqiàn대단히 죄송합니다

留言liúyán메모를 남기다　请说qǐng shuō말씀해보십시오　转告zhuǎngào전하다

# 25 가정상비약

## 家庭常备药 Jiātíngchángbèiyào

DIALOGUE

(얼마나 추운 겨울날인가, 밖에는 눈이 오고 길은 얼음판이 되었다. 약국 전화벨이 울린다)

(多么寒冷的冬天啊，外面下着雪，马路上也结了冰。药局的电话铃响了)

Duōme hánlěng de dōngtiān a, wàimiàn xiàzhe xuě, mǎlù shàng yě jiéle bīng. Yàojú de diànhuà líng xiǎngle

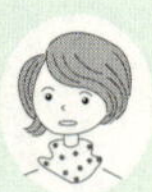

여보세요. 서울메디칼약국입니다.

喂，这里是首尔Medical药局。

Wèi, zhèli shì shǒuěr Medical yàojú

무슨 약이 필요하세요?

你需要一些什么药呢?

Nǐ xūyào yìxiē shénme yào ne

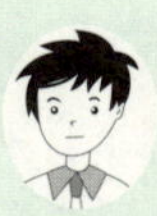

가정상비약이 필요합니다.

我要家庭常备药。

Wǒ yào jiātíngchángbèiyào

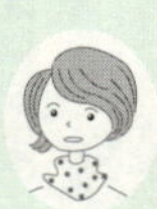

알겠습니다. 당신의 이름과 전화번호는요?

好的，请说一下您的姓名及电话号码?

Hǎode, qǐng shuō yíxià nín de xìngmíng jí diànhuàhào mǎ

잠시 후 다시 전화해도 될까요?

我过一会儿再打给您。好吗?

Wǒ guò yíhuìer zài dǎ gěi nín. Hǎo ma

## 가정 상비약의 준비요령 家庭常备药的准备要领

1. 상비약은 부작용이 적어야 합니다.
2. 상비약은 적용범위가 비교적 넓어야 합니다.
   예를 들어 부루펜은 해열이 되고 진통도 되면서 두통, 치통, 생리통에도 사용합니다.
3. 상비약은 안정성이 좋아야 합니다.
4. 상비약은 너무 많은 양은 필요 없습니다. 보통 한 두 번 치료과정에 필요한 양이면 좋습니다.

1. 常备药毒副作用要小。
2. 家庭备药应适应范围较广。
   如布洛芬既可以解热又可止痛，并且可用于头痛，牙痛，痛经等病症。
3. 常备药稳定性要好。
4. 药物备存不宜多。一般够用1-2个疗程即可。

다음 약들은 보관하지 마세요. 不要保管以下药物

1. 유효기간이 짧은 약.
2. 변질되기 쉬운 약.
3. 자주 먹지 않는 약.
4. 주사제.
5. 포장이 파손되었거나 유효기간을 알 수 없는 약.

1. 保质期较短的药物。
2. 容易变质的药物。
3. 不经常吃的药物。
4. 注射剂。
5. 包装破损或无法确定有效期的药物。

관련단어

寒冷hánlěng춥다 冬天dōngtiān겨울 下雪xiàxuě눈이 내리다 马路mǎlù길 电话铃diànhuà líng전화벨이 울린다 响xiǎng울린다 家庭常备药jiātíngchángbèiyào가정상비약

## 음주와 약복용

술은 여러 가지 약물요법에서 나쁜 부작용을 일으킬 수 있습니다.
술을 혈당강하제와 같이 마시면 혈당을 강하게 떨어뜨릴 수 있어
혼수상태나 심리적 손상을 유발할 수 있습니다.
고혈압약 복용중에 음주를 한다면 혈압을 일시적으로 너무
많이 떨어뜨리거나 구역질, 구토를 일으킬 수 있습니다.
수면제나 진정제와 같이 먹으면 어지러움증이나 두통을 일으킬 수
있고 호흡을 심하게 방해할 수 있습니다.
술과 진통제를 함께 먹으면 위통이나 위장출혈을 일으킬 수 있습니다.

在很多情况下。酒精能引起很多药的副作用，
当酒精与降血糖药一起服用时，会导致血糖急剧降低，
引起昏迷或者心里损害。
假如你在服用高血压药后喝酒会导致暂时性的
血压急剧降低，引起恶心与呕吐。
当酒精与安眠药或者镇静剂一起混合使用时，就会引起头晕与头痛，
并且严重的呼吸困难。
而当止痛药用酒精送服时，就会引起胃痛和胃肠出血。

술을 함께 통풍약을 복용하면 요산이 증가할 수 있고
술을 함께 고지혈증약 또는 해열진통제를 복용하면 간 손상이,
술을 함께 항생제나 기관지확장제를 복용하면 구토증상이 올 수 있습니다.

酒与痛风药一起服用的话，会使尿酸增加。
酒与高血脂药或解热止痛药一起服用的话，会造成肝脏损伤。
酒与抗生素或支气管扩张剂一起服用的话，会出现呕吐症状。

# 2장 관련단어 关联词 guānliáncí

## 단어

| | | | |
|---|---|---|---|
| 不会búhuì : …할 수 없다 | 问题wèntí : 문제 | 心脏xīnzàng : 심장 | 正常zhèngcháng : 정상적인 |
| 患者huànzhě : 환자 | 大肠dàcháng : 대장 | 盲肠mángcháng : 맹장 | 前列腺qiánlièxiàn : 전립선 |
| 肌肉jīròu : 근육 | 胰腺yíxiàn : 이자 | 淋巴línbā : 임파 | 杂音záyīn : 잡음 |
| 鼻炎bíyán : 비염 | 咽炎yānyán : 인두염 | 胃炎wèiyán : 위염 | 肠炎chángyán : 장염 |
| 阑尾炎lánwěiyán : 충수염 | 关节炎guānjiéyán : 관절염 | 便秘biànmì : 변비 | 胃溃疡wèikuìyáng : 위궤양 |
| 电疗法diàn liáo fǎ : 전기 요법 | 正在zhèngzài : 지금 하는 중 | 进行jìnxíng : 종사하다 | 化疗huàliáo : 화학약물로 치료하다 |
| 放疗fàngshèzhìliáo : 방사선치료 | 癌症áizhèng : 암의 통칭 | 有效yǒuxiào : 유용하다 | 针灸zhēnjiǔ : 침구 |
| 心绞痛xīnjiǎotòng : 협심증 | 帮助bāngzhù : 도움 | 隔离gélí : 격리시키다 | 鼻窦炎bídòuyán : 부비강염 |
| 风湿fēngshī : 류머티즘 | 哮喘xiàochuǎn : 천식 | 肺炎fèiyán : 폐렴 | 身体shēntǐ : 몸 |
| 头tóu : 머리 | 眼睛yǎnjin : 눈 | 鼻子bízi : 코 | 嘴zuǐ : 입 |
| 耳朵ěrduo : 귀 | 咽喉yānhóu : 목구멍 | 舌头shétou : 혀 | 牙yá : 이 |
| 脖子bózi : 목 | 肩膀jiānbǎng : 어깨 | 手臂shǒubì : 팔 | 胸xiōng : 가슴 |
| 肚子dǔzi 배 | 腰yāo : 허리 | 后背hòubèi : 등 | 腿tuǐ : 다리 |
| 脚jiǎo : 발 | 对话duìhuà : 대화하다 | 看起来kànqǐlái : 보아하니 | 最近zuìjìn : 최근 |
| 该gāi : 해야 한다 | 节食jiéshí : 음식을 절제하다 | 减肥jiǎnféi : 살을 빼다 | 累lèi : 피곤하다 |
| 力气lìqi : 힘 | 一般yìbān : 보통 | 生病shēngbìng : 병이 나다 | 回家huíjiā : 집으로 돌아가다 |
| 休息xiūxi : 휴식하다 | 最好zuìhǎo : 가장 좋다 | 医生yīshēng : 의사 | 约 yuē 약속하다 |
| 预防yùfáng : 예방하다 | 空腹kōngfù : 공복 | 变质biànzhì : 변질되다 | 咀嚼jǔjué : 씹다 |
| 至今为止zhìjīnwéizhǐ : 최근까지 | 呕吐ǒutù : 구토하다 | 抗生素kàngshēngsù : 항생소 | 关系guānxi : 관계 |
| 红色hóngsè : 레드 | 黄色huángsè : 노랑색 | 绿色lǜsè : 녹색 | 蓝色lánsè : 파랑색 |
| 紫色zǐsè : 보라색 | 粉色fěnsè : 분홍색 | 褐色hèsè : 갈색 | 灰色huīsè : 회색 |
| 白色báisè : 흰색 | 黑色hēisè : 검은색 | 棕色zōngsè : 갈색 | 前台qiántái : 카운터 |
| 看kàn : 보다 | 一下 : yíxià한번 | 请qǐng : 청하다. 부탁하다. 신청하다 | 随意suíyì : 마음대로 |
| 多少duōshǎo : 얼마 | 钱qián : 돈 | 块kuài : 원 | 不知道bùzhīdào : 모른다. 몰라요 |
| 知道zhīdào : 알다 | 马马虎虎mǎmǎhūhū : 그저그렇다 | 使用shǐyòng : 사용하다. 쓰다 | 信用卡xìnyòngkǎ : 신용 카드 |
| 一直yìzhí : 계속 | 都dōu : 모두. 다. 전부 | 刷卡shuākǎ : 카드를 긁다 | 副作用fùzuòyòng : 부작용 |
| 特殊tèshū : 특수하다 | 饮食yǐnshí : 음식 | 还hái : 여전히. 아직도. 아직 | 还huán : 돌려주다 |
| 想xiǎng : 생각하다.추측하다,바라다 | 维他命wéitāmìng : 비타민 | 建议jiànyì : 제기하다. 제안하다. 건의하다 | 止咳糖浆 : zhǐkétángjiāng기침시럽 |
| 非常fēicháng : 대단히, | 快kuài : 빠르다 | 而且érqiě : 게다가 | 很hěn : 매우 |
| 适合shìhé : 적합하다 | 儿童értóng : 아동 | 服用fúyòng : 먹다 | 小姐xiǎojiě : 아가씨 |
| 老师lǎoshī : 선생님 | 对不起duìbuqǐ : 죄송합니다. | 哪里nǎli : 어디 | |
| 没关系méiguānxi : 아녜요, 괜찮습니다. | | 请稍等 qǐngshāoděng 잠시만 기다리세요. | |
| 别挂断biéguàduàn : (전화를) 끊지 마세요. | | 姐姐jiějie : 언니 | 哥哥gēge : 형 |
| 爸爸bàba : 아빠 | 妈妈māma : 엄마 | 弟弟dìdi : 남동생 | 妹妹mèimei : 여동생 |
| 一定yídìng : 반드시 | 转告zhuǎngào : 전하다 | 是药局吗?shìyàojuma : 거기 약국이죠? | |
| 你打错了。Nǐdǎcuòle : 잘 못 거셨습니다. | | 回去huíqù : 돌아가다 | 过去guòqù : 지나가다 |
| 进去jìnqù : 들어가다 | 下去xiàqù : 내려가다 | 上去shàngqù : 올라가다 | 出去chūqu : 나가다 |
| 回来huílái : 돌아오다 | 过来guòlái : 건너오다 | 进来jìnlái : 들어오다 | 下来xiàlái : 내려오다 |
| 上来shànglái : 올라오다 | 西药xīyào : 양약 | 中药zhōngyào : 한약 | 春天chūntiān : 봄 |
| 夏天xiàtiān : 여름 | 秋天qiūtiān : 가을 | 天气tiānqì : 날씨 | 热rè : 덥다 |
| 下雨xiàyǔ : 비가 오다 | 刮风guāfēng : 바람이 불다 | 雨伞yǔsǎn : 우산 | 贵姓guìxìng : 성함 |
| 姓xìng : 성 | 名字míngzi : 이름 | 再见zàijiàn : 안녕, 다음에 뵈요. | |

# 약은 영원한 테마 药是永远的主题

근세에 들어 과학의 발달과 함께 비로소 효과가 우수한 약들이 많이 개발됨으로써 놀라운 혜택을 받게 되었고 현재는 누구나 약을 먹지 않고 살기 힘든 세상입니다.

近来，由于科技不断地发展，疗效比较显著的新药也不断地开发上市，达到了意想不到的效果。现在我们离不开药，生活中没有药，不吃药似乎是不可能的事情。

인간의 지혜와 과학적 지식을 결합시킨 좋은 약이 단순히 질병 치유 차원을 넘어 인간 생활의 오류를 줄이고 진정한 휴머니즘을 실현시키는데 도움을 줄 수 있기에 예나 지금이나 약은 우리 생활에서 큰 의미를 갖는다 하겠습니다.

结合了人类的智慧和科学知识的药物跨越了治病的层面，不仅减少了人类生活中的错误，更进一步实现了真正的人文主义。所以古往今来药对我们的生活有着非常重要的意义

인간답게 살며 무병장수하려는 인간에게 약은 영원한 테마입니다.

对于希望提高生活质量和无病长寿的人类来说，药永远会是个不变的主题

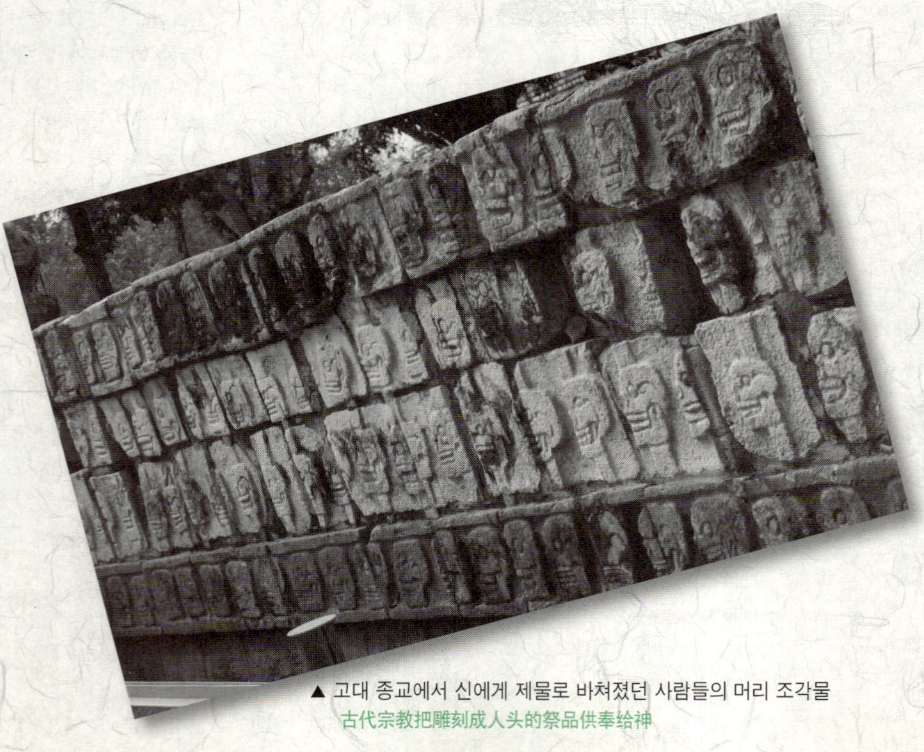

▲ 고대 종교에서 신에게 제물로 바쳐졌던 사람들의 머리 조각물
古代宗教把雕刻成人头的祭品供奉给神

Medical Chinese

# 03

## 증상별 회화

# 감기관련

## 感冒相关

# 01 감기는 만병의 근원

## 感冒是万病之源 Gǎnmào shí wàn bìng zhī yuán

DIALOGUE

<내과에서 在内科 Zài nèi kē>

앉으시죠.
请坐。
Qǐngzuò

네 감사합니다.
好的，谢谢
Hǎo de, xièxie

어디가 안 좋으세요?
你哪里不舒服?
Nǐ nǎlǐ bù shūfu

감기가 심해요. 기침이 심하고 고열도 있어요.
我肯定是得了重感冒，咳得很厉害，还发高烧。
Wǒ kěndìng shì déle zhònggǎnmào, ké de hěn lìhai, hái fā gāoshāo

그런 증상이 얼마나 되었나요?
这种情况有多长时间了?
Zhèzhǒng qíngkuàng yǒu duō cháng shíjiān le

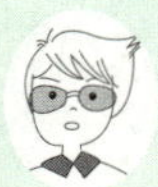

4일요.

四天了。

Sì tiān le

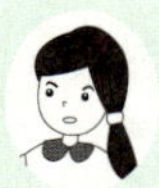

우선 체온 좀 재 볼게요.

我先给你量一下体温。

Wǒ xiān gěi nǐ liáng yíxià tǐwēn

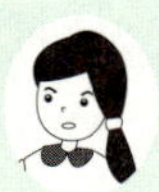

여기 처방해드릴 테니 우선 드셔보시고 내일 오셔서 다시 진찰받으세요.

这是处方，今天先吃药观察一下，明天再来复查。

Zhè shì chǔfāng, jīntiān xiān chīyào guān chá yíxià, míngtiān zài lái fùchá

## 감기는 만병의 근원 感冒是万病之源

감기는 인간에게 가장 흔한 질병입니다. 그러나 감기는 만병의 근원이기에 소홀히 하면 안 됩니다. 수일이 지났는데도 오히려 증세가 심해지면 반드시 의사의 진찰을 받아야 합니다.

感冒是我们最常见的病。但是感冒也是万病的根源，不可以忽视，如果过了几天，症状不见好转反而加重，一定要去医院检查。

관련단어

天tiān일　体温tǐwēn체온　体温计tǐwēnjì체온계　度dù도

请坐qǐngzuò앉으시죠　情况qíngkuàng증상　复查fùchá다시 진찰받다　重感冒zhònggǎnmào독감

DIALOGUE

(요즘 독감이 극성인데, 한 손님이 약국에 들어 옵니다.)

(最近流感很严重，一个客人走进药店)

Zuìjìn liúgǎn hěn yánzhòng，yígè kèrén zǒujìn Yàodiàn

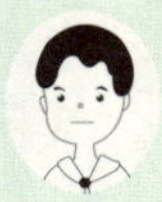

안녕하세요. 어떻게 오셨죠?

您好，有什么可以帮您?

Nín hǎo, yǒu shénme kěyǐ bāng nín

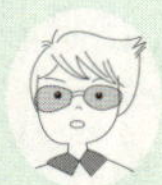

목이 심하게 아프고 기침이 납니다.

喉咙很疼，还咳嗽。

Hóulóng hěn téng, hái késou

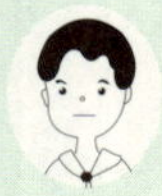

오, 좋아 보이지 않는군요.

啊，看起来有点严重。

A, kànqǐlái yǒudiǎn yánzhòng

병원에서 진료를 받는게 좋겠어요.

还是去医院看看吧。

Háishì qù yīyuàn kànkàn ba

# 02 항생제 남용

## 滥用抗菌药 Lànyòng kàngjūn yào

DIALOGUE

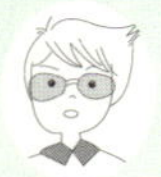

마이신 줄 수 있나요?

**可以给我链霉素吗?**

Kěyǐ gěi wǒ liànméisù ma

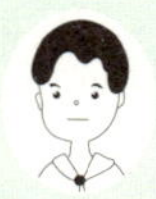

처방전이 없으면 항생제 종류를 드릴 수 없습니다.

**如果没有处方是不能给您抗生素类药的。**

Rúguǒ méiyǒu chǔfāng shì bùnéng gěi nín kàngshēngsù lèi yàowù de

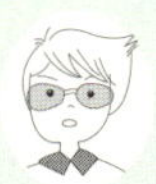

알겠습니다.

**知道了。** Zhīdàole

### 항생제 남용은 어떤 피해를 줄까요?
### 滥用抗菌药有何危害?

항생제 남용 피해는 많기도 하고 크기도 하며 그 피해는 개인에 국한하지 않고 사회와 그 다음 세대 자손에 게까지 연장됩니다. 다음 3가지로 피해를 요약 할 수 있습니다.

滥用抗菌药物危害即多又大。不止局限为个人, 更危害社会, 影响后代。在此, 要列举以下3个方面的危害。

1. 세균의 내성 유발 诱发细菌的抗药性
2. 인체의 장기 손상 损害人体器官
3. 2중 감염 유발 导致二重感染

관련단어

一直yìzhí 한참　喉咙hóulóng목　链霉素liànméisù마이신　抗生素kàngshēngsù항생제　知道了zhīdàole알겠습니다

# 03 감기란?

## 什么是感冒? Shénme shì gǎnmào

DIALOGUE

코가 막히죠?

鼻子不通气吗? Bízi bùtōngqì ma

네. 목도 아파요.

是的, 我喉咙也很痛。 Shìde, wǒ hóulóng yě hěn tòng

입 벌리고 "아" 해보세요

现在张嘴说"啊..." Xiànzài zhāngzuǐ shuō: " a····"

아~아.

"啊..." " a····"

심한가요? 선생님

很严重吗? 医生 Hěn yánzhòng ma, yīshēng

걱정 말아요. 말씀하신 대로 독감에 걸리셨어요.

别担心, 就像你说的那样, 只是得了重感冒。

Bié dānxīn, jiùxiàng nǐ shuō de nàyàng, zhǐshì déle zhònggǎnmào

그러나 다행하게 폐에는 이상이 없어요.

但幸运的是, 你的肺没什么问题

Dàn xìngyùn de shì, nǐ de fèi méishénme wèntí

식욕은 어떠세요?

胃口怎么样? Wèikǒu zěnmeyàng

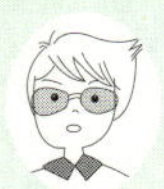

밥맛이 전혀 없어요.

一点胃口都没有。 Yīdiǎn wèikǒu dōu méiyǒu

## 감기란? 什么是感冒

감기는 바이러스에 의한 상기도 감염이 원인입니다.
코감기 또는 일반감기의 인한 가장 흔한 증세는 코막힘이고
상기도 바이러스감염과 세균감염은 밀접한 관계가 있습니다.
구강 중 특히 목구멍 부위에는 각종 병원균이 항상 있는데
그것들은 일반적으로 인체에 해를 끼치지 않습니다.
바이러스가 상기도, 특히 목구멍부위에 번식하게 될 경우는 세균감염을 일으킵니다.

感冒是由病毒引起的上呼吸道感染。
“鼻感冒”或“普通感冒”，最常见的症状是鼻塞，
上呼吸道病毒感染与细菌感染关系密切。
口腔中，特别是咽部，常有各种病原 菌，
但它们一般不危害人体。
只有当病毒在上呼吸道特别是咽部繁殖时才会引起细菌 感染

보통 사람들은 추위에 떨거나 비를 맞거나 심한 피곤 후나
저항력이 떨어지게 되면 쉽게 걸리게 됩니다.

一般人在受凉、淋雨、过度疲劳后，
因抵抗力下降容易得病。

관련단어

鼻子不通气bízibùtōngqì코가 막히다　张嘴zhāngzuǐ입 벌리다　担心dānxīn걱정하다
重感冒zhònggǎnmào독감　得dé걸리다　幸运xìngyùn다행하다　肺fèi폐　胃口wèikǒu밥맛　淋雨línyǔ비에 젖다

# 04 단순한 코감기

## 单纯的流鼻涕感冒 Dānchún de liú bítì gǎnmào

DIALOGUE

(갑자기 기온이 떨어졌다. 퇴근길에 회사원 한 명이 찬 바람을 맞으며 걷다가 콧물이 나와 약국에 들어옵니다.)

气温突然下降，一名职员走在下班的路上被冷风吹过后流鼻涕，所以走进药店。

Qìwēn tūrán xiàjiàng, yìmíng zhíyuán zǒuzài xiàbān de lùshàng bèi lěngfēng chuī guòhòu liúbítì, suǒyǐ zǒujìn yàodiàn

안녕하세요. 어떻게 오셨죠?

您好。您怎么了？ Nínhǎo. Nín zěnme le

콧물이 나와요.

流鼻涕了 Liú bítì le

심한가요?

严重吗？ Yánzhòng ma

아뇨.

不严重。 Bù yánzhòng

그 정도 증상은 약을 먹지 않아도 됩니다.

这种程度的症状是不用吃药的。

Zhè zhǒng chéngdù de zhèngzhuàng shì búyòng chīyào de

그래도 항생제로 먹게 해 주실 수 있나요?

那也可以给我开抗生素的处方吗？

Nà yě kěyǐ gěi wǒ kāi kàngshēngsù de chǔfāng ma

관련단어

单纯dānchún단순하다 气温qìwēn기온 突然tūrán갑자기 下降xiàjiàng떨어지다 冷风lěngfēng찬바람
程度chéngdù정도 细菌xìjūn세균 病毒bìngdú바이러스 并发症bìngfāzhèng합병증

# 05 감기와 항생제 처방

## 感冒与抗生素处方 Gǎnmào yǔ kàngshēngsù chǔfāng

DIALOGUE

항생제는 세균을 억제 또는 죽이는 것으로 바이러스에는
효과가 없고 감기 초기증상에도 도움이 안됩니다. 항생제는 감기 합병증에만 씁니다.

抗生素类药物的作用是杀灭或抑制细菌，
对病毒基本无效，也不能缓解感冒初期的症状。
抗生素是在感冒并发症的时候使用的。

Kàngshēngsù lèi yàowù de zuòyòng shì shāmiè huò yìzhì xìjūn,
duì bìngdú jīběn wúxiào, yě bùnéng huǎnjiě gǎnmào chūqī de zhèngzhuàng.
Kàngshēngsù shìzài gǎnmào bìngfāzhèng de shíhou shǐyòng de

---

무슨 약을 먹어 보셨나요?

你吃过什么药吗? Nǐ chī guò shénme yào ma

약국에서 약을 사서 먹어 봤는데 전혀 효과가 없었어요.

我在药店买了一些药，但是没什么效果。

Wǒ zài yàodiàn mǎile yìxiē yào, dànshì méishénme xiàoguǒ

그렇다면 항생제 주사가 필요한데 알레르기가 있나요?

这样的话, 你就要打一针抗生素了。你对抗生素过敏吗?

Zhè yàng de huà,nǐ jiùyào dǎ yī zhēn kàngshēngsù le  Nǐ duì kàngshēngsù guòmǐn ma

아뇨. 괜찮아요.

不，一般不过敏。 Bù, yìbān bú guòmǐn

DIALOGUE

잠시 후 간호사가 주사 놔 드릴 겁니다.

等一会护士会给你打针。 Děng yīhuì hùshi huì gěi nǐ dǎzhēn

네.

好的。 Hǎode

그리고 내가 강한 약으로 처방해 드리겠습니다.

我在给你开点药效更强的药。

Wǒ zài gěi nǐ kāi diǎn yàoxiào gèng qiáng de yào

감사합니다.

谢谢 Xièxie

기침약을 세 알씩 하루 두 번 드세요. 서서히 좋아지실 겁니다.

这个止咳药一天两次，每次3片，可以缓解咳嗽。

Zhège zhǐké yào yìtiān liǎngcì，měicì 3 piàn，kěyǐ huǎnjiě késou

좋아요

好的。 Hǎode

## 감기 주 증세 感冒的主要症状

재채기, 코막힘, 콧물, 기침, 가래, 발열, 두통, 목 통증, 눈 통증, 몸살, 식욕부진, 숨 가쁨(맥박증가), 어지러움, 소화불량, 신경예민(짜증)

打喷嚏，鼻塞，流鼻涕，咳嗽，有痰，发热，头痛，颈痛，眼痛，四肢乏力，食欲不振，呼气短（心跳加快），眩晕，消化不良，神经敏感（急躁）

관련단어

过敏guòmǐn알레르기 护士hùshi간호사 强 qiáng강하다 止咳药zhǐké yào기침약 打针dǎzhēn주사놓다.

# 06 감기약 感冒药 Gănmào yào

DIALOGUE

감기 걸렸는데 오늘은 몸이 안 좋아요.
感冒了，今天身体不舒服。
Gănmàole, jīntiān shēntǐ bù shūfu

병원에서 진찰받으셨나요?
去医院检查了吗？ Qù yīyuàn jiǎnchále ma

예. 여기 처방전도 가져왔습니다.
是的，处方也拿回来了 Shì de, chǔfāng yě ná huíláile

이 스피라마이신은 두 알씩 하루 두 번 드세요.
这个螺旋霉素片一天两次，每次两片，饭后服用。
Zhège luóxuánméisù piàn yìtiān liǎngcì, měicì liǎngpiàn, fànhòu fúyòng

그리고 이 약은 해열제인데 하루 한 알만 드세요.
这是退烧药一天服用一片。
Zhè shì tuìshāo yào yìtiān fúyòng yípiàn

알았어요. 그게 다죠?
好的。就这些吗？ Hǎode. Jiù zhèxiē ma

네. 이 것이 오늘 처방된 감기약입니다.
是的，这是今天的感冒药。
Shì de, zhè shì jīntiān de gǎnmàoyào

감사합니다.
谢谢您。 Xièxie nín

관련단어

拿回来 ná huílái가져오다　螺旋霉素luóxuánméisù스피라마이신　退烧药 tuìshāo yào해열제

DIALOGUE

## 감기 치료에 특효약은 없습니다
## 治疗感冒没有什么特效药

감기는 바이러스에 의해 일어나는 병으로 현재 효과 있는 치료 약물은 거의 없습니다. 단지 세균감염에 의한 합병증을 없애고, 휴식을 취하며, 물을 많이 마시고, 소화 잘되는 음식을 먹고, 영양 보충과 구강과 콧속을 청결하게 유지하면 건강한 성인은 수일 후 자연치유 됩니다.

感冒多是由病毒感染引起的，目前几乎没有有效的治疗药物。只要避免细菌感染引发的并发症，注意体息，多饮水，进易消化的食物，补充营养，保持口腔，鼻腔清洁，一般健康成年人患感冒后几日即可自愈。

여기 처방전 있는데 조제해 주실 수 있죠?

**这是我的处方。请给我配一下药，好吗?**

Zhè shì wǒ de chǔfāng Qǐng gěi wǒ pèi yíxià yào, hǎoma

물론이죠. 처방전 이리 주세요.

**好的。请把处方给我。**

Hǎode Qǐng bǎ chǔfāng gěi wǒ

여기 있어요.

**给您。** Gěi nín

여기 감기약 다 나왔습니다.

**好的。您的感冒药配好了。**

Hǎode。Nín de gǎnmàoyào pèi hǎole

의사 선생님이 약 어떻게 먹는 게 좋다고 알려 주었나요?

**医生告诉你怎么服药了吗?**

Yīshēng gàosù nǐ zěnme fúyào le ma

DIALOGUE

네. 알려 줬어요.

是的。他告诉我了。

Shìde. Tā gàosu wǒ le

다른 궁금한 거 있습니까?

那你还有什么问题吗?

Nà nǐ háiyǒu shénme wèntí ma

없어요.

没有了。

Méiyǒu le

## 감기약 感冒药

비록 감기약 종류는 많지만 양약 성분은 불과 몇 십 종 밖에 없고,
그들 약성분도 비슷하여 작용 차이가 거의 없습니다.
대다수가 해열진통제(소염진통제)와 항히스타민제가 양대 주성분입니다.
복용기간 중에 운전, 기계관리, 고공작업 등은 피해야 합니다.
해열진통제나 소염진통제는 위, 장, 간, 신장에 부작용을 일으킬 수 있고
급성 점막궤양 심지어 소화기관 출혈까지 일으킬 수 있습니다.
노인이나 어린이가 발열 후 복용하면 과다한 땀으로 쉽게 탈진되기도 합니다.

尽管感冒药种类繁多，但是西药成分只有几十种，
这些药成分结构相似。作用也相差不大。
多由解热镇痛药(抗炎镇痛药)和抗组胺药两大类为主组成。
用药期间，不宜驾驶车辆，操作机器及高空作业等。
解热镇痛或抗炎镇痛药，会引起胃，肠，肝，肾的不良反应，
易发生急性胃黏膜溃疡，甚至消化道出血。
老年人和儿童发热后由于出汗过多，易发生虚脱。

# 07 코감기

## 流鼻涕感冒 Liú bítì gǎnmào

DIALOGUE

(창백한 얼굴의 손님이 얼굴을 찡그리고 약국에 들어옵니다.)

（脸色苍白的客人皱着眉走进药店）

Liǎnsè cāng bái de kèrén zhòuzheméi zǒujìn yàodiàn

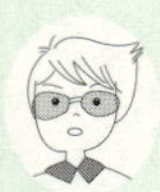

안녕하세요, 코가 안 좋아요.

你好，鼻子不舒服。

Nǐhǎo, bízi bù shūfu

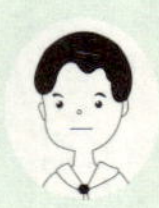

코가 어떻죠? 콧물이 흐릅니까?

你的鼻子怎么了？有没有流鼻涕？

Nǐ de bízi zěnme le Yǒuméiyǒu liúbítì

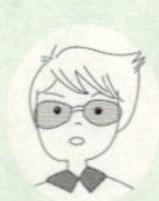

콧물이 나고 코가 막히기 해요.

流鼻涕。鼻塞。

Liúbítì。 bí sāi

콧물이 2일째 나고 오늘은 오한이 납니다.

这两天一直流鼻涕，今天身体一直恶寒。

Zhè liǎngtiān yìzhí liúbítì, jīntiān shēntǐ yìzhí èhán

코가 근질근질하고 콧물이 계속 나고 콧속이 아파요.

我的鼻子很痒，不停地流鼻涕。我鼻子里面很痛。

Wǒ de bízi hěn yǎng, bùtíngde liúbítì. Wǒ bízi lǐmiàn hěn tòng

DIALOGUE

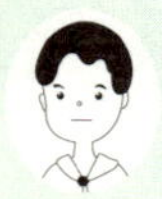

또 다른 증상은 없나요?

**还有其他症状么?**

Háiyǒu qítā zhèngzhuàng me

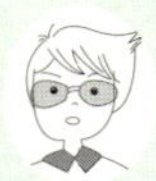

없어요.

**没有了。**

Méiyǒu le

### 왜 V-C는 감기예방, 치료에 도움이 될까요?
### 为什么V-C对预防和治疗感冒有帮助呢?

감기는 인체의 저항력이 떨어졌을 때 바이러스에 의해 걸리게 되는데 흔히 세균에 의한 감염도 함께 오게 됩니다.
비타민C는 인체의 감염에 대한 저항력과 해독기능을 증가시킵니다.
감기를 예방하고 감기증상을 경감시키면서 빠르게 회복시킵니다.
그러나 비타민C를 대량으로 먹으면 감기에 안 걸린다는 것은 근거 없는 주장입니다.
감기예방에는 비타민D가 필수적입니다.

感冒是人体内抵抗力下降时感染病毒所引起的一种疾病，也常常会引发细菌感染。
维生素C增强人体抵抗力，也会加强解毒功能。
可以预防感冒，会减少感冒症状，还能加快恢复。
可是没有证据显示吃下大量维他命C便可预防感冒。
预防感冒需要维他命D。

# 08 노련한 의사는 감기 환자에게 항바이러스제를 처방하지 않습니다

有经验的大夫往往不给感冒患者用抗病毒药

Yǒu jīngyàn de dàifu wǎngwǎng bù gěi gǎnmàohuànzhě yòng kàngbìng dúyào

DIALOGUE

감기는 바이러스가 원인인가요?

感冒是因为病毒吗?

Gǎnmào shì yīnwèi bìngdú ma

예. 맞습니다.

对，是的。

Duì, shì de

항바이러스제는 어떤 역할을 하나요?

抗病毒剂发挥怎样的作用呢?

Kàngbìngdújì fāhuī zěnyàng de zuòyòng ne

항바이러스제는 바이러스의 핵산, 단백질 합성을 억제(방해)하여 바이러스를 없애는 작용을 합니다.

抗病毒剂可以抑制病毒核酸和蛋白质合成
从而起到消除病毒的作用。

Kàngbìngdújì kěyǐ yìzhì bìngdú hésuān hé dànbáizhì de héchéng

cóngér qǐdào xiāochú bìngdú de zuòyòng

감기약으로 항바이러스제가 좋은가요?

抗病毒的感冒药好吗?

Kàng bìngdú de gǎnmàoyào hǎo ma

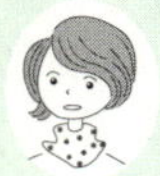

감기원인은 바이러스이지만 노련한 의사는 감기환자에게 항바이러스제를 처방하지 않습니다. 감기는 합병증만 없다면 일반적으로 일주일 정도이면 자연 치유 될 수 있는 병이고 항바이러스제가 감기에 뚜렷한 효과가 있는 것도 아니며 게다가 반드시 부작용이 있기 때문이지요.

感冒虽然是因为感染病毒，但是有经验的大夫往往不给感冒患者用抗病毒药。这是因为感冒属于自限性疾病，如果没有并发症，一般在一周左右能够自愈，而抗病毒药对于有些感冒病毒尚无确定的疗效。并有一定不良反应。

Gǎnmào suīrán shì yīnwèi gǎnrǎn bìngdú yǒu jīngyàn de dàifu wǎngwǎng bù gěi gǎnmàohuànzhě yòng kàngbìng dúyào. Zhè shì yīnwèi gǎnmào shǔyú zì xiàn xìng jíbìng, rúguǒ méiyǒu bìngfāzhèng, yìbān zài yìzhōu zuǒyòu néng gòu zìyù, ér kàngbìngdúyào duìyú yǒuxiē gǎnmàobìngdú shàng wú quèdìng de liáoxiào. Bìng yǒu yídìng bùliáng fǎnying

그럼 이 두 가지 약을 드세요. 하나는 코감기약이고, 하나는 열과 통증을 없애는 부루펜입니다. 비염이 될 수 있으니 조심하세요.

那你吃这两种药吧。一种是鼻子感冒药，还有一种是消除发烧和疼痛的布洛芬。可能会变成鼻炎，小心点儿吧。

Nà nǐ chī zhè liǎngzhǒng yào ba. yìzhǒng shì bízi gǎnmàoyào, hái yǒu yìzhǒng shì xiāochú fāshāo hé téngtòng de bùluòfēn. Kěnéng huì biànchéng bíyán, xiǎoxīndiǎnr ba

# 09 감기약 성분

## 感冒药的成分 Gǎnmàoyào de chéngfèn

DIALOGUE

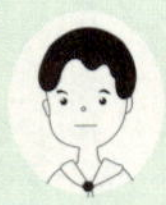

무얼 도와 드릴까요?

需要什么帮助吗?

Xūyào shénme bāngzhù ma

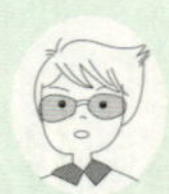

약간 콧물이 나고 너무 추워요.

有点儿流鼻涕而且很冷。

Yǒudiǎnr liúbítì érqiě hěn lěng

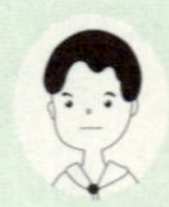

감기에 걸리셨군요.

你好像感冒了。

Nǐ hǎoxiàng gǎnmào le

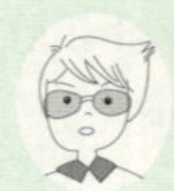

어떤 감기약을 먹어야 할까요?

我应该选择什么感冒药?

Wǒ yīnggāi xuǎnzé shénme gǎnmàoyào

감기 초기증상은 콧물, 재채기와 인후통, 기침, 가래 등 입니다.
인후통, 두통, 관절염, 근육통이 있거나 열이 날 경우에는 약간의 소염진통제를 사서 먹으면 됩니다.

刚开始感冒的症状是流鼻涕，打喷嚏，咽喉痛，咳嗽，有痰等症状。
咽喉痛，头痛，关节炎，肌肉痛，发热的时候，可以买一些消炎镇痛药来吃。

Gāng kāishǐ gǎnmào de zhèngzhuàng shì liú bítì, dǎ pēntì, yānhóutòng, késou, yǒutánděng zhèngzhuàng
Yānhóu tòng, tóutòng，guānjiéyán, jīròutòng, fārè de shíhou, kěyǐ mǎi yìxiē xiāoyánzhèntòngyào lái chī

## 감기에 흔히 쓰는 약 성분 感冒常用药的成分

1. 해열진통제
   열 내리게 하고 두통, 관절통 없애는, 예를 들어 아스피린, 놀, 부루펜 등이 있습니다.
2. 비점막혈관 수축제
   부비강, 코점막혈관, 충혈을 제거하고 코막힘도 풀어줍니다.
3. 항히스타민제
   하호흡기 분비물을 건조하게 하거나 걸죽하게 하고 재채기와 콧물을 감소시키고 약간의 진정작용이 있습니다.
4. 중추신경 흥분제
   어떤 제제 중에는 카페인이 들어 있는데 첫째 해열 진통제의 효과를 증강시키고 둘째 항히스타민제의 졸림 증상을 감소시킵니다.

1. 解热镇痛药。
   退热和缓解头痛，关节痛等症状，例如阿司匹林，对一酰氨基酚，双氯芬酸等。
2. 鼻黏膜血管收缩药。
   解除鼻窦、鼻腔黏膜血管充血，解除鼻塞症状
3. 组胺拮抗药
   使下呼吸道的分泌物干燥和变稠，减少喷嚏和流鼻涕，具有轻微的镇静作用。
4. 中枢兴奋药
   有些制剂中含有咖啡因，一是为了加强解热镇痛药的疗效，二是低消抗组胺药所引起的嗜睡作用。

관련단어

有经验yǒu jīngyàn노련한　抗病毒kàngbìngdú항바이러스　发生作用fāshēng zuòyòng역할
蛋白质dànbáizhì단백질　合成héchéng합성　自愈zì yù자연 치유　综合感冒药zōnghé gǎnmàoyào종합감기약

# 10 몸살초기

## 浑身疼初期 Húnshēn téng chūqī

DIALOGUE

(박채병은 어제 7시간 동안 등산을 한 후 집에 와서 찬물로 샤워를 했는데 자고 나니 온몸이 쑤시고 열이 나며 머리가 아픕니다.).

朴采秉昨天爬了7个小时山后，一回家就用冷水洗澡。睡觉起来以后全身都酸痛, 发烧, 头也疼。

Piáo Cǎibǐng zuótiān pále 7 gè xiǎoshí shān hòu, yì huíjiā jiù yòng lěngshuǐ xǐzǎo. Shuìjiào qǐlái yǐhòu quánshēn dōu suāntòng, fāshāo, tóu yě téng.

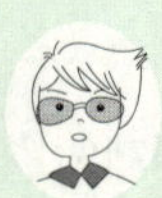

안녕하세요. 나는 열이 나고 머리가 아파요.

你好, 我发热, 头疼。

Nǐhǎo, wǒ fārè, tóuténg

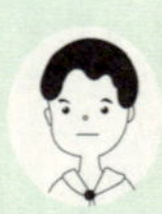

열이 나고 심한 두통이 있다구요?

您发热并剧烈的头痛吗?

Nín fārè bìng jùliè de tóutòng ma

안 좋아 보이는 군요. 약 드셔야 됩니다.

看起来不太好, 要吃药。

Kànqǐlái bú tàihǎo, yào chīyào

이 약은 타이레놀입니다.

这是泰诺林。

Zhè shì tàinuòlín

DIALOGUE

이 약은 전 세계인들이 먹는 약입니다.

泰诺林是全世界的人都吃的药。

Tàinuòlín shì quánshìjiè de rén dōu chī de yào

타이레놀은 위장장애는 거의 없습니다. 임산부가 먹어도 되는 해열진통제입니다.

泰诺林几乎没有胃肠障碍，是孕妇也可以服用的退烧镇痛剂。

Tàinuòlín jīhū méiyǒu wèicháng zhàngài, shì yùnfù yě kěyǐ fúyòng de tuìshāo zhèntòngjì

그러나 간독성 때문에 간기능이 안 좋은 사람, 음주 전후의 사람이 먹으면 안 됩니다.

但是，因为有肝毒性所以肝功能不好的人或饮酒前后的人服用的话就可能会有害处。

Dànshì, yīnwèi yǒu gān dúxìng suǒyǐ gāngōngnéng bùhǎo de rén huò yǐnjiǔ qiánhòu de rén fúyòng de huà jiù kěnéng huì yǒu hàichu

음주 후 편의점에서 타이레놀을 사먹으면 큰일 나요!

如果喝完酒后在便利店买泰诺林吃会出大事的！

rúguǒ hē wán jiǔhòu zài biànlìdiàn mǎi tàinuòlín chī huì chū dàshì de !

관련단어

浑身痛húnshēntòng몸살　爬山páshān등산　洗澡xǐzǎo샤워　泰诺林tàinuòlín/泰诺tàinuò타이레놀
胃肠障碍wèicháng zhàng'ài위장장애　孕妇yùnfù임산부　肝毒性gān dúxìng간독성

# 11 몸살감기 浑身疼感冒 Húnshēn téng gǎnmào

DIALOGUE

오한이 나고 열이 있습니다.

**发恶寒，还有发热。**

Fā è hán, háiyǒu fārè

좋아 보이지 않으시군요. 약을 드셔야겠네요.

**看起来不太好，要吃药。**

Kànqǐlái bú tàihǎo, yào chīyào

이 약은 해열 진통제입니다. 이 약은 증상을 곧 없애줄 겁니다.

**这药是退烧和止痛的，会很快驱除症状的。**

Zhè yào shì tuìshāo hé zhǐtòng de, huì hěn kuài qūchú zhèngzhuàng de

두 정씩 6시간마다 따뜻한 물로 복용하세요.

**每天用热水送服，6个小时服用一次，每次服用2片。**

Měitiān yòng rèshuǐ sòngfú, 6 gè xiǎoshí fúyòng yícì, měicì fúyòng 2 piàn

좋아요. 식후에 먹어야 하나요?

**好的，这药是饭后吃的吗?**

Hǎode, zhè yào shì fànhòu chī de ma

DIALOGUE

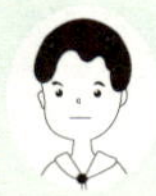

그럼요. 식후에 복용해야 합니다.

**是，一定要在饭后服用。**

Shì, yídìng yào zài fànhòu fúyòng

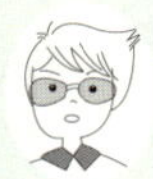

열이 나고 근육이 쑤셔요.

**发烧，肌肉酸痛。**

Fāshāo jīròu suāntòng

---

감기몸살 증세 浑身疼感冒症状

1. 오한---단순한 추운 느낌과 다르게 으슬으슬 몸이 떨리며 추위를 느끼는 증세
   恶寒---与单纯的寒冷感觉不同，而是身体发冷打寒颤
2. 고열---춥게 느껴지다가 갑자기 고열증상이 나타나는 증세
   高热---感到寒冷后，突然出现高热症状
3. 근육통---말 그대로 근육에서 발생하는데 오한 또는 두통이 함께 나타나는 증세.
   肌肉痛---顾名思义，是肌肉出现的症状，并伴有恶寒和头痛。
4. 두통---오한 또는 근육통을 동반한다면 감기몸살
   头痛---如果恶寒同时肌肉痛的话就是浑身疼感冒症状。
5. 식욕부진---나른하고 (살짝 만 스쳐도 통증을 유발하는) 근육통과 함께 식욕부진
   食欲不振---感到疲惫，肌肉痛及食欲不振。

관련단어

恶寒è hán오한　退烧tuìshāo 해열　饭后fànhòu식후　服用fúyòng복용
热水rèshuǐ따뜻한 물　肌肉酸痛jīròu suāntòng근육쑤심

# 12 아스피린 장용정

## 阿司匹林肠溶片 Āsīpīlín cháng róng piàn

DIALOGUE

(진눈개비가 날리는 날 한 학생이 들어옵니다.)

（雨雪天，一个学生进来了）

Yǔxuě tiān, yígè xuésheng jìnláile

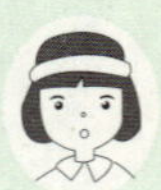

열이 나고 머리가 아픈데 어떤 약을 먹죠?

我头疼，发热。该吃什么药？

Wǒ tóuténg, fārè. Gāi chī shénme yào

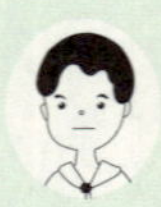

아스피린을 먹어야겠다. 아스피린과 아스피린 장용정이 있는데 어떤 걸 줄까?

应该吃阿司匹林。

我们有阿司匹林的片剂和阿司匹林肠溶片，

你要哪一个？

Yīnggāi chī āsīpǐlín  wǒmen yǒu āsīpǐlín de piànjì hé cháng róng piàn nǐ yào nǎ yígè

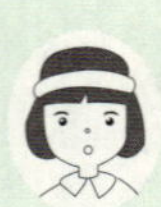

저는 몰라요. 둘의 차이가 뭔가요?

我不知道，两个的区别是什么呢？

Wǒ bùzhīdào, liǎnggè de qūbié shì shénme ne

DIALOGUE

장용정은 얇은 막으로 코팅 된 것인데 오로지 알카리 용액에서만 녹는단다. 위장의 용액은 산성이란다.

**肠溶是以薄的膜涂盖，只有在碱溶液才溶化。胃肠的溶液是酸性。**

Cháng róng shì yǐ báo de mó tú gài, zhǐyǒu zài jiǎn róngyè cái rónghuà wèicháng de róngyè shì suānxìng.

설명해 주셔서 많이 배웠습니다. 그럼 어떤 걸 먹어야 되나요?

**听你这么讲，真学了不少，那我应该吃哪种药？**

Tīng nǐ zhème jiǎng, zhēn xué le bùshǎo  nà wǒ yīnggāi chī nǎ zhǒng yào

위점막을 자극하는 아스피린은 산에 속한단다. 만약 네가 위장 장애가 있으면 장용정을 먹는 게 좋아.

**刺激胃黏膜的阿司匹林是属于酸性。如果你有胃肠障碍的话，我推荐你吃肠溶片。**

Cìjī wèi nián mó de āsīpǐlín shì shǔyú suānxìng, rúguǒ nǐ yǒu wèicháng zhàngài de huà, wǒ tuījiàn nǐ chī cháng róng piàn

관련단어

学生xuésheng학생　进来jìnlái들어오다　阿司匹林āsīpǐlín아스피린　肠溶片cháng róng piàn장용정
酸性suānxìng 산성　碱性jiǎnxìng알카리성　制酸剂 zhì suān jì제산제　咬yǎo깨물다　嚼jiáo씹다

**DIALOGUE**

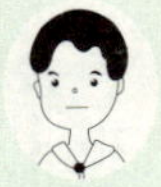

장용정은 제산제와 먹으면 안돼. 그리고 깨물거나 씹거나 부수면 안되고 삼켜야 해. 식후 먹으면 위장 자극을 더 줄일 수 있단다.

肠溶片是不能和制酸剂一起吃, 还有不要咬或嚼破损掉。应该吞下去, 饭后服用, 可以减少对胃 的刺激。

Cháng róng piàn shì bùnéng hé zhì suān jì yìqǐ chī, háiyǒu bùyào yǎo huò jiáo pòsǔn diào. Yīnggāi tūnxià qù fànhòu fúyòng kěyǐ jiǎnshǎo duì wèi de cìjī

---

아스피린은 피린계 약이 아닙니다.

阿司匹林不是比林系列的药。

비피린계 해열진통제로는 Aspirin, Ibuprofen, Acetaminophen 등이 있습니다.

非比林系列的解热镇痛剂有阿司匹林, 布洛芬, 对乙酰氨基酚等。

피린계는 antipyrine, aminopyrine, sulpyrine 세가지 계열 약이고, 대부분 간접적으로 발암물질을 생성하여 퇴출당했습니다.

比林系列的药是安替比林, 氨基比林, 安乃近三个系列的药, 大部分会生成间接的致癌物质而被淘汰。

# COLUMN 04



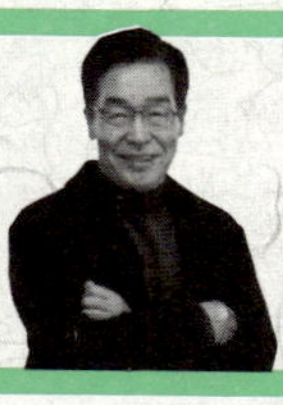

## 자연의 섭리 大自然的规律

저자는 한 때 약국을 완전히 정리하고 경기도 여주군 산속에서 비교적 대규모 약초농장을 경영한 적이 있습니다.
作者关闭了药店，到京畿道骊州郡的山林里，经营了大规模草药农场。

만 여 평에 약초를 재배했었는데 어느 봄날 많은 벌레가 갑자기 생겨 약초 잎을 갉아 먹고 있었습니다. 순식간에 생긴 일이라서 망연자실하고 있을 때 어디서 참새 두 배정도 크기의 이름 모를 새가 열 마리 정도 찾아 들기 시작하더니 그 다음 날은 수백 마리, 삼일 째 되던 날은 수만 마리가 마치 영화의 한 장면처럼 장관을 이루면서 몰려들어 한 두 시간 만에 그 많던 벌레들을 다 잡아먹고 사라졌었죠.
我栽培了一万多平方米的药草。但是在春天的某一天，我栽培的草药突然生了很多的虫子，药草的叶子都被虫子啃坏了。由于是突发事件，使我茫然无措，就在这时不知道从哪飞来了十只麻雀两倍大小的无名鸟，第二天数百只，第三天数万只，就像电影里的场景一样，场面非常壮观，不到一两个小时就把数以不计的虫子都吃光后消失了。

그 후 물론 약초들은 농약 사용 없이도 한동안 잘 자랐습니다.
理所当然的，在此之后药草在没有施农药的情况下也长得好好的。

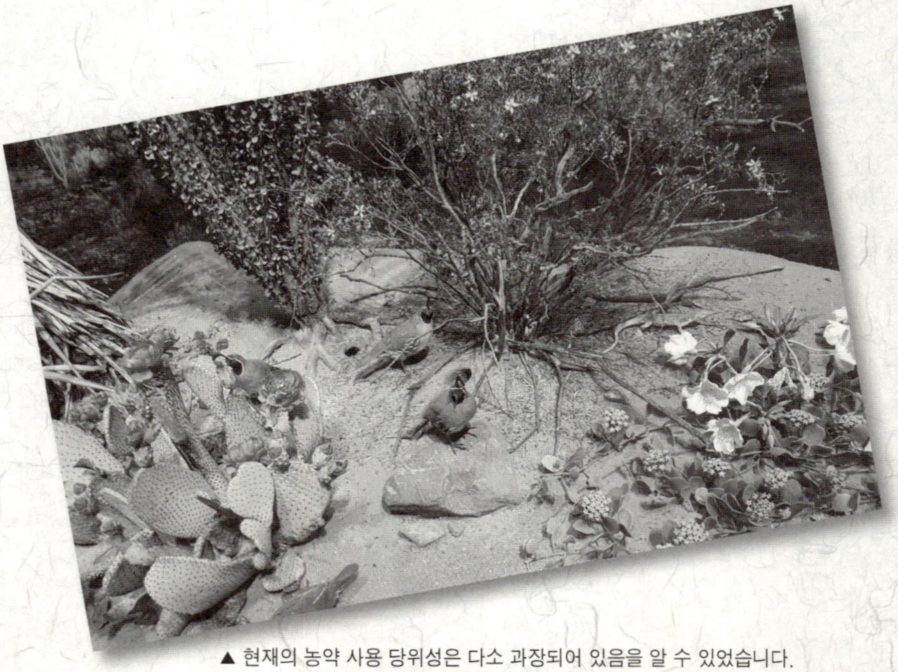

▲ 현재의 농약 사용 당위성은 다소 과장되어 있음을 알 수 있었습니다.
可见现在使用农药的必要性多少有些夸张

# 13 비염

## 鼻炎 Bíyán

DIALOGUE

(어느 날 중년부인이 약국에 들어옵니다.)

有一天，中年夫人走进药局来。

Yǒuyìtiān zhōngnián fūrén zǒujìn yào jú lái

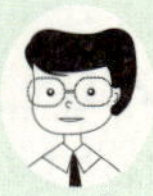

어서 오세요.

欢迎光临，请进。

Huānyíngguānglín, qǐngjìn

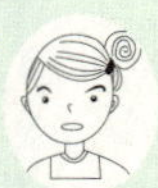

일주일 동안 계속 콧물이 나와요. 찬 공기를 쐬면 더욱 심해요.

流鼻涕已经一个星期了。受冷风的话，更严重。

Liúbítì yǐjīng yígè xīngqī le　Shòu lěngfēng de huà, gèng yánzhòng

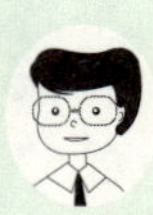

의사한테 가보셨나요?

你去看医生了吗？

Nǐ qù kàn yīshēng le ma

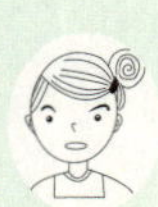

예, 의사가 비염이라고 합니다. 여기 처방전 있습니다.

是的，医生说是鼻炎。这是药方。

Shìde, yīshēng shuō shì bíyán. Zhè shì yàofāng

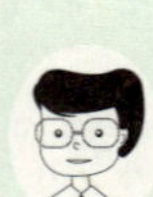

잠깐만요. 여기 약 나왔습니다.

请稍等，这是你的药。

Qǐng shāoděng zhè shì nǐ de yào

DIALOGUE

어떻게 먹죠?
**如何服用?**
Rúhé fúyòng

1정씩 1일 2회 드세요.
**一天2次一次一片。**
Yìtiān 2 cì yícì yípiàn

이 약은 부작용이 있습니까?
**这药有副作用吗?**
Zhè yào yǒu fùzuòyòng ma

졸림, 어지럼증이 있을 수 있습니다.
**可能会发困或头晕。**
Kěnéng huì fā kùn huò tóuyūn

그 종류의 약은 졸음이 올 수 있으므로 복용 후 운전을 하지 마세요.
**那种药会容易发困，服用后别开车。**
Nàzhǒng yào huì róngyì fākùn, fúyòng hòu bié kāichē

고맙습니다.
**谢谢。** Xièxie

관련단어

鼻炎bíyán비염 有一天yǒuyìtiān어느날 中年zhōngnián중년 夫人fūrén부인
稍等shāoděng잠시만 기다리다 请qǐng하세요 次cì번 头晕tóuyūn어지럼증 发困 fā kùn졸림

# 14 알러지성 비염

## 过敏性鼻炎 Guòmǐnxìng bíyán

DIALOGUE

재채기가 계속 나고 코가 막혀요.
一直打喷嚏，还有鼻塞。
Yìzhí dǎ pēntì, háiyǒu bísāi

심한 코감기에 걸리셨군요.
得了很严重的鼻感冒。
Déle hěn yánzhòng de bígǎnmào

아녜요, 난 겨울철 찬 공기에 알레르기가 있어요.
不是，我对冬天的寒冷空气过敏。
Búshì, wǒ duì dōngtiān de hánlěng kōngqì guòmǐn

툭하면 코가 막히거나 콧물이 나와요. 콧속이 근질근질해요.
의사가 알러지성 비염이라고 합니다.
이 병은 근본치료가 어렵다고 합니다.
动不动鼻子就堵塞或流鼻涕。鼻子里痒痒的。
医生说我得了过敏性鼻炎。
这种病不容易根治
Dòngbúdòng bízi jiù dǔsè huò liú bítì. Bízi lǐ yǎngyǎng de.
Yīshēng shuō wǒ déle guòmǐnxìng bíyán.
Zhèzhǒng bìng bùróngyì gēnzhì.

그래요?
是吗？ Shìma

여기 알레르기성 비염약이 있습니다.
这里有过敏性鼻炎的药。 Zhèli yǒu guòmǐnxìng bíyán de yào

DIALOGUE

지르텍(zyrtec)인데 1일 1정 취침전에 복용하면 제일 좋습니다.

叫仙特明(疾立静)。一天一颗睡觉前服用是最好的。

Jiào xiān tè míng(jílìjìng). Yìtiān yìkē shuìjiào qián fúyòng shì zuì hǎo de

입이 마르고 졸릴 수가 있습니다.

但吃这药以后会有口干，困的感觉。

Dàn chī zhè yào yǐhòu huì yǒu kǒugān, kùn de gǎnjué

물을 충분히 드시고 약 복용 후 기계조작이나 운전하지 마세요.

一定要充分的喝水，吃这药以后避免开车和操作机器等。

Yídìng yào chōngfèn de hē shuǐ, chī zhè yào yǐhòu bìmiǎn kāichē hé cāozuò jīqì děng

평소에 증세가 나타나면 코에 넣는 약을 쓰셔도 됩니다.

平时也有这些症状的话就使用放在鼻子里的药。

Píngshí yě yǒu zhèxiē zhèngzhuàng de huà jiù shǐyòng fàngzài bízi lǐ de yào

사용하기도 편하고 효과도 좋은 나잘 스프레이도 있습니다.

使用很方便，效果也很好的鼻喷剂。

Shǐyòng hěn fāngbiàn, xiàoguǒ yě hěn hǎo de bí pēn jì

관련단어

寒冷空气hánlěng kōngqì찬 공기 痒痒的yǎngyǎngde근질근질하다 口干kǒugān입이 마르다

充分chōngfèn충분하다 避免bìmiǎn피하다 操作机器cāozuò jīqì기계조작 开车kāichē운전하다

## 코에 넣는 약 사용법 滴鼻剂使用法

| | |
|---|---|
| ① 코를 풀고 안을 깨끗하게 한 후 | ① 擤鼻子，清理鼻孔。 |
| ② 머리를 뒤로하고 베개를 이용하세요. 코를 평평하게 하고 | ② 坐下将头尽量向后仰或用枕头垫住平躺，头放平直。 |
| ③ 콧구멍에 주입관을 1cm정도 넣고 | ③ 将滴管塞进鼻孔1厘米处。 |
| ④ 약을 넣는다. | ④ 滴入处方量的药液。 |
| ⑤ 그런 후에 즉시 머리를 앞으로 숙여 양 무릎 사이에 위치하도록 힘쓴다. | ⑤ 然后立即将后仰的头尽力向前倾(头置于两膝间)。 |
| ⑥ 몇 초 후 바로 앉는다. 약이 목구멍으로 넘어 갈 수 있다. | ⑥ 几秒钟后坐直，药液将会流入咽部。 |
| ⑦ 필요하면 다른 콧구멍에도 그렇게 할 수 있다. | ⑦ 若需要，则换另一鼻孔并重复前过程。 |

## 나잘 스프레이 喷鼻剂

| | |
|---|---|
| ① 코를 풀어 깨끗이 하고 | ① 擤鼻子，清理鼻孔。 |
| ② 머리를 앞으로 기울여 앉아서 | ② 使头稍向前倾地坐着。 |
| ③ 스프레이를 흔든 후 | ③ 振摇喷雾剂。 |
| ④ 분무기 끝을 코에 넣고 | ④ 将喷雾剂尖端塞入鼻孔。 |
| ⑤ 다른 콧구멍은 막고 입을 다물고 | ⑤ 塞住另一鼻孔并闭上嘴。 |
| ⑥ 약을 뿌리고 천천히 코로 숨쉰다. | ⑥ 挤压药瓶喷药同时慢慢地以鼻吸气。 |
| ⑦ 머리를 무릎 사이에 두고 숙이며 | ⑦ 移去喷鼻剂喷头将头尽力向前倾 |
| ⑧ 수 초 후 바로 앉으면 약이 목구멍으로 흐른다. | ⑧ 几秒后坐直，药液将流到咽部。 |
| ⑨ 입으로 숨쉬고 | ⑨ 用嘴呼吸。 |
| ⑩ 필요하면 나머지 콧구멍에도 그렇게 한다. | ⑩ 若需要，则换另一鼻孔重复前过程。 |
| ⑪ 냉수로 관 끝을 헹군다. | ⑪ 用冷水冲洗滴管尖部。 |

# 15 오래된 비염

## 长期鼻炎 Chángqī bíyán

DIALOGUE

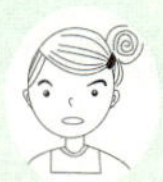

나는 이미 한달 동안 콧물이 납니다. 찬 공기를 쐴 수 없어요.

我已经流了1个月的鼻涕了，我不能受冷风。

Wǒ yǐjīng liúle 1 gè yuè de bítì le, wǒ bùnéng shòu lěngfēng

찬 공기를 쐬면 콧물이 계속 나와요.

如果受冷风的话，就会不停的流鼻涕。

Rúguǒ shòu lěngfēng de huà, jiù huì bùtíng de liúbítì

의사가 비염이래요.

医生说我得的是鼻炎。 Yīshēng shuō wǒ dé de shì bíyán

여기 처방전 있습니다.

这是他给我开的药方。 Zhè shì tā gěi wǒ kāi de yàofāng

약이 모두 있나요?

这些药你们都有吗？ Zhèxiē yào nǐmen dōu yǒu ma

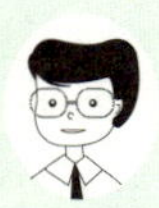

이 두 가지 약은 동시에 먹으면 안되고, 반시간 간격이 필요합니다.

这两种药不要同时服用，要相隔半小时服用。

Zhè liǎngzhǒng yào bú yào tóngshí fúyòng, yào xiānggé bànxiǎoshí fúyòng

만약 부작용이 심해지면 용량을 줄여서 복용하세요.

如果副作用加重，请减少用药剂量。

Rúguǒ fùzuòyòng jiāzhòng,qǐng jiǎnshǎo yòngyào jìliàng

## DIALOGUE

비염은 아직 치료방법이 없는 만성질환입니다.

鼻炎是一种慢性病，目前还没有治愈的方法。

Bíyán shì yìzhǒng mànxìngbìng, mùqián hái méiyǒu zhìyù de fāngfǎ

알러지성 비염약인데 하루 한번 1정만 복용하면 됩니다.

这是过敏性鼻炎药，一天一次，每次服用一颗。

Zhè shì guòmǐnxìng bíyán yào, yìtiān yícì, měicì fúyòng yìkē

주의사항 있나요?

有什么注意事项吗?

Yǒu shénme zhùyì shìxiàng ma

예, 있습니다. 전립선염약을 복용하는 사람은 복용하면 안됩니다.
하지만 이 약은 (먹어도) 졸리지 않은 신약입니다.
효과가 아주 좋으며 게다가(먹기에) 아주 편리합니다.

有，服用前列腺炎药的人不能同时与它服用。
可是这是一种服了不困的新药，
效果很好，而且很方便。

Yǒu, fúyòng qiánlièxiànyán yào de rén bùnéng tóngshí yǔtā fúyòng.
kěshì zhè shì yìzhǒng fúle bú kùn de xīnyào,
xiàoguǒ hěn hǎo érqiě hěn fāngbiàn

관련단어

都dōu모두　同时tóngshí동시　相隔xiānggé간격　前列腺炎qiánlièxiànyán전립선염　新药xīnyào신약

# 16 목이 안 좋을 때

## 嗓子不舒服的时候 Săngzi bù shūfu de shíhou

DIALOGUE

어느 날, 젊은 남자가 들어옵니다.

有一天，一个年轻的男人走进药局。

Yǒuyitiān。Yígè niánqīng de nánrén zǒujìn yào jú

안녕, 뭐가 필요하죠?

你好，你需要什么?

Nǐhǎo, nǐ xūyào shénme

안녕하세요, 며칠째 목이 말라요.

你好，这几天嗓子有点干燥

Nǐhǎo, zhè jǐtiān sǎngzi  yǒudiǎn  gānzào

두통이나 열이 있나요?

你头痛或发烧吗? Nǐ tóutòng huò fāshāo ma

아뇨 없어요, 목에 뭐가 걸려 있는 거 같은데요.
그런데 토하고 싶어도 아무 것도 없어요.

没有，觉得好像嗓子里搭了东西。
想要吐，可是什么都没有啊。

Méiyǒu, juéde hǎoxiàng sǎngzi lǐ ké le dōngxī.
Xiǎng yào tù, kěshì shénme dōu méiyǒu a

목이 간질간질 한가요?

嗓子痒吗? Sǎngzi yǎng ma

DIALOGUE

예

**是的。** Shìde

아 그렇군요. 만성으로 인두에 이상이 있나 보군요.

**啊，是这样。可能是慢性咽喉炎。**

A, shì zhèyàng. Kěnéng shì mànxìng yānhóuyán

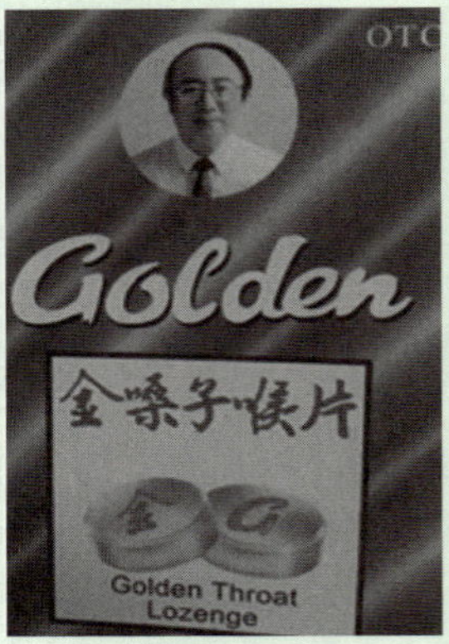


중국의 트로키 제품

어떻게 해야 하나요?

**那我怎么办?** Nà wǒ zěnmebàn

술이나 담배를 하나요?

**你喝酒或抽烟吗?** Nǐ hē jiǔ huò chōuyān ma

예, 담배를 무척 많이 피웁니다. 술은 그다지 많이 안 하구요.

**是的。抽烟抽得很多，不太喝酒。**

Shìde. Chōuyān chōude hěn duō, bú tài hē jiǔ

당신 상태에서는 담배는 안 피우는 것이 좋고 물을 많이 마셔야 합니다.
트로키 캔디(THROAT CANDY)를 사용해 보세요.

**以你的情况，最好是别抽烟，应该多喝点水。**
**使用一下喉片。**

Yǐ nǐ de qíngkuàng , zuìhǎo shì bié chōuyān, yīnggāi duō hēdiǎn shuǐ.
Shǐyòng yíxià hóupiàn

관련단어

年轻 niánqīng 젊은　干燥 gānzào 마른　搭 ké 걸리다　吐 tù 토하다　痒 yǎng 가려운　慢性 mànxìng 만성

# 17 인후통

## 咽喉疼 Yānhóuténg

DIALOGUE

인후통 원인이 뭐죠?

**咽喉疼痛的原因呢?**

Yānhóuténgtòng de yuányīn ne

인후통 주요 원인은 감기, 바이러스성 인후염, 감염성 단핵세포 때문입니다.

**咽喉疼痛的主要原因有感冒，病毒性咽炎，传染性单核细胞增多症等。**

Yānhóu téngtòng de zhǔyào yuányīn yǒu gǎnmào, bìngdúxìng yānyán, chuánrǎnxìng dān hé xìbāo zēngduō zhèng děng

어떻게 통증을 해결하죠?

**怎么样可使疼痛缓解呢?**

Zěnmeyàng kě shǐ téngtòng huǎnjiě ne

진정제나 비스테로이드성 소염진통제로 합니다.

**服用镇定药，非甾体类抗炎药。**

Fúyòng zhèndìng yào, fēi zāi tǐ lèi kàngyán yào

인후통에 무슨 약이 있나요?

**治疗咽喉痛有什么药?**

Zhìliáo yānhóu tòng yǒu shénme yào

## DIALOGUE

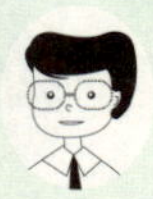

은교산이라는 한약이 있습니다.

**有一种叫银礁散的中药。**

Yǒu yìzhǒng jiào yín jiāo sǎn de zhōngyào

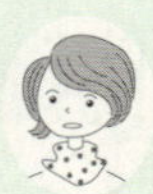

3일분만 주세요. 얼마죠?

**给我开3天的，多少钱?**

Gěi wǒ kāi 3 tiān de, duōshǎo qián

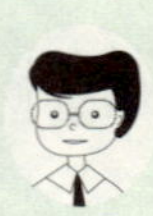

3일분이 모두 9000원입니다.

**三天的量一共9000韩元。**

Sāntiān de liàng yígòng 9000 hányuán.

만약 2일 복용 후 효과가 없다면 병원에 가시는 것이 좋습니다.

**万一服用2天后，没有效果的话，还是去医院看看吧。**

Wànyī fúyòng 2 tiānhòu, méiyǒu xiàoguǒ de huà, háishì qù yīyuàn kànkan ba

이 약이 당신의 통증을 없애줄 것입니다.

**这药可以消除你的疼痛。**

Zhè yào kěyǐ xiāochú nǐ de téngtòng

관련단어

咽喉疼yānhóuténg인후통　原因yuányīn원인　病毒性咽炎bìngdúxìng yānyán바이러스성 인후염
非甾体类抗炎药fēi zāi tǐ lèi kàngyán yào비스테로이드성 소염진통제

# 18 편도선염

## 扁桃腺炎 Biǎntáoxiànyán

DIALOGUE

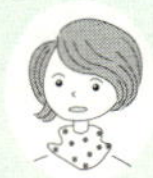

목이 아파요.

**嗓子疼。**

Sǎngziténg

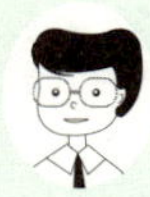

계속 아픈가요?

**一直疼吗?**

Yìzhí téng ma

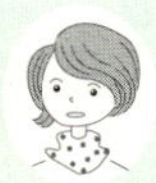

침을 삼킬 때 목이 아프고 음식을 먹을 때 목이 아프지 않아요.

**咽口水的时候嗓子疼吃食物的时候不疼。**

Yàn kǒushuǐ de shíhou sǎngzi téng, chī shíwù de shíhoubù téng

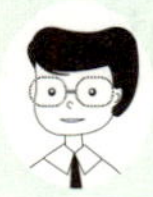

그렇다면 편도선염이군요.

**那看来是扁桃腺炎。**

Nà kànlái shì biǎntáoxiàn yán

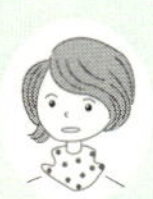

처방해 주세요.

**请给我开处方。**

Qǐng gěi wǒ kāi chǔfāng

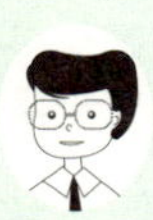

그럼요, 2분만 기다리세요.

**好吧，请稍等两分钟。**

Hǎo ba, qǐng shāo děng liǎngfēnzhōng

DIALOGUE

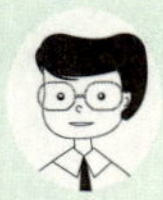

여기 있습니다. 빨리 회복하세요.

给你， 希望您能早日康复。

Gěi nǐ, xīwàng nín néng zǎorìkāngfù

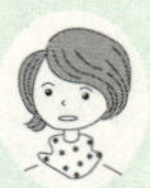

편도선 수술은 해도 되나요?

做扁桃腺切除手术好还是不好？

Zuò biǎntáoxiàn qiēchúshǒushù hǎo háishì bùhǎo

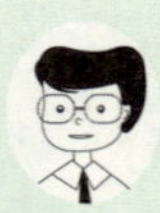

(편도선 절제수술은) 안 하는 게 좋지만 아데노이드 합병증이 있으면 어쩔 수 없이 해야 되요.

虽然不做更好，但是如果有增殖腺并发症的情况， 就只能做手术。

Suīrán bú zuò gènghǎo, dànshì rúguǒ yǒu zēngzhíxiàn bìngfāzhèng de qíngkuàng, jiù zhǐnéng zuò shǒushù

## 편도선 扁桃体（扁桃腺）

편도선은 목구멍을 통해 들어오는 것 중에 몸에 해로운 것이 있나를 체크하는 기관 즉 인천공항검역소에 해당합니다.
세균을 가두기도 합니다.

扁桃腺是检查所有通过咽喉进来的东西是否对人体有害的器官，
就像是仁川机场检疫站的功能。
把细菌隔绝门外的作用。

관련단어

扁桃腺炎biǎntáoxiànyán편도선염　一直ìzhí계속　咽口水yànkǒushuǐ침 삼킴　分钟fēnzhōng분

# 19 기침 감기약

## 止咳感冒药 Zhǐké gǎnmàoyào

DIALOGUE

(저녁 때 중년 부인이 약국에 들어왔다.)

（傍晚中年夫人进药店）

안녕하세요, 무얼 도와 드릴까요?

夫人您好，有什么可以帮您？

Fūrén nínhǎo, yǒu shénme kěyǐ bāng nín

안녕하세요, 기침약 좀 사려 고 해요.

你好，我要买止咳感冒药。

Nǐhǎo, wǒ yào mǎi zhǐké gǎnmàoyào

당신 먹는 약인가요?

是您要吃的吗？

Shì nín yào chī de ma

아녜요, 제 남편이 먹을 약입니다.

不是，是我老公吃的。

Búshì, shì wǒ lǎogōng chī de

그 분 증상은요?

那位的病状呢？

Nà wèi de bìngzhuàng ne

DIALOGUE

남편 말에 의하면 가래가 끓는다고 합니다.
他说有痰黏在嗓子上。
Tā shuō yǒu tán niánzài sǎngzi shàng

그러면 프로스판 시럽을 권합니다. 효과가 좋습니다.
那我推荐您用PROSPAN的糖浆，效果也满好的。
Nà wǒ tuījiàn nín yòng PROSPAN de tángjiāng, xiàoguǒ yě mǎn hǎo de

좋아요, 그걸로 주세요. 어떻게 먹는 지 말해줘요.
好的，那给我。请告诉我如何服用。
Hǎode nà gěi wǒ. Qǐng gàosu wǒ rúhé fúyòng

7.5ml씩 1일 3회 식후에 드시되, 3일 후 효과 없으면 병원에 가세요.
饭后一天三次，每次吃7.5ml，三天以后如果没有效果的话您就去医院看看。
Fànhòu yìtiān sāncì, měicì chī 7.5ml, sāntiān yǐhòu rúguǒ méiyǒu xiàoguǒ de huà nín jiù qù yīyuàn kànkàn

잘 알겠습니다. 감사합니다
我明白了。谢啦。 Wǒ míngbáile. Xiè la

별말씀을요.
不用谢。 Búyòngxiè

관련단어

止咳感冒药zhǐké gǎnmàoyào기침 감기약　老公lǎogōng남편　傍晚bàngwǎn저녁
病状bìngzhuàng증상　效果xiàoguǒ효과　不用谢búyòngxiè별말씀을요

# 20 기관지염

## 支气管炎 Zhīqìguǎnyán

DIALOGUE

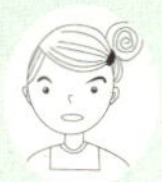

나는 기침에 가래가 나오고, 열에 두통, 코 막히고 사지가 쑤셔요.

**我咳嗽有痰，发热，头痛，鼻塞，四肢酸痛。**

Wǒ késou yǒu tán, fārè, tóutòng, bísāi, sìzhī suāntòng

가래색은 묽고 흰색입니다.

**痰是比较稀的白色。**

Tán shì bǐjiào xī de báisè

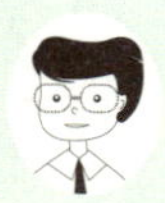

옛날에 결핵을 앓았나요?

**你以前得过肺结核吗？**

Nǐ yǐqián dé guò fèijiéhé ma

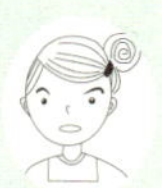

아뇨.

**没得过。**

Méi déguò

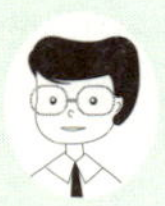

하루3번 식후에 드세요.

**每天3次饭后服用。**

Měitiān 3 cì fànhòu fúyòng

3일간 복용 후 효과가 없으면 병원에 가셔서 진찰을 받으세요.

**如果连用3天不见效果马上去医院检查一下。**

Rúguǒ liányòng 3 tiān bújiàn xiàoguǒ mǎshàng qù yīyuàn jiǎnchá yíxià

DIALOGUE

(내과에 들어가서) (走进内科)

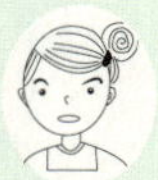

기침이 쉬지 않고 나와요.

我不停地咳嗽。 Wǒ bùtíng de késou

나는 지난 밤 기침이 아주 심했어요.

我昨天晚上咳嗽咳得厉害。

Wǒ zuótiān wǎnshàng késou ké de lìhai

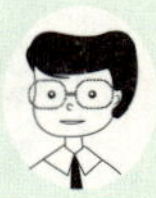

기침할 때 뭐가 나오나요?

咳嗽的时候出来什么? Késou de shíhou chūlái shénme

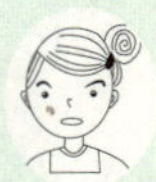

흰 가래가 나와요.

出来一些白色的痰。 Chūlái yìxiē báisè de tán

기침한지 2,3일 되었고 목이 말라요.

我咳嗽两三天了, 并且喉咙很干

Wǒ késou liǎngsān tiān le, bìngqiě hóulóng hěn gān

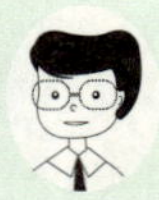

이 약을 드시면 됩니다.

吃这个药就可以 Chī zhège yào jiù kěyǐ

과량 복용하면 다음과 같은 증상이 옵니다 : 공황, 흥분, 경련.

超剂量可能引起下列症状: 震颤, 兴奋, 痉挛。

Chāo jìliàng kěnéng yǐnqǐ xiàliè zhèngzhuàng : zhènchàn, xīngfèn, jìngluán

관련단어

气管炎qìguǎnyán기관지염　稀xī묽다　肺结核fèijiéhé폐결핵　出来chūlái나오다

震颤zhènchàn공황　兴奋xīngfèn흥분　痉挛jìngluán경련

# 21 신종플루

## 甲型流感 Jiǎ xíng liúgǎn

DIALOGUE

(산에 단풍이 곱게 물든 가을 어느 날)

(满山全是秋叶的一天)

Mǎnshān quánshì qiūyè de yìtiān

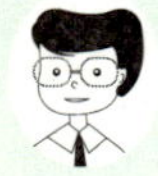

안녕하세요. 어떻게 오셨죠? 어디가 아프세요?

你好，需要什么帮助，哪里不舒服?

Nǐhǎo, xūyào shénme bāngzhù, nǎlǐ bù shūfu

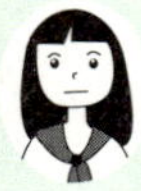

날씨 너무 추워요. 컨디션이 나빠요.

天气太冷了，身体状态不太好。

Tiānqì tài lěng le, shēntǐ zhuàngtài bú tài hǎo

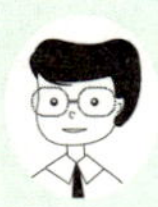

증세가 어떤 가요?

有什么症状?

Yǒu shénme zhèngzhuàng

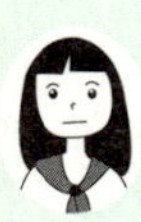

나는 머리가 아프고 콧물이 계속 나오고, 온 몸이 쑤셔요.

感觉头疼，鼻涕直流，并且全身酸痛。

Gǎnjué tóuténg, bítìzhí liú, bìngqiě quánshēn suāntòng

처방전 조제 좀 해 주세요.

请给我开药吧。

Qǐng gěi wǒ kāi yào ba

DIALOGUE

잠시 기다리세요.

**等一下。**

Děngyīxià

이 약을 복용하면서 물을 충분히 마시세요. 그럼 효과가 빠릅니다.

**吃了这药以后，要多喝水这样效果会很好的。**

Chīle zhè yào yǐhòu, yào duō hē shuǐ  zhèyàng xiàoguǒ huì hěn hǎo de

독감 치료에 효과가 좋지요.

**对治疗重感冒效果很好。**

Duì zhìliáo zhònggǎnmào xiàoguǒ hěn hǎo

만일 내일도 고열이 안 내리면 요즘 유행하는 신종플루인지
모르니 반드시 병원에 가서 진찰받으셔야 됩니다.

**如果明天还高热不退，就可能是最近流行的甲型流感，一定去医院检查。**

Rúguǒ míngtiān huán gāorè bú tuì, jiù kěnéng shì zuìjìn liúxíng de jiǎ xíng liúgǎn, yídìng qù yīyuàn jiǎnchá

관련단어

甲型流感jiǎxíngliúgǎn신종플루　秋叶qiū yè단풍　如果rúguǒ만일
太tài너무　冷lěng춥다　身体状态shēntǐzhuàngtài몸 컨디션

# 22 타미플루

## 达菲 (Tamiflu) Dáfēi

DIALOGUE

어제부터 고열에 기침이 심하게 나요.

从昨天发高热，咳嗽咳得很厉害。

Cóng zuótiān fā gāorè, késou ké de hěn lìhai

신종플루 증상이고 요즘 흔한 병입니다.

你有甲型流感的症状，是最近常见的病。

Nǐ yǒu jiǎxíng liúgǎn de zhèngzhuàng , shì zuìjìn chángjiàn de bìng

무슨 약을 먹어야 할까요?

那我该吃什么药呢?

Nà wǒ gāi chī shénme yào ne

병원에 가셔야 됩니다.

需要去医院。

Xūyào qù Yīyuàn

타미플루가 있는데 효과 아주 좋아요. 신종플루에 대해서 매우 효과적인 약입니다.

Tamiflu效果很好。对流感很有效果。

Tamiflu, xiàoguǒ hěn hǎo  Duì liúgǎn hěn yǒu  xiàoguǒ

어떻게 먹죠?

怎么服用呢?

Zěnme fúyòng ne

DIALOGUE

1정씩 1일 2회 5일간 복용하면 완치 됩니다.

一天2次，每次吃一片。连用5天可痊愈。

Yìtiān 2 cì,měicì chī yípiàn. Liányòng 5 tiān kě quányù

증상 발견 후 48시간내에 꼭 먹어야 합니다. 5일간 매번 한 알씩 매일 2회 복용하면 완치됩니다.

一定在出现病症48个小时以内服用。
服用五天，每次一片，一天两次服用的话，就能治愈。

Yídìng zài chūxiàn bìngzhèng 48 gè xiǎoshí yǐnèi fúyòng.
Fúyòng wǔtiān, měicì yīpiàn, yìtiān liǎngcì fúyòng de huà, jiù néng zhìyù

## 한국의 신종플루 대처방안 韩国应对流感的对策及方案

신종플루는 지금까지 알려지지 않은 새로운 VIRUS에 의해 감염되는 질병입니다. 첫해 각국가 별 사망률은 아르헨티나 4.5%, 호주 0.4%, 한국0.03%로 한국은 적극적인 대처로 잘 극복했습니다. 치료약은 모두 아시클로버 유도체입니다. WHO는 대유행시 세계적으로 치료약 부족을 예측하고 있습니다. 만약 대창궐 시 우리정부는 강제실시권을 발령하여 특허권에 상관없이 국내 10여 개 제약회사에서 타미플루 복제약을 생산하여 공급할 예정입니다.

甲型流感是被目前为止未知的病毒所感染的疾病。出现甲型流感初年死亡率在各国分别为:阿根廷4.5%，澳达利亚0.4%，韩国0.03%。韩国用积极的对策很好的克制了流感的蔓延。治疗药都是ACICLOVIR的诱导体。WHO预测流感的蔓延全世界会缺少大量的药。如果大型流行时，我们政府会用强行施行权，不管特许权，可以让国内十几家制药公司生产达菲复制药供应。

관련단어

达菲dáfēi 타미플루　厉害lìhai심하다　最近zuìjìn요즘　常见chángjiàn흔하다　痊愈quányù완치 되다

## 감기치료 感冒治疗

감기는 많은 종류의 바이러스에 의한 질병으로 일년 4계절 발병하는데
특히 겨울, 봄에 많이 볼 수 있습니다.
보통감기와 유행성 독감으로 구별, 후자는 전염성이 강하고 신속하게 퍼집니다.
대부분 경우 항생제로 듣지 않기 때문에 감기치료는 대증요법 위주로 합니다.
예를 들어 열이 나고 머리가 아프며 온몸이 쑤신다면 우선 해열진통제를 쓰고
코가 막히면 코점막혈관 수축약, 알러지 환자에게는 항히스타민제,
목이 아프면 소염제, 이 밖에 한약을 쓰기도 합니다.

感冒是由多种病毒引起的。一年四季均可发病，尤以冬、春季较为多见。
感冒分为普通感冒和流行性感冒，以后者的传染性强，传播迅速。
由于大多数疾病对抗感染药不敏感，所以感冒的治疗主要以对症治疗为主。
如发热头痛、全身酸痛，可选用解热镇痛药。
鼻塞可选用鼻黏膜收缩药，过敏感者可选用抗组胺药。
咽痛可选用消炎喉片，此外还可采用中药治疗。

감기는 흔한 질병으로 보통 일주일이면 치료됩니다.
그러나 많은 질병이 감기와 비슷한 증상으로 시작되므로
만약 일주일이 지나도 안 좋아지면 빨리 병원에 가서 치료를 받아야 됩니다.
그 외 감기는 인, 후염 기관지염 폐렴 등 합병증을 유발하므로
응급 시 필요한 치료를 받아야 합니다.

感冒是一种常见病，一般1周左右痊愈。
许多疾病开始以感冒样症状起病，
若感冒症状1周以后不见转好，应及早到医院诊治。
此外，感冒可引起咽炎，喉炎，支气管炎，肺炎等并发症，
因此，应及时采取治疗措施。

# 건강은 음식부터 健康从饮食开始

건강을 좌우하는 가장 중요한 요소는 뭐니 뭐니 해도 먹는 것입니다.
影响健康的因素中最重要的是我们吃的食物。

인간은 초식동물, 육식동물과 달리 치아 개수 비율로 봐서 육류는1/8 (송곳니 4개:고기 찢는 역할), 야채는2/8 (앞니 8개: 작두 역할), 곡류5/8(어금니 20개: 절구 역할)를 골고루 섭취해 왔음을 알 수 있습니다. 인간은 발이 둘이라서 네 발 달린 짐승을 쫓아가 잡기는 힘들었을 것이므로 육류는 주로 물고기를 섭취했을 것입니다.
人类跟草食动物和肉食动物不同，按牙齿数的比率来看，我们可以知道人类摄入的食物中肉类占1/8（尖牙：撕肉作用），蔬菜2/8（门牙：铡刀作用），谷类5/8（槽牙：咀嚼作用）等均匀地摄取营养. 因为人类只有两只脚，很难捕捉到四只脚动物，所以人类是以捉鱼类为主。

현대생활은 과거 인류생활에 비해 육체적 활동이 줄었고 또한 과도한 지방 섭취는 각종 질병을 유발하므로 육류 섭취는 1/8이하가 바람직합니다. 야채는 풍부한 햇빛을 받고 자란 것이 좋은 데 그 이유는 자외선이 활성산소를 발생시키므로 식물이 생존을 위해 자체 내에 많은 항산화 물질을 간직하기 때문입니다.
现代生活与过去人类的生活相比在肉体上活动量减少，并且过度地吸取脂肪会引发各种疾病，因此最好是摄取1/8以下的肉类。蔬菜在充分的阳光下生长的更好，因为紫外线能产生很多活性氧，并且植物为了生存体内会产生很多抗氧化的物质。

인간은 복잡한 신체조직이 최고로 발달한 동물이므로 음식은 골고루 섭취해야 하고 오염되거나 화학물질 식품첨가물이 들어간 가공식품은 당연히 피하는 것이 좋습니다.
人类是身体结构最发达的高等动物，所以食物最好是均衡地摄取，最好避免摄取污染或者添加了很多化学添加剂的加工食品。

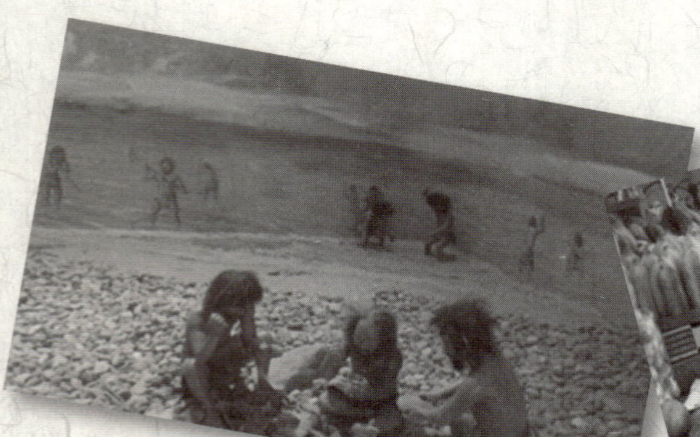
▲ 강가에서 물고기를 잡는 원시인들
在河边捕鱼的原始人们

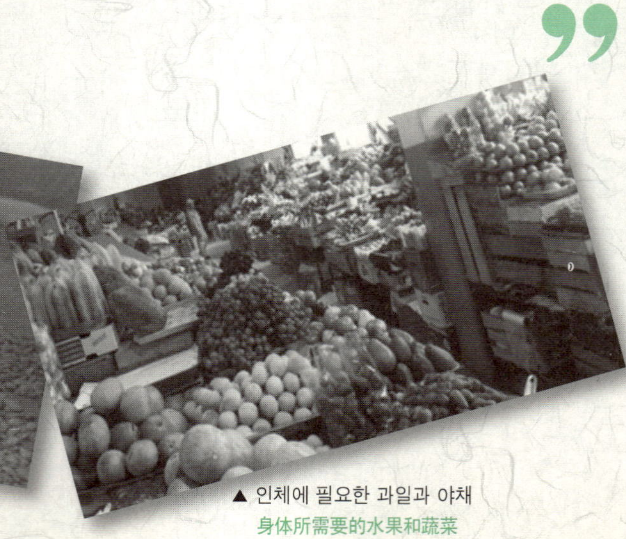
▲ 인체에 필요한 과일과 야채
身体所需要的水果和蔬菜

Medical Chinese

# 04

## 증상별 회화

# 소화기관련

## 消化器官相关

# 01 과식

## 过食 Guòshí

DIALOGUE

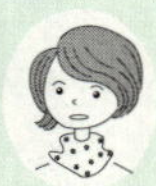

안녕하세요.

你好。

Nǐhǎo

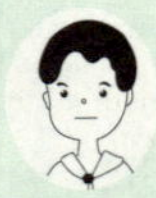

어서오세요.

请进。

Qǐngjìn

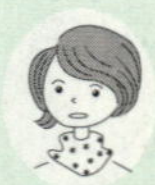

속이 안좋아요.

肚子不太舒服。

Dùzi bú tài shūfu

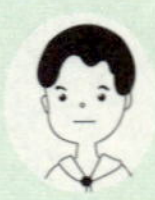

과식하셨나요?

你是过食(吃太多了)吗?

Nǐ shì guò shí(chī tàiduō le)ma

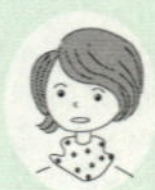

네 어제 밤 늦게 잔뜩 먹었어요.

是的, 昨天半晚吃的特别撑。

Shì de, zuótiān bàn wǎn chī de tèbié chēng

치킨도 시켜 먹었어요.

还点了炸鸡吃。

Hái diǎnle zhájī chī

아침에 목에서 신물이 올라오지 않았나요?
早上没有反胃么?
Zǎoshang méiyǒu fǎnwèi mē

맞아요. 그랬어요. 밤에 잠도 부족했어요.
是的, 有点反胃, 晚上睡眠也不充足。
Shì de, yǒudiǎn fǎnwèi, wǎnshang shuìmián yě bù chōngzú

**저녁을 너무 배불리 먹으면 잠이 안 올 수 있습니다..**
**晚饭吃的太多会引起失眠**

많은 사람들이 저녁에 너무 많이 먹는데 그렇게 되면 배가 부르게 됩니다.
더구나 느끼한 음식을 먹으면 소화시간이 많이 걸려 잠을 편하게 자지 못합니다.
만약 저녁 음식 중에 가스를 차게 하는 음식이 있어도 배가 불편해 잠자기 힘듭니다.
매운 음식을 먹을 경우도 위가 편하지 않아 수면에 영향을 줍니다.
그 외 저녁 식사에 국을 많이 먹어도 밤에 자주 화장실을 가게 되어 잠을 잘 못 잡니다.

很多人因晚上吃得过多，肚子发胀。
而且吃油腻的食物会延长消化时间，从而对睡眠不好。
如果晚饭中有易产生气体的食物就会使肚子不舒服，也不利于睡眠。
吃辛辣的食品也会引起胃部不适而影响睡眠。
另外，晚餐中汤喝得多了，也会因频繁起床去厕所而失眠。

관련단어
过食guòshí과식 充足chōngzú충분하다 炸鸡zhájī치킨 逆流性nìliúxìng역류성

# 02 소화불량

## 消化不良 Xiāohuàbùliáng

DIALOGUE

어디가 안 좋으세요?
您哪里不舒服?
Nín nǎlǐ bù shūfu

배가 불편하고 더부룩해요.
肚子不舒服，我感到肚子里胀胀的。
Dùzi bù shūfu, wǒ gǎndào dùzi lǐ zhàngzhàng de

무슨 이유가 있나요?
什么原因引起的呢?
Shénme yuányīn yǐnqǐ de ne

차게 했다거나 음식에 문제가 있었나요?
是受凉了，还是饮食方面有问题?
Shì shòuliángle, háishì yǐnshí fāngmiàn yǒu wèntí

요즘 계속 밥맛이 없어요. 소화도 안되고요.
最近总是没有食欲，消化也不好。
Zuìjìn zǒngshì méiyǒu shíyù, xiāohuà yěbùhǎo

우선 여기 소화제를 드셔야겠습니다.
首先要服用消化剂。
Shǒuxiān yào fúyòng xiāohuà jì

DIALOGUE

약병의 사용설명을 참고 하세요.
**请按药瓶上的说明服用。**
Qǐng àn yàopíng shàng de shuōmíng fúyòng

그리고 적당한 운동을 해 보세요.
**而且要适当的做一些运动。**
Érqiě yào shìdàng de zuò yìxiē yùndòng

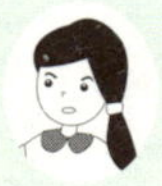

말씀대로 해보겠습니다. 감사합니다.
**我会按照您说的去做，多谢。**
Wǒ huì ànzhào nín shuō de qù zuò, duōxiè

## 소화불량 消化不良

주로 식욕부진에 배가 더부룩하고 식사량이 감소하는데, 노인의 흔한 증상입니다.
이것은 노인의 각종 생리기능 감소, 신진대사와 적응 능력 변화와 관계가 있습니다.
그 외에 병이 있어도(예를 들어 급, 만성간염 또는, 쓸개, 이자, 위장의 이상)
식욕부진, 소화불량, 배가 더부룩하다고 무조건 단순한 소화불량이라고 보면 안 됩니다.
꼭 검사를 받아 기질적 질병이 있는지를 확인해야 합니다.

消化不良主要表现为食欲不振，肚子胀，饭量减少，常见于老年人。
这与老年人各种生理功能衰退，机体代谢和适应机制的改变有关。
另外还有些人是因患了一些疾病(如急慢性肝，胆，胰和胃的病情)
而出现了食欲缺乏，食后饱胀等症状，切不要误认为是单纯的消化不良。
所以必须做各种检查来明确是否患有气质性疾病。

관련단어
不舒服bù shūfu불편하다 饮食yǐnshí음식 消化xiāohuà소화

# 03 역류성식도염

## 逆流性食道炎 Nìliú xìng shídào yán

DIALOGUE

안녕하세요. 처방전 이리 주세요.
你好，请把处方给我。
Nǐhǎo, qǐng bǎ chǔfāng gěi wǒ

여기 처방전 있습니다.
给你处方。
Gěi nǐ chǔfāng

역류성식도염 처방이군요.
这是逆流性食道炎的处方。
Zhè shì nìliúxìng shídào yán de chǔfāng

밤 늦게 과식하면 역류성 식도염이 될 수 있습니다.
半夜吃的过多的话容易得逆流性食道炎。
Bànyè chī de guòduō de huà róngyì dé nìliú xìng shídào yán

네. 무얼 주의해야 하나요?
是的。有什么注意事项吗?
Shì de. yǒu shénme zhùyìshìxiàng ma

제가 예방 방법을 알려드릴게요.
我告诉你预防的方法。
Wǒ gàosu nǐ yùfáng de fāngfǎ

DIALOGUE

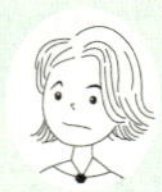

매우 친절하시군요.

你太亲切了。

Nǐ tài qīnqiè le

## 위산역류(신물 올라오는 것) 예방

## 反酸的预防

신물이 넘어 오는 것을 예방 치료하기 위해서는 우선 식사 때마다 너무 배불리 먹지 말고 특히 자기 전에는 신물을 넘어 오게 하는 음식은 먹지 말아야 합니다. 당연히 적게 먹어야 하고 맛있는 음식 앞에서도 참을 줄 알아야 합니다. 발병 시 제산제 복용하거나 잘 때 머리쪽이 10~20cm 높게 하면 역류를 감소시킵니다. 배에 압력을 주는 운동을 줄이고 너무 꽉 끼는 내복도 입지 말고 자주 증세가 나타나는 사람은 자주 허리를 굽히거나 힘든 노동은 하지 말아야 합니다.

防治反酸，首先，每餐不要过饱和吃容易引起反酸的食物，特别是在睡前。患者应少吃多餐，要经得起美味佳肴的诱惑。疾病发作时，吃点抗酸剂。睡觉时将头放高15-20 厘米，可大大减少夜间胃内反流。尽可能减少生活中增加腹压的活动，即不穿太紧的衣服，频发患者不要经常弯腰及参加重体力劳动。

관련단어

半夜bànyè밤늦게　容易róngyì쉽다　逆流性食道炎nìliúxìng shídào yán역류성 식도염
注意事项 zhùyìshìxiàng주의사항　预防yùfáng예방하다　亲切qīnqiè친절한

# 04 위장병

## 胃肠病 Wèi cháng bìng

DIALOGUE

나는 음식물 삼키기가 어렵고 고통스럽습니다.
**我吞下食物时感到困难并且感到疼痛。**
Wǒ tūn xià shíwù shí gǎndào kùnnán bìngqiě gǎndào téngtòng

복통이 간헐적으로 옵니다.
**我有时会间断性腹痛。**
Wǒ yǒushí huì jiànduànxìng fùtòng

아스피린을 먹고 위장병이 더 심해졌어요.
**阿司匹林让我的胃病更加恶化了。**
Āsīpīlín ràng wǒ de wèibìng gèngjiā èhuàle

위가 뜨끔거렸습니까?
**你的胃有过烧灼感吗?**
Nǐ de wèi yǒuguò shāozhuó gǎn ma

네, 위가 안 좋아요. 이것이 의사가 해준 처방전 입니다.
**是的, 我的胃不太舒服, 这是医生写给我的处方。**
Shìde, Wǒ de wèi bú tài shūfu, zhè shì yīshēng xiěgěi wǒ de chǔfāng

다른 한 가지 약은 제 2 진열대에 있습니다.
**另外一种药在2号柜台。**
Lìngwài yìzhǒng yào zài 2 hào guìtái

DIALOGUE

잠시 기다리시면 다른 약도 갖다 드리겠습니다.

请稍等，给您取另外一种药。

Qǐng shāo děng, gěi nín qǔ lìngwài yìzhǒng yào

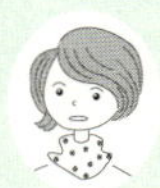

소화가 잘되는 수프 같은 음식을 드세요.

要吃流食，有助于消化。

Yào chī liúshí, yǒuzhùyú xiāohuà

---

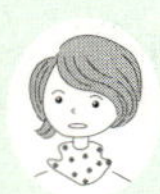

딸꾹질이 그치지 않는다구요?.

不停地打嗝吗？ Bùtíng de dǎgé ma

중조 반 티스푼을 물에 타서 마셔보세요.

将半茶匙碳酸氢钠溶于水后服用。

Jiāng bàn cháchí tànsuānqīngnà róngyú shuǐ hòu fúyòng

---

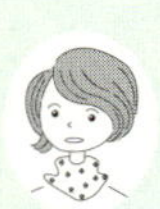

음주 다음 날 머리가 아프다구요?

喝酒后第二天头疼吗？

Hē jiǔ hòu dìèr tiān tóuténg ma

이 때도 중조 물을 드셔 보세요.

这个时候也可以喝一些苏打水。

Zhège shíhou yě kěyǐ hē yìxiē sūdǎshuǐ

관련단어

胃肠病chángwèibìng위장병　柜台guìtái진열대　流食liúshí연식, 죽　打嗝dǎgé딸꾹질　苏打水sūdǎshuǐ중조물(소다수)

# 05 위궤양

## 胃溃疡 Wèikuìyáng

DIALOGUE

현대사회에서는 자신을 위해 열심히 노력할 수 밖에 없습니다.
요즘 구동철씨는 업무일정이 빠듯해서, 정상 근무시간 외에도
자주 시간 외 근무를 합니다. 지금 약국에 들렀습니다.

现代社会为了自己，必须要非常努力的工作。
最近具东哲工作日程非常紧，除了正常上班以外，
还要常常加班。现在来了药店。

Xiàndàishèhuì wèile zìjǐ, bìxū yào fēichángnǔlìde gōngzuò.
Zuìjìn Jù Dōngzhé gōngzuò rìchéng fēicháng jǐn, chúle zhèngcháng shàngbān yǐwài,
háiyào chángcháng jiābān. Xiànzài lái le yàodiàn

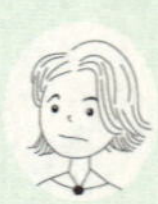

안녕하세요. 저는 위궤양이 있습니다. 어떻게 해야 할까요?
你好，我有胃溃疡。怎么办才好呢？
Nǐhǎo, wǒ yǒu wèikuìyáng. zěnmebàn cái hǎo ne

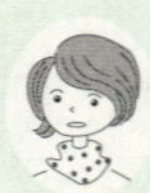

비타민 $B_2$와 제산제를 권합니다.
我建议你吃维生素B2和制酸剂。
Wǒ jiànyì nǐ chī wéishēngsùB2 hé zhìsuānjì

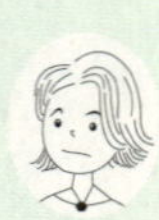

어떻게 먹죠?
怎么服用呢？ Zěnme fúyòng ne

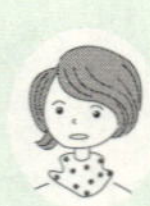

1일2회 각각 1정씩 드세요.
一天两次，每个药服用一片。
Yìtiān liǎngcì, měigè yào fúyòng yípiàn

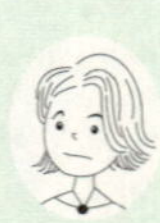

주의사항은 무엇이 있나요?
该注意些什么？ Gāi zhùyì xiē shénme

DIALOGUE

우선 위장에 자극성 있는 음식을 피하시고
잠은 충분히 자야 합니다. 국화차도 자주 드세요.

首先不要吃对胃有刺激性的食物,
还要保证充足的睡眠。最好经常喝菊花茶。

Shǒuxiān búyào chī duì wèi yǒu cìjīxìng de shíwù,
háiyào bǎozhèng chōngzú de shuìmián. Zuì hǎo jīngcháng hē júhuā chá

좋아요. 그렇게 하겠습니다.

好的, 听你的。

Hǎo de, ting nǐ de

이 약들을 포장해 줄 수 있나요?

可以帮我把这些药包起来吗?

Kěyǐ bāng wǒ bǎ zhèxiē yào bāo qǐlái ma

그럼요, 바로 해드리겠습니다.

当然可以的, 马上就好。

Dāngrán kěyǐ de, mǎshàng jiù hǎo

고맙습니다.

谢谢。 Xièxie

관련단어

努力nǔlì노력 胃溃疡wèikuìyáng위궤양 维生素wéishēngsù비타민 包bāo포장하다 马上mǎshàng즉시

# 06 여행중 설사

## 旅行时腹泻 Lǚxíng shí fùxiè

DIALOGUE

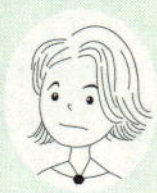

오늘 아침 설사가 나고 배가 아팠어요.

**今天早上腹泻了还有腹痛。**

Jīntiān zǎoshang fùxièle háiyǒu fùtòng

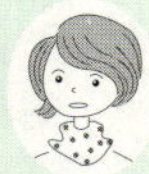

최근에 외국에 다녀 온 적이 있나요?

**最近有出国吗?** Zuìjìn yǒu chūguó ma

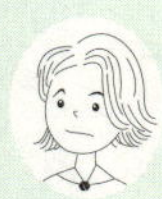

예, 엇그제 중국에서 돌아왔지요, 그러나 열은 없습니다.

**有, 前天从中国回来的, 但没有发烧。**

Yǒu, qiántiān cóng Zhōngguó huílái de, dàn méiyǒu fāshāo

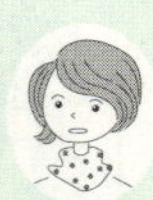

어떤 음식을 드셨나요?

**吃什么了?** Chī shénme le

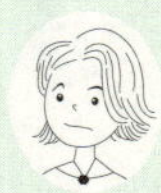

양꼬치를 먹었습니다.

**吃了羊肉串。** chīle yángròuchuàn

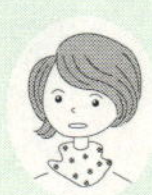

여기 지사제가 있어요.

**这是止泻剂。** Zhè shì zhǐxiè jì

한 캡슐씩 하루 세 번 복용하세요.

**每日三次, 一次一粒胶囊。**

Měirì sāncì, yícì yílì jiāonáng

DIALOGUE

내일 아침까지 나아지지 않으면 병원에 가시고

## 如果到明天早上还没好，请到医院看看，

Rúguǒ dào míngtiān zǎoshàng háiméi hǎo, qǐng dào yīyuàn kànkàn

만약 열이 나면 종합병원에 가야 합니다.

## 如果发烧也要去综合医院。

Rúguǒ fāshāo yě yào qù zōnghé yīyuàn

그 동안 매운 음식, 찬 음식은 드시지 마세요.

## 那段期间不要吃辛辣的食物和生冷的食物。

Nàduàn qījiān búyào chī xīnlà de shíwù hé shēnglěng de shíwù

### 여행 중 설사는 어떻게 대처할까요?
### 如何应对在旅行中发生的腹泻?

여행 중에는 "병을 막기 위해 먹는 것부터 조심하자"를 명심해야 합니다.
만약 여행 중 음식을 먹고 속이 불편하거나, 음식점 위생이 의심스럽거나,
음식이 신선하지 않았으면 우선 베르베린을 먹으면 어느 정도 예방이 가능합니다.
그래도 급성설사가 나면 즉각적인 치료를 받아야 합니다.

旅行中牢记“防止病从口入”这一警语，并严格遵守。
如果在旅途中感到进食后有胃肠不适或对饮食店的卫生感到不尽如人意，
或进食的食物不太新鲜，均可立即服用黄连素，能稍微起到预防作用。
如果得急性腹泻，就应立刻采取治疗措。

관련단어

腹泻fùxiè설사하다　出国chūguó출국하다　综合医院zōnghé yīyuàn종합병원
辛辣xīnlà매운　生冷shēnglěng익히지 않은 찬

# 07 헤리코박터 파이로리(H. Pylori)

## 幽门螺旋杆菌(H. Pylori) Yōuménluóxuángǎnjūn

DIALOGUE

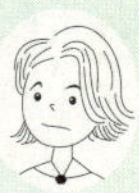

헤리코박타 파일로리에 대한 치료를 했더니 전혀 위통이 없어요.

**治疗了幽门螺旋杆菌的感染后胃完全不痛了。**

Zhìliáole yōuménluóxuán gǎnjūn de gǎnrǎn wèi wánquán bú tòng le

의사가 내 위궤양이 완전히 치유되었다고 하더군요.

**医生说，我的胃溃疡完全治好了。**

Yīshēng shuō wǒ de wèikuìyáng wánquán zhì hǎo le

그러나 난 통증이 다시 재발할까 봐 걱정입니다.

**可是我很怕会再次复发。**

Kěshì wǒ hěn pà huì zàicì fùfā

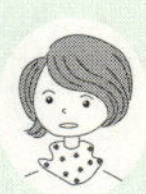

과식과 과음을 피하시고, 식사를 규칙적으로 하세요.

**要避免暴饮暴食，并按时吃饭。**

Yào bìmiǎn bàoyǐnbàoshí, bìng ànshí chīfàn

충분한 수면을 취하세요.

**还要保证充足的睡眠。**

Háiyào bǎozhèng chōngzú de shuìmián

관련단어

戒烟jièyān금연하다　幽门螺旋杆菌yōuménluóxuán gǎnjūn헤리코박타 파일로리

治好zhìhǎo잘 치료되다　复发fùfā재발하다　按时ànshí규칙적으로

## 헤리코박터 파이로리(H. Pylori)
## 幽门螺旋杆菌(H. Pylori)

위궤양, 위암 발생 체질의 사람은 H.P 때문에 위궤양이나 위암이 발생할 수 있습니다.
그러나 H.P가 없는 사람은 천식, 알러지, 아토피 발생 확률이 높아지는데
그 이유는 H.P가 중요한 보조역할을 하기 때문인데 예를 들면.

1. 산 분비 홀몬 Gastrin을 조절하는 역할.
2. 위장벽의 T-임파구와 B-임파구의 활성을 조절해 면역기능 향상 시킴.
3. 에너지 대사홀몬 분비를 조절하여 비만 방지, 당뇨 예방에 도움.

易患胃溃疡，胃癌的体质的人会因为H.P引起胃溃疡、胃癌。
可是没有H.P会诱发哮喘，过敏发病率也会增高，
理由是PH发挥着重要的辅助作用，例如

1. 调节胃酸分泌荷尔蒙Gastrin。
2. 调节胃壁的T-淋巴细胞和B-淋巴细胞的活性增强免疫力。
3. 调节代谢激素的分泌，防止肥胖，有助于预防糖尿病。

## 요즘(한국에서) 가장 흔한 H.P균 치료 처방
## 最近最常见的H.P菌治疗处方

Rx
Amoxicillin（阿莫西林） 500mg 2tab
Omeprazole（奥美拉唑） 40mg 1tab
Clarithromycin（甲基红霉素） 500mg 1tab
Sig. bid. for 7days

# 08 시메티딘

## 甲腈咪胺 Jiǎ jīng mī àn

DIALOGUE

지난 달 의사는 내가 위궤양이 있다고 말했어요.

**上个月医生说我得了胃溃疡。**

Shànggèyuè yīshēng shuō wǒ déle wèikuìyáng

좋아 보이지 않군요.

**看起来不太好。** Kànqǐlái bú tài hǎo

그 동안 무슨 약을 복용하셨나요?

**最近你服用了什么药呢?**

Zuìjìn nǐ fúyòng le shénme yào ne

가끔 액체 약을 먹었어요.

**有的时候服用口服溶液。**

Yǒude shíhou fúyòng kǒufú róngyè

약을 처방해 준 내과의사에게 가는 것이 좋겠습니다.

**你应该去看给你开处方药的内科医生。**

Nǐ yīnggāi qùkàn gěi nǐ kāichǔfāngyào de nèikēyīshēng

안 가신다면 이 약을 권합니다.

**如果不去的话，建议吃这个药。**

Rúguǒ búqù de huà, jiànyì chī zhège yào

효과도 좋은 위통 없애주는 약입니다.

**这药是治疗胃痛的, 效果很好。**

Zhè yào shì zhìliáo wèitòng de, xiàoguǒ hěnhǎo

DIALOGUE

이 알약은 소화성 궤양에 쓰는 시메티딘입니다.

**这药片是消化性溃疡用的甲腈咪胺。**

Zhè yàopiàn shì xiāohuà xìng kuìyáng yòng de jiǎ jīng mī àn

전에 복용한 적이 없어요. 처음예요.

**从前没有服用过，是第一次。**

Cóngqián méiyǒu fúyòng guò, shì dì yīcì

식후와 취침전에 한 알씩 복용하세요.

**饭后和睡前各服用一粒。**

Fànhòu hé shuì qián gè fúyòng yílì

식후 얼마 후에 복용하는것이 좋나요?

**饭后多长时间服用是最好的?**

Fànhòu duō cháng shíjiān fúyòng shì zuìhǎo de

식후 30분에서 한 시간 사이에 복용하시면 좋습니다.

**饭后30分到一个小时服用是最好的。**

Fànhòu 30fēn dào yígè xiǎoshí fúyòng shì zuìhǎo de

관련단어

甲腈咪胺jiǎ jīng mī àn시메티딘　消化性溃疡xiāohuàxìng kuìyáng소화성 궤양
第一次dì yīcì첫 번째　饭后fànhòu식후　睡前shuì qián취침전　胃溃疡wèikuìyáng위궤양
有的时候yǒude shíhou가끔　口服溶液kǒufúróngyè마시는 약

# 09 고기 구워 먹을 때 야채를 많이 드세요

## 吃烤肉时应多吃蔬菜 Chī kǎoròu shí yīng duō chī shūcài

DIALOGUE

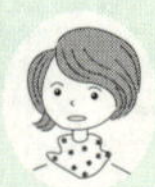

증세가 심하지 않군요.

**哦，不太严重。**

Ò, bú tài yánzhòng

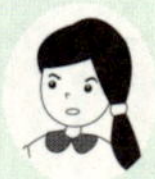

고기를 과식했습니다.

**我吃了过多的肉。**

Wǒ chīle guòduō de ròu

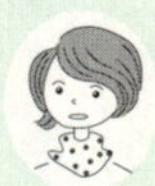

복합 효소제를 권합니다.

**我建议您服用复合酶片。**

Wǒ jiànyì nín fúyòng fùhé méi piàn

이걸 먹으면 많이 좋아질 거예요.

**吃了这些您会感觉好很多。**

Chīle zhèxiē nín huì gǎnjué hǎo hěnduō

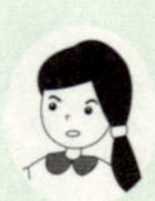

맞아요. 요즘 계속 토해요.

**是的，我最近一直呕吐。**

Shì de, wǒ zuìjìn yìzhí ǒutù

식욕도 없고 짜증납니다.

**吃饭也没有胃口，总是动肝火。**

Chīfàn yě méiyǒu wèikǒu, zǒngshì dòng gānhuǒ

DIALOGUE

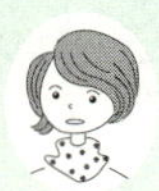

다음엔 고기는 과식하지 마세요.
下次不要吃那么多的肉。
Xiàcì búyào chī nàmeduō de ròu

구워 먹을 때는 야채를 많이 드시면 좋습니다.
烤肉的时候应该多吃蔬菜。
Kǎoròu de shíhou yīnggāi duō chī shūcài

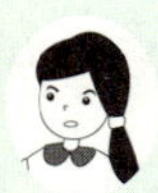

알겠습니다.
知道了。
Zhīdàole

### 고기를 구워 먹을 때 야채를 많이 먹어야 하는 이유
### 吃烤肉的时候要多吃蔬菜的理由

고기를 구워 먹으면 위산에 의해 과산화지질(LOOH)와 MDA라는 유해물질이 생성됩니다. 야채 속의 Polyphenol은 LOOH, MDA와 결합하여 이것들이 위장관에서 흡수되지 못하게 하여 대변을 통해 몸 밖으로 빠져 나가게 합니다.

吃烤肉时，胃酸会产生有害的过氧化合物LOOH和MDA。
蔬菜中的多酚与LOOH，MDA结合后，使它们不会被胃肠吸收，
而是通过排便排出体外。

관련단어

蔬菜shūcài야채　烤肉kǎoròu구운 고기　建议jiànyì제안하다　呕吐ǒutù토하다
复合酶片fùhéméipiàn복합효소제　治疗zhìliáo치료하다

# 10 설사
## 腹泻 Fùxiè

DIALOGUE

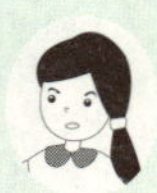

배가 아파요. 설사를 자주 해요.

肚子疼。经常腹泻。 Dùzǐténg jīngcháng fùxiè

토하고 구역질에 속이 쓰리기도 해요.

呕吐, 反胃, 感到胃火辣辣的。

Ǒutù fǎnwèi. gǎndào wèi huǒlàlà de

처음엔 변비, 며칠 지나 설사를 해요.

一开始是便秘, 过了几天就拉肚子。

Yìkāishǐ shì biànmì, guòle jǐtiān jiù lādùzǐ

그래서 기운도 없어요.

所以现在没有力气。 Suǒyǐ xiànzài méiyǒu lìqi

어떻게 하죠?

怎么办? Zěnmebàn

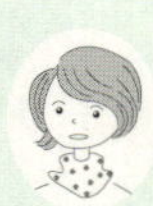

제산제와 항생제 그리고 영양제가 필요합니다.

那你需要制酸剂和抗生素, 还需要营养剂。

Nà nǐ xūyào zhìsuānjì hé kàngshēngsù hái xūyào yíngyǎngjì

**약은 다음 3가지 경로로 병을 치료합니다.**

**药物通过三个渠道产生治疗作用**

1. 인체 기능을 조절합니다 : 많은 질병이 인체기능 실조에 기인하기 때문에 기능실조를 조정함으로써 치료 작용을 발휘합니다.
2. 병원체를 억제하거나 죽입니다 : 모든 감염성질병은 병원체가 밝혀짐과 상관없이 모두 감염에 기인합니다. 항생제와 구충제가 여기에 속합니다.
3. 부족한 것을 보충합니다 : 많은 질병이 신체 내 필수성분 부족에 기인합니다.

예를 들어 각종 비타민, 홀몬부족이 상응하는 질병을 유발합니다.
이 때 결핍물질에 해당하는 약을 이용하면 병상태가 신속하게 호전됩니다.

1. 调整人体功能：许多疾病是由于人体机能失调而发生的。
   许多药物具有调节人体机能的作用。
2. 抑制或驱除病原体：凡感染性疾病，包括已知的和未知的均由一定的病原体感染所致。各种抗生素，驱虫剂等药即属此类。
3. 补充不足的东西：不少疾病是由于机体缺乏某些必要元素引起的。
   例如各种维生素，激素缺乏，也会引起相应的疾病。
   此时，利用某些药物相应地补充人体所缺的物质，能使病情迅速好转。

안녕하세요. 어제 저녁에 오래된 음식을 먹었어요.
**你好, 昨天晚上吃了过期的食物。**
Nǐhǎo, zuótiān wǎnshàng chīle guòqī de shíwù

새벽에 설사를 했어요.
**凌晨拉肚了。** Língchén lā dù le

배가 많이 아픈가요?
**肚子疼的厉害吗?** Dùzǐténg de lìhai ma

많이 안 아프고 좀 지났더니 괜찮아요.
**不是很疼, 过一段时间就好了。**
Búshì hěn téng, guò yíduàn shíjiān jiù hǎo le

가벼운 설사이고 좋아지고 있군요.
**轻微的腹泻, 有好转。** Qīngwēi de fùxiè, yǒu hǎozhuǎn

관련단어
火辣辣huǒlàlà쓰리다, 얼얼하다　便秘biànmì변비　拉肚子lādùzǐ설사하다　没有力气méiyǒu lìqi기운이 없다　营养剂yíngyǎng jì영양제

약을 안 먹어도 될까요?

不吃药也可以吗? Bù chīyào yě kěyǐ ma

적합한 약이 있어요.

有合适的药。 Yǒu héshì de yào.

어떤 약이죠?

什么药? Shénmeyào

스멕타, 이 약은 장내에 나쁜 세균, 독소, 가스를 흡수해서 배설해 줍니다. 그리고 손상된 장점막을 회복시켜 줍니다.

时唛特, 这药可以消除肠内细菌, 清除毒素, 排气。还可以修复已损伤的肠壁。

Shímàtè, zhè yào kěyǐ xiāochú cháng nèi xìjūn, qīngchú dúsù, páiqì. hái kěyǐ xiūfù yǐ sǔnshāng de chángbì

얼마나 먹어야 되나요?

要吃多少? Yào chī duōshǎo

설사가 멈추고도 2끼 정도 더 복용하면 아주 좋습니다.

腹泻停了, 再服2次就行。

Fùxiè tingle, zài fú 2cì jiù xíng

항생제 같은 부작용은 없어서 안심하고 드셔도 됩니다.

没有像抗生素一样的副作用, 可以放心服用。

Méiyǒu xiàng kàngshēngsù yíyàng de fùzuòyòng, kěyǐ fàngxīn fúyòng

관련단어

腹泻 fùxiè 설사　轻微 qīngwēi 가벼운(증상 등이)　时唛特 shímàtè 스멕타　清除毒素 qīngchúdúsù 독소를 없애다
排气 páiqì 가스　肠壁 chángbì 장벽　停 tíng 멈추다

# 10-1 스멕타 용법

## 时唛特的用法 Shí mà tè de yòngfǎ

DIALOGUE

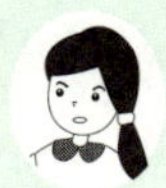

어떻게 먹죠?

应该怎么吃?

Yīnggāi zěnme chī

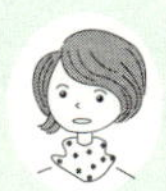

식사하기 2시간 전에 1포씩 1일3회 복용 하십시오.

饭前2小时，一次一袋，一日3次。

Fànqián 2 xiǎoshí, yícì yídài, yírì3cì

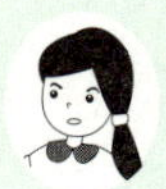

잘 알겠습니다.

好的，知道了。

Hǎo de zhīdào le

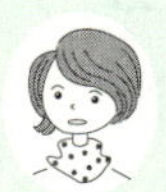

다른 약과 동시에 먹으면 안됩니다.

不能跟其他药一起吃。

Bùnéng gēn qítā yào yìqǐ chī

위장에 보호막을 형성하여 다른 약의 흡수를 방해합니다.

这个药在胃肠内形成保护膜, 其他药会不易吸收。

Zhège yào zài wèicháng nèi xíngchéng bǎohùmó, qítā yào huì búyì xīshōu

적어도 2시간 후에 따로 드세요.

最少2小时以后再吃其它药。

Zuì shǎo 2 xiǎoshí yǐhòu zài chī qítā yào

DIALOGUE

스멕타는 천연 점토로 만들었고,

时唛特是由天然粘土所构成，

Shí mà tè shì yóu tiānrán niántǔ suǒ gòuchéng

손상된 장점막을 코팅해 보호하고 세균, 독소, 바이러스 등을 흡착해서 체외로 배설시키는 좋은 지사제입니다.

保护肠粘膜。吸收细菌，毒素，病毒等排出体外，是很好的止泻剂。

Bǎohù cháng niánmó, xīshōu xìjūn, dúsù, bìngdú děng páichū tǐ wài, shì hěn hǎo de zhǐxièjì

### 스멕타현탁액 어린이 용법 舒腹达悬浊液的儿童使用方法

2세 이상 : 1일 6 ~ 9 g을 3회 분할 복용

两岁以上：一天6~9g分三回服用

1세 ~ 2세 미만 : 1일 3 ~ 6 g을 3회 분할 복용

1岁~未满2岁：一天3~6g分三回服用

1세 미만 : 1일 3 g을 3회 분할 복용

未满一岁：一天3g分三回服用

관련단어

形成xíngchéng형성하다 保护膜bǎohùmó보호막 吸收xīshōu흡수하다
粘膜niánmó점액막 细菌xìjūn세균 毒素dúsù독소 病毒bìngdú바이러스

# 10-2 스멕타 복용시 주의사항

## 时唛特服用的注意事项 Shí mà tè fúyòng de zhùyìshìxiàng

DIALOGUE

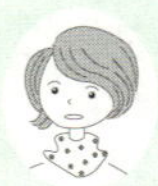

스멕타는 몸에 흡수되지 않아 부작용이 없어서
소아에게도 사용합니다.

时唛特不被人体吸收无副作用 因此小儿也可用。

Shímàtè bú bèi réntǐ xīshōu wú fùzuòyòng Yīncǐ xiǎoer yě kě yòng

그러나 스멕타에 들어있는 인공감미료인 아스파탐이 체내에 흡수되어
페닐알라닌을 생성합니다.

时唛特有人工添加剂阿斯巴甜, 使体内吸收
形成苯丙氨酸。Shímàtè yǒu réngōng tiānjiājì āsībātián, shǐ tǐnèi xīshōu xíngchéng běnbǐngānsuān

(페닐알라닌이) 뇌에 대량 축적되면 뇌를 손상시킬 (지체장애아가 될) 수 있습니다.

大脑内大量积压会损伤大脑。

Dànǎo nèi dàliàng jīyā huì sǔnshāng dànǎo

페닐케톤뇨증이 없으면 상관없습니다.

无苯丙酮尿症则无大碍。

Wúběnbǐngtóngniàozhèng zé wú dà ài

페닐알라닌은 거의 모든 음식에 들어 있고,

食物中都有苯丙氨酸,

Shíwù zhōng dōu yǒu běnbǐngānsuān

육류에 많이 들어 있어 스멕타 복용시 고기를 안 먹는 것이 좋습니다.

肉类最多, 服用时麦特时不易吃肉食。

Ròulèi zuìduō, fúyòng shímàtè shí,búyì chī ròushí

관련단어

小儿xiǎo'er소아　人工添加剂réngōng tiānjiājì인공첨가물　阿斯巴甜āsībātián아스파탐　大脑dànǎo대뇌　积压jīyā축적되다

# 10-3 지사제
## 止泻药 Zhǐxièyào

DIALOGUE

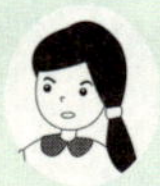

설사를 합니다.

拉肚子（腹泻）

Lādùzi (fùxiè)

정도가 심해요.

很严重。

Hěn yánzhòng

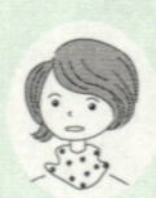

복통이 있습니까?

腹痛吗?

Fù tòng ma

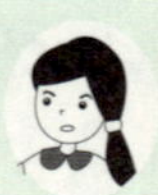

예, 배가 아픕니다.

嗯，肚子疼。

Ēn, dùzǐténg

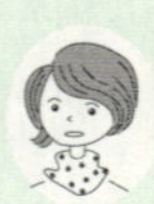

무엇을 먹었습니까?

吃什么了?

Chī shénme le

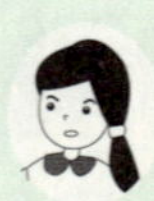

어제 서해안 여행했어요.

昨天去西海岸旅行了。

Zuótiān qù xī Hǎi'àn lǚxíngle

# 10-4 독소 생산 박테리아

## 毒素产生的细菌 Dúsù chǎnshēng de xìjūn

DIALOGUE

점심에 회를 먹었습니다.

中午吃生鱼片了。

Zhōngwǔ chī shēng yú piàn le

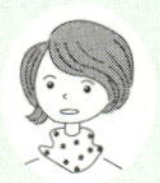

식중독 같습니다.

好像是食物中毒。

Hǎo xiàng shì shíwù zhòngdú

### 독소 생산 박테리아 毒素产生的细菌

독소 생산 박테리아의 대표적인 경우가 여행 중 설사입니다.
불결한 음식 속의 박테리아가 장관세포를 죽일 수 있는 독소를
분비하면 장관은 경련이나 심한 수축과 함께 다량의 체액을 분비합니다.
독소와 박테리아를 배설시키려고 함으로써 심한 설사를 유발합니다.
병원치료 받은 후 유산균을 드시면 됩니다.

因毒素而产生的细菌，最具代表性的病就是旅行腹泻。
不干净的食物中的细菌分泌毒素使肠内细胞死亡，
还使肠内产生痉挛和严重的收缩同时分泌大量的体液。
诱发严重腹泻的原因是为了排泄毒素和细菌。
接受治疗以后吃乳酸菌就可以了。

관련단어

止泻药zhǐxièyào지사제　旅行lǚxíng여행하다　生鱼片shēng yú piàn생선회　食物中毒shíwùzhòngdú식중독

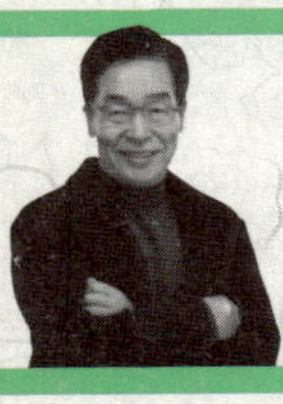

# 환경과 생활 环境和生活

많은 사람들이 자연을 벗어나 살고 있는데 밀폐된 장소가 아니라 생명체 공유공간인 자연에서의 생활이 바람직합니다. 공해 없는 환경에서 스트레스 받지 않고 평소 적당한 운동도 필요합니다. 자외선을 두려워하지 말고 반드시 적당한 일광욕도 해야 하며 인류는 주로 걸으며 활동해 왔기에 걷기는 가장 좋은 운동입니다. 성인이 되어 병에 걸리는 것은 자기 인생의 결과임을 자각하고 건강한 삶을 위해 좋은 환경에서 건전한 태도와 습관을 갖는 것이 중요하죠

虽然很多人都脱离自然生活，但是比起封闭的空间，生活在与其他生命体共存的自然界才是最好的方式。需要在没有公害的环境下不受压力，并适当的做些运动。不能过于害怕紫外线，一定要适当地晒日光浴。人类过去主要以走路的方式来生活，所以徒步是最好的运动方式。成人生病是因自身的不良习惯所致。所以为了健康的人生，在好的环境下，拥有好的态度和习惯非常重要。

그러나 인간이 행복을 추구하기 위해 이룩한 과학문명이 오히려 환경오염을 초래했고 실제로 많은 사람들이 어쩔 수 없이 열악한 환경에 살면서 건강을 잃어가고 있습니다. 그래서 경제 성장과 생명 존중이 동시에 공존하는 사회가 필요합니다.

但人类为了追求幸福生活而获得的科学文明，反而对环境造成了污染，现实中很多人在恶劣的环境中不可避免的失去了健康。所以我们需要经济发展与尊重生命共存的社会。

〈美人鱼〉是中国票房最高的电影 (미인어는 2017년초까지 중국 영화 사상 최고의 흥행을 기록한 영화)

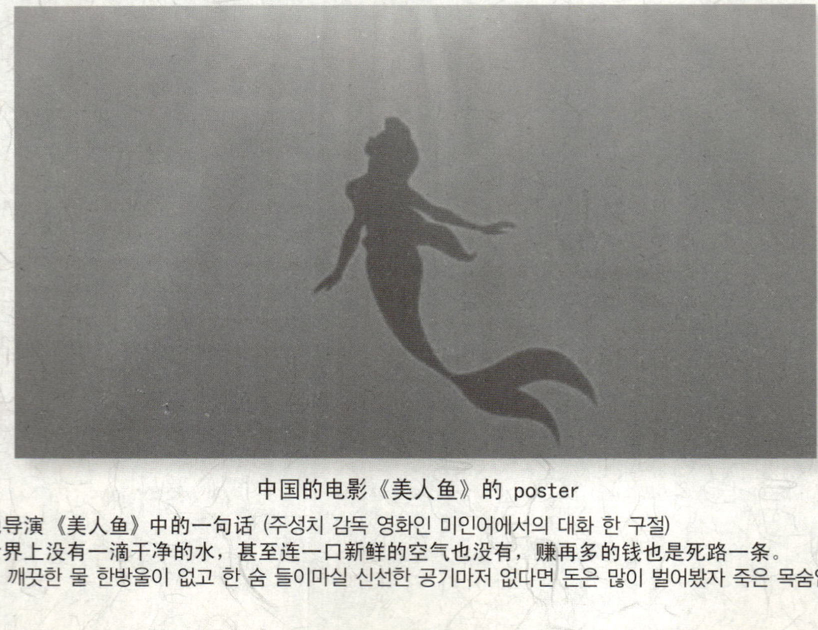

中国的电影《美人鱼》的 poster

周星驰导演《美人鱼》中的一句话 (주성치 감독 영화인 미인어에서의 대화 한 구절)
假如世界上没有一滴干净的水，甚至连一口新鲜的空气也没有，赚再多的钱也是死路一条。
(세상에 깨끗한 물 한방울이 없고 한 숨 들이마실 신선한 공기마저 없다면 돈은 많이 벌어봤자 죽은 목숨입니다.)

Medical Chinese

# 05

## 증상별 회화

# 순환기 관련

## 循环器官相关

# 01 디곡신

## 地高辛 Dìgāoxīn

DIALOGUE

심장이 두근거려요.
心跳过快。 Xīntiào guòkuài

가슴이 답답해요.
胸口发闷。 Xiōngkǒu fāmēn

심장 박동 수가 정상이 아닙니다.
心律不正常。（心律不齐）
Xīnlǜ bú zhèngcháng

운동할 때 호흡이 곤란해요.
运动的时候，呼吸困难。
Yùndòng de shíhou, hūxī kùnnán

이 약은 심장박동을 적당히 유지해주는 다곡신이란 약입니다.
这药是维持心搏适当跳动的地高辛。
Zhè yào shì wéichí xīn bó shìdàng tiàodòng de dìgāoxīn

지난 주 이후 복용하는 약과 같은 약인가요?
和上个星期服用的药一样吗?
Hé shànggè xīngqī fúyòng de yào yíyàng ma

관련단어

地高辛dìgāoxīn디곡신　心律xīnlǜ심장박동　呼吸hūxī호흡　忘记wàngjì잊어버리다

DIALOGUE

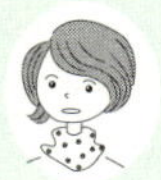

예, 그렇지요. 매일 아침 조식 후 한 정씩 복용 하십시오.
是，每天吃完早饭后吃一颗。
Shì, měitiān chī wán zǎofàn hòu chī yìkē

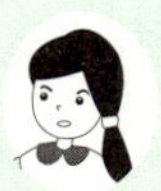

가끔 조식을 안 먹을 때 복용하는 것을 잊어버립니다.
有时候，不吃早饭的话会忘记吃药。
Yǒushíhòu, bù chī zǎofàn de huà huì wàngjì chīyào

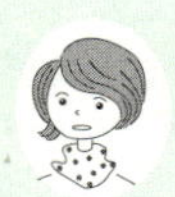

지시 된 대로 매일 이 약을 복용하여야 합니다.
要有规律的服用这药。
Yào yǒu guīlǜ de fúyòng zhè yào

한번 복용을 빠뜨렸다면 두 배로 복용하지 마십시오.
忘记了吃一次的话，不要一次吃2颗(药量的两倍)。
Wàngjìle chī yícì de huà, búyào yícì chī2kē

12시간 이내에 잊은 것이 생각나면 생각나는 즉시 복용하세요.
12小时内想起来没吃药的话，要马上补吃。
12 xiǎoshí nèi xiǎngqǐlái méichīyào de huà, yào mǎshàng bǔ chī.

깜박 잊고 이틀 이상 복용하지 못했다면 의사의 진찰을 받으십시오.
如果两天以上忘记服药的话，要跟医生咨询一下。
Rúguǒ liǎngtiān yǐshàng wàngjì fúyào de huà，yào gēn yīshēng zīxún yíxià

# 02 니트로글리세린 설하정

## 硝化甘油 舌下片 Xiāohuàgānyóu shéxiàpiàn

DIALOGUE

이 약은 니트로글리세린 입니다.
**这是 硝化甘油。**
Zhè shì xiāohuàgānyóu

의사한테서 약 사용법은 들었나요?
**你听见医生说这药怎么服用了吗?**
Nǐ tīngjiàn yīshēng shuō zhè yào zěnme fúyòngle ma

예 항상 가지고 다니고 협심증발작을 느낄 때 즉시 먹어야 한다고 했어요.
**是，常常带着。心绞痛的时候及时服用。**
Shì, chángcháng dàizhe. Xīnjiǎotòng de shíhou jíshí fúyòng

삼키면 효과가 없어요.
**吞着吃的话，没有用。**
Tūnzhe chī de huà, méiyǒu yòng

약을 혀 밑에서 놓고 완전히 녹을 때까지 두어야 합니다.
**要含在舌下直到融化为止。**
Yào hán zài shé xià zhídào rónghuàwéi zhǐ

통증이 멈추지 않으면 다시 먹어도 되나요?
**万一不能止痛的话，可以再吃吗?**
Wànyī bùnéng zhǐtòng de huà, kěyǐ zài chīmā

DIALOGUE

예, 5분 이내에 통증이 사라지지 않는다면 한 알을 더 먹어도 됩니다.

可以，如果5分钟之内还是不能止痛的话，就再吃一粒。

Kěyǐ, rúguǒ 5fēnzhōng zhīnèi háishì bùnéng zhǐtòng de huà Jiù zài chī yílì

총3알을 먹었는데 통증이 계속 된다면 즉시 의사에게 가거나 전화해야 합니다

一共吃了3粒，还是止不了痛的时候，要立即去看医生或者打电话给医生。

Yígòng chīle 3lì ,háishì zhǐbùliǎo tòng de shíhou

Yào lìjí qù kàn yīshēng huòzhě dǎdiànhuà gěi yīshēng

니트로글리세린의 보관상 주의사항이 있습니까?

硝化甘油的保管注意事项?

Xiāohuàgānyóu de bǎoguǎn zhùyìshìxiàng

뚜껑 열고 나서 3개월 이내에 복용하여야 합니다.

打开瓶盖之后，必须要在3个月内服用

Dǎkāi pínggài zhīhòu, bìxū yào zài 3gè yuè nèi fúyòng

감사합니다.

谢谢。 Xièxie

관련단어

硝化甘油xiāohuàgānyóu니트로글리세린　心绞痛xīnjiǎotòng협심증　瓶盖pínggài뚜껑

常常chángcháng항상　及时jíshí즉시　吞着吃tūnzhe chī삼키다　融化rónghuà녹다

# 03 고혈압

## 高血压 Gāoxuèyā

DIALOGUE

혈압이 정상입니까?

**血压正常吗?**

Xuèyā zhèngcháng ma

약간 높습니다.

**有些偏高。**

Yǒuxiē piāngāo

혈압이 150/100mm Hg 입니다.

**血压是 150/100mm Hg.**

Xuèyā shì 150/100mmHg

약 복용 중 주의사항은요?

**服用时应注意些什么?**

Fúyòng shí yīng zhùyì xiē shénme

이 약은 몇 가지 부작용이 있는데

**这药有一些副作用。**

Zhè yào yǒu yìxiē fùzuòyòng

코가 막히거나 위장장애 등입니다.

**比如鼻塞或胃刺激等。**

Bǐrú bísāi huò wèi cìjī děng

DIALOGUE

차고 건조한 곳에 보관하세요.

存放在阴凉干燥处。

Cúnfàng zài yīnliáng gānzào chù

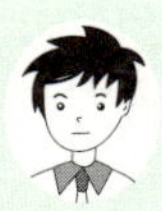

요즘 혈압이 계속 높아졌습니다.

我的血压这几天一直很高。

Wǒ de xuèyā zhè jǐtiān yìzhí hěn gāo

시험을 앞두고 잠이 안 오고 정신집중이 안됩니다.

快考试了。睡眠也不好, 精神也很难集中。

Kuài kǎoshìle, shuìmián yě bùhǎo, jīngshen yě hěnnán jízhōng

약간 어지러운데 혈압 좀 재 줄 수 있나요?

我有点头晕, 你能帮我测血压吗?

Wǒ yǒudiǎn tóuyūn, nǐ néng bāng wǒ cè xuèyā ma

당연합니다.

当然了。

Dāngrán le

관련단어

高血压gāoxuèyā고혈압　考试kǎoshì시험　集中jízhōng집중하다　头晕tóuyūn어지럽다
正常zhèngcháng정상　血压xuèyā혈압　鼻塞bísāi코 막히다　胃刺激wèicìjī위자극

# 04 고혈압 증세

## 高血压的症状 Gāoxuèyā de zhèngzhuàng

DIALOGUE

요즘 어떻습니까?

**近来你感觉怎么样?**

Jìnlái nǐ gǎnjué zěnmeyàng

요즘 계속 어지럽고 두통도 심해요.

**最近我总是感到一阵阵晕眩，头也疼得厉害。**

Zuìjìn wǒ zǒngshì gǎndào yízhènzhèn yūnxuàn, tóu yě téng de lìhai

어디가 아프고 두통이 얼마 동안 계속되나요?

**哪个部位疼？头疼持续多长时间了?**

Nǎgè bùwèi téng ? tóuténg chíxù duō cháng shíjiān le

여기가 아파요, 신경쓰면 바로 아파요. 너무 안 좋아요.

**就这里，似乎我一紧张头就疼。**

Jiù zhèli, sìhū wǒ yì jǐnzhāng tóu jiù téng

고혈압증상은 뒷덜미가 땡기고 어지러우면서 눈이 침침해지는 것입니다.
만약 이런 증상이 점점 더 심해지면 병원에 가서 즉시 진찰받아야 합니다.

**高血压症状是后脖颈有紧绷感并感到头晕目眩。**
**如果症状越来越严重，要去医院就诊。**

Gāoxuèyā zhèngzhuàng shì hòu bógěng yǒu jǐnbēnggǎn bìng gǎndào tóuyūnmùxuàn.
Rúguǒ zhèngzhuàng yuèláiyuè yánzhòng,yào qù Yīyuàn jiùzhěn.

DIALOGUE

고혈압 범위는?

高血压的范围? Gāoxuèyā de fànwéi

혈압140mmHg/90mmHg이상
(60세 이상은 160mmHg이하면 정상)

血压超过140mmHg/90mmHg.
(60岁以上者上压在160mmHg以下正常)

Xuèyā chāoguò140mmHg/90mmHg
(60 suì yǐshàng zhě shàng yāzài160mmHg yǐxià zhèngcháng)

이 선생님! 혈압이 매우 높습니다.

李先生，你的血压很高。 Lǐxiānshēng, nǐ de xuèyā hěn gāo

저 이제 겨우 30살인데 늙어야 걸리는 병 아닌가요?

我只有30岁，这不是老年人才有的毛病吗?

Wǒ zhǐyǒu 30suì, zhè búshì lǎonián réncái yǒude máobìng ma

아닙니다. 어떠한 연령층에서도 발병 할 수 있습니다.

不是，在任何年龄都可能发生。

Búshì, zài rènhé niánlíng dōu kěnéng fāshēng

관련단어

原因yuányīn원인 怀孕huáiyùn임신하다 致命zhìmìng치명적인 心脏病xīnzàngbìng심장병
肾脏损害shènzàng sǔnhài신장손상 死亡sǐwáng사망 毛病máobìng고장. 장애. 결함. 흠

# 05 고혈압 원인

## 高血压的原因 Gāoxuèyā de yuányīn

DIALOGUE

고혈압의 원인이 뭐죠?

**高血压的病因是什么呢?**

Gāoxuèyā de bìngyīn shì shénme ne?

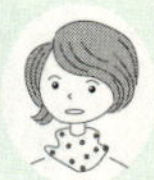

특정한 원인은 없어요.
그러나 신장에 문제가 있거나 임신, 약 복용 등도 고혈압의 원인이 될 수 있습니다.

**没有特定的原因，但是肾脏疾病，**
**怀孕或服用药物都是引起高血压的因素。**

Méiyǒu tèdìng de yuányīn, dànshì shènzàng jíbìng
huáiyùn huò fúyòngyàowù dōushì yǐnqǐ gāoxuèyā de yīnsù

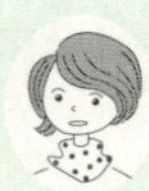

치료 안하면 중풍, 심장병, 신장손상, 사망에 이르게까지 됩니다.

**如果不治疗，高血压可以导致中风，心脏病，肾脏损害和死亡。**

Rúguǒ bú zhìliáo, gāoxuèyā kěyǐ dǎozhì zhòngfēng, xīnzàngbìng shènzàng sǔnhài hé sǐwáng

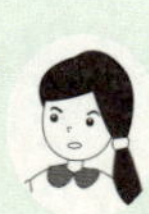

고혈압이 치명적인 병인 줄 몰랐네요.

**不知高血压是这么致命的疾病**

Bùzhī gāoxuèyā shì zhème zhìmìng de jíbìng

DIALOGUE

그럼 나의 고혈압 원인은 무엇입니까?

**那么令我高血压的原因是什么?**

Nàme lìng wǒ gāoxuèyā de yuányīn shì shénme

두 가지 종류가 있는데 첫 번째로는 본태성 고혈압입니다.
이 병의 원인은 명확하지가 않는데, 예를 들면 유전을 들 수 있습니다.

**共有两种高血压，第一种叫基本性高血压是由一至多项不明原因引起的，如遗传。**

Gòngyǒu liǎngzhǒng gāoxuèyā, dìyīzhǒng jiào jīběnxìng gāoxuèyā, shìyóuyīzhì duōxiàng bùmíng yuányīn yǐnqǐde, rú yíchuán

또 한 가지는 속발성 고혈압인데 질병으로부터 오고 예를 들자면 신장병, 갑상선 질병, 심한 경우는 과도한 음주로부터 올 수도 있습니다.

**另外一种叫从属性高血压，是由疾病如肾病甲状腺疾病甚至饮酒过多而导致的。**

Lìngwài yìzhǒng jiào cóng shǔxìng gāoxuè yā, shì yóu jíbìng rú shènbìng, jiǎzhuàng xiàn jíbìng, shènzhì yǐnjiǔ guòduō ér dǎozhì de

관련단어

范围fànwéi범위 任何rènhé어떠한 基本性jīběnxìng본태성 遗传yíchuán유전
甲状腺疾病jiǎzhuàngxiàn jíbìng갑상선질병 甚至shènzhì심지어

# 06 고혈압 치료

## 高血压的治疗 Gāoxuèyā de zhìliáo

DIALOGUE

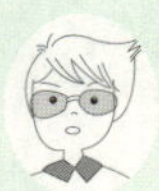

제가 진찰을 해보겠습니다. 질병 때문에 생기는 고혈압은 치료할 수 있습니다.

我会替你做检查，由疾病引发的高血压可以治疗。

Wǒ huì tì nǐ zuò jiǎnchá, yóu jíbìng yǐnfā de gāoxuèyā kěyǐ zhìliáo

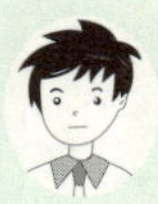

아버지도 고혈압이 있습니다.

我的父亲也有高血压。

Wǒ de fùqīn yě yǒu gāoxuèyā

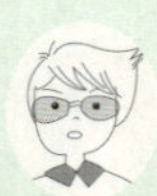

그렇군요. 고혈압은 유전일 수 도 있습니다.

是的，高血压有时是会遗传的。

Shì de, gāoxuèyā yǒushí shì huì yíchuán de

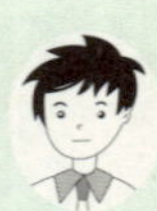

하지만 저는 아직 컨디션이 좋고 긴장하지도 않으며 가슴이 두근거리지도 않아요.

但我精神很好，不紧张，也没有心悸。

Dàn wǒ jīngshén hěnhǎo, bù jǐnzhāng, yě méiyǒu xīnjì

관련단어

检查jiǎnchá진찰하다　心悸xīnjì가슴이 두근거리다　影响yǐngxiǎng영향을 주다
中风zhòngfēng중풍　瘫痪tānhuàn반신불수가되다　麻烦máfan불편한, 번거로운

DIALOGUE

병이 막 시작해서 그럴 것입니다만 조기발견해서 치료 하는것이 매우 중요하며 만약 늦어 진다면 심장에 영향을 미칠 수도 있습니다.

皆因疾病才刚开始。但及早治疗是很重要的。如果延迟，会影响到你的心脏。

Jiē yīn jíbìng cái gāngkāishǐ. Dàn jízǎo zhìliáo shì hěn zhòngyào de. Rúguǒ yánchí, huì yǐngxiǎng dào nǐ de xīnzàng

그 밖에 나에게 올 문제는요?

它会带给我其他麻烦吗?

Tā huì dàigěi wǒ qítā máfan ma

중풍이 될 수도 있습니다.

会，它可能会使你中风。

Huì, tā kěnéng huì shǐ nǐ zhòngfēng

그럼 반신불수가 되겠군요.

那就会使我半身不遂。

Nà jiù huì shǐ wǒ bàn shēn bù suí

그렇습니다. 중풍은 전신 혹은 부분 마비가 될 수 있습니다.

是的，中风会使全身或部分瘫痪。

Shì de, zhòngfēng huì shǐ quánshēn huò bùfen tānhuàn

# 07 고혈압약

## 高血压药 Gāoxuèyā yào

DIALOGUE

약을 먹지 않아도 혈압을 조절할 수 있나요?
不用药物也可以控制血压吗?
Búyòng yàowù yě kěyǐ kòngzhì xuèyā ma

담배와 술은 끊으시고 충분한 수면을 꼭 취하셔야 합니다.
我希望你戒烟和酒, 同时你一定要有充足的睡眠。
Wǒ xīwàng nǐ jièyān hé jiǔ, tóngshí nǐyídìng yào yǒu chōngzú de shuìmián

저에게 약을 처방 해 주 실 건가요?
你是不是要给我开药?
Nǐ shìbúshì yào gěi wǒ kāi yào

네, 몇 가지 알약들은 처방해 드리죠. 만약 식사 후 복용 시 불편한 감이 있다면, 조제약을 반으로 줄여서 즉 반 알만 드시기 바랍니다.
是的，我会开一些药丸片给你。
如果服食后觉得更糟糕把剂量减半，即只吃半粒。
Shì de, wǒ huì kāi yìxiē yàopiàn gěi nǐ.
Rúguǒ fúshí hòu juéde gèng zāogāo, bǎ jìliàng jiǎnbàn, jí zhǐ chī bànlì

마음대로 약 복용을 중단하면 안됩니다. 반드시 의사의 지시에 따라야 합니다.
不能随便中断药物的服用。一定要遵循医嘱服药。
Bùnéng suíbiàn zhōngduàn yàowù de fúyòng。Yídìng yào zūnxún yīzhǔ fúyào

DIALOGUE

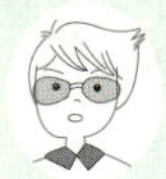

처방 하려는 약은 이뇨제로 불리는 약인데,
체내 소금과 물을 감소시 킴으로써 혈압을 낮추는 약입니다.

我要开的药叫利尿剂,
作用是减低你体内的盐分和水分, 因而使血压降低。

Wǒ yào kāi de yào jiào lìniàojì
Zuòyòng shì jiǎndī nǐ tǐ nèi de yánfèn hé shuǐfèn yīn'ér shǐ xuèyā jiàngdī

칼륨이 오줌과 함께 빠져나갑니다.

钾会经小便排出体外。

Jiǎ huì jīng xiǎobiàn pái chū tǐ wài

혈중 칼륨 농도가 떨어지면 칼륨제를 처방해드릴 겁니다.

如果血钾量偏低, 我会给你一些补钾的口服药。

Rúguǒ xiějiǎ liàng piān dī, wǒ huì gěi nǐ yìxiē bǔ jiǎ de kǒufúyào

전해질 농도가 낮아지면 신체균형이 무너져 위험해질 수 있어요.

电解质浓度低的话，身体均衡会被破坏。所以很危险。

Diànjiězhì nóngdù dī de huà ，shēntǐ jūnhéng huì bèi pòhuài。
Suǒyǐ hěn wēixiǎn

관련단어

利尿剂lìniàojì이뇨제　盐分yánfèn염분　钾jiǎ칼륨　偏低piāndī떨어지다
控制kòngzhì조절하다　戒烟jièyān담배 끊다　酒jiǔ술　即jí즉　减半jiǎnbàn반으로 줄다

# 08 고혈압 주의사항

## 高血压的注意事项 Gāoxuèyā de zhùyìshìxiàng

DIALOGUE

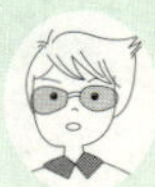

제가 좀 재 보겠습니다.

给你测一下血压。

Gěi nǐ cè yíxià xuèyā

혈압이 매우 높네요.

你的血压太高了。

Nǐ de xuèyā tài gāo le

체중을 줄이시고  음식 중에 소금기를 줄이세요.

建议你继续减肥，减少饮食中的盐分。

Jiànyì nǐ jìxù jiǎnféi , jiǎnshǎo yǐnshí zhōng de yánfèn

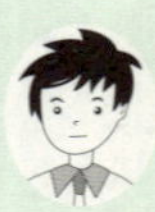

어렵지만 노력해보겠습니다.

这会有些困难，但我会努力去做的。

Zhè huì yǒuxiē kùnnan, dàn wǒhuì nǔlì qùzuò de

그 밖에 내가 할 일을 있다면 무엇이죠?

还有什么建议要我去做的吗?

Háiyǒu shénme jiànyì yào wǒ qù zuò de ma

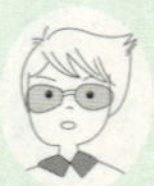

술과 담배를 피하세요.

我希望你戒烟和酒。

Wǒ xīwàng nǐ jièyān hé jiǔ

숙면을 취하는 것도 필요합니다.

同时你一定要有充足的睡眠。

Tóngshí nǐ yídìng yào yǒu chōngzú de shuìmián

DIALOGUE

안녕하세요. 무얼 찾으시나요?
你好，你找什么？
Nǐhǎo, nǐ zhǎo shénme

고혈압에 좋은 약 있나요?
有没有对高血压效果好的药？
Yǒuméiyǒu duì gāoxuè yā xiàoguǒ hǎo de yào

당신이 먹을 건가요?
是你吃的吗？
Shì nǐ chī de ma

아닙니다. 아내가 63세인데 며칠전부터 어지럽다고 합니다.
不是，是我的夫人。她63岁，前几天她说头晕。
Búshì, shì wǒ de fūrén, Tā 63 suì, qián jǐtiān tā shuō tóuyūn

혈압이 정상이었나요?
她的血压正常吗？
Tā de xuèyā zhèngcháng ma

혈압이 100mmHg입니다.
血压是 100mmHg。 Xuèyā shì 100mmHg

정상이 아닙니다.
血压不正常。 Xuèyā bú zhèngcháng

DIALOGUE

병원에 모시고 간 적 있나요?

带他去过医院吗?

Dài tā qùguò yīyuàn ma

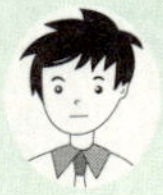

오늘 아침 의원에서 쟀는데 165-90였어요.

今天早上在医院量了165-90。

Jīntiān zǎoshang zài yīyuàn liángle 165-90

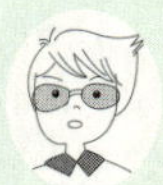

정상보다 조금 높은 거 같아요.

比正常高一点。

Bǐ zhèngcháng gāo yìdiǎn

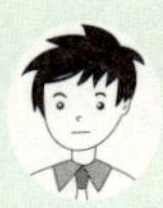

지난 주는 180-100이었어요.

上星期量的时候是180-100之间。

Shàng xīngqī liàng de shíhou shì 180-100 zhījiān

그 때는 가벼운 두통이 있었는데,

那个时候有轻微的头痛症状,

Nà gè shíhòu yǒu qīngwēi de tóutòng zhèng zhuàng

지금은 없어요.

现在没有了。

Xiànzài méiyǒule

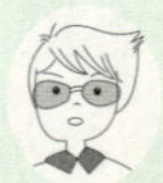

지금 복용하는 혈압약이 좋아서.

现在服用的降压药很好。

Xiànzài fúyòng de jiàngyā yào hěnhǎo

DIALOGUE

혈압이 잘 내려간다고 생각해요.

血压渐渐降了很多。

Xuèyā jiànjiàn jiàngle hěnduō

걱정하지 마세요.

不用担心。

Búyòng dānxīn

## Non-dipper형 고혈압 Non-dipper 型 高血压

본태성 고혈압 환자 중 60% 정도는 야간에 혈압이 떨어지지 않는데
이것이 Non-dipper형입니다. 이들은 야간에 다음과 같이
本态性高血压患者中60%左右夜间血压也不降，
这种类型高血压就是Non-dipper。在夜间

1. 혈전유발 물질이 증가 诱发凝血物质增多
2. 혈관이완 안됨 血管不能松弛
3. 혈압상승 물질 증가 血压上升物质增多
4. 혈압/맥박 상승 물질 증가 血压/脉搏上升物质增多

야간에 뇌졸중, 심장마비, 좌심실 비대, 심부전, 심근경색,
단백뇨 발생률이 3배 이상이므로 취침 전에 약을 먹는 것이 좋습니다.
새벽이나 잠에서 깰 때 뇌출혈, 심근경색, 갑작스런 혈압상승이 많으므로
기상 후 먹으면 늦습니다.

在夜间脑梗塞，心脏麻痹，左心室肥大，心脏衰竭，心肌梗死，
蛋白尿等发病率提高3倍，所以睡觉前应服用降压药。
凌晨或起床时经常会出现脑出血，心肌梗死，血压急升，
起床后再吃就来不及了

관련단어

正常zhèngcháng정상　轻微qīngwēi가벼운　那个时候nàgèshíhòu그 때는
量liáng재다　一点yìdiǎn조금　上星期shàng xīngqī지난 주　轻微的qīngwēi de가벼운

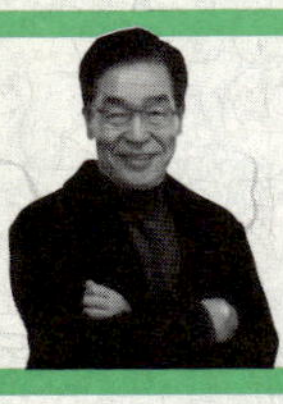

# 인체는 소우주이자 만물의 영장
## 人体是小宇宙也是万物之灵

지구라는 행성에서 가장 복잡하고 정교한 생명체는 인간입니다.
在地球上人类是最精密也是最复杂的生命体

인류도 적자생존 원칙에 따라 살아남았을 것이고 이렇게 생존해 오면서 웬만한 질병은 스스로 치유할 수 있는 능력도 DNA속에 암호로 간직하게 되었을 것입니다.
按照适者生存的原则只有强者才能生存下来，为了生存下来，人类机体会慢慢的形成对疾病的自愈能力，而且这种能力会储存在人类DNA里。

거북이 새끼가 알에서 부화하면 잡아 먹히지 않으려고 신기하게도 가장 가까운 직선거리로 바다로 향해 달려간다고 합니다. 인간은 거북이를 비롯한 어떤 동물보다도 월등히 발달된 생존본능과 유전정보를 가지고 있습니다.
小海龟从蛋里孵化出来后，因不想被吃掉，非常神奇地会以最短的直线距离向大海爬去。小海龟都具有这样的生存本能，更何况是拥有比任何动物都优异和发达的生存本能和遗传基因的人类

현재 과학은 30억 개에 이르는 인간의 DNA 서열을 판독하는 게놈(염색체)연구도 거의 완성 단계에 있어서 생명의 신비가 밝혀질 날도 멀지 않았습니다.
现代科学正研究解读人类30亿个DNA排列，也几乎进入了完成阶段。揭开生命的奥秘也指日可待。

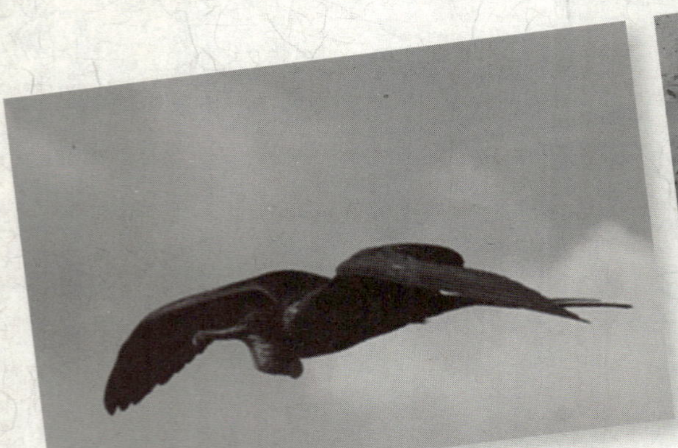

▲ 거북이 새끼를 노리는 군함새
窥视海龟幼崽的军舰鸟

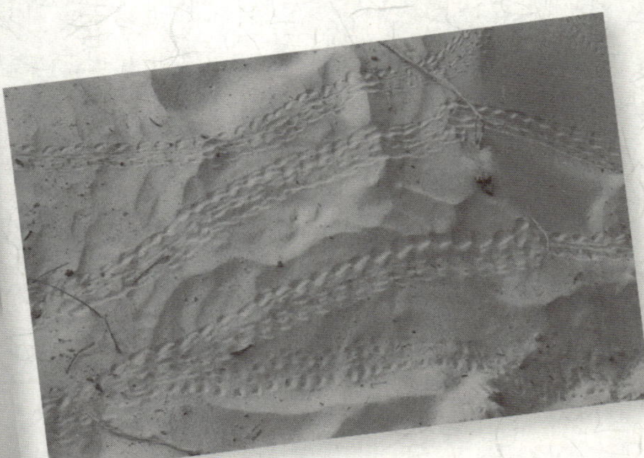

▲ 밤에 부화된 거북이 새끼가 바다를 향해 지나간 자국
晚上孵化的海龟幼崽在沙滩上留下爬向海里的痕迹

Medical Chinese

# 06

## 증상별 회화

# 대사 및 면역질환 관련

# 代谢与免疫相关疾病

# 01 갑상선 질환

## 甲状腺疾病 Jiǎzhuàngxiàn jíbìng

DIALOGUE

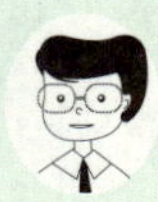

갑상선 질환에 요오드제를 먹으면 좋은가요?

吃碘对甲状腺疾病有好处吗?

Chī diǎn duì jiǎzhuàngxiàn jíbìng yǒu hǎochù ma

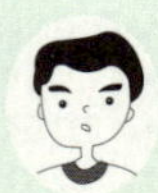

어떤 갑상선 기능항진증 환자는 발병 특징을 잘 이해하지 못하여 요오드가 부족한 것으로 보아 맹목적으로 다시마, 김, 등 고함량 요오드 식품을 먹는데 그렇게 되면 치료가 더 힘들고 상태를 반복해서 가중시킬 수 있습니다.

有的甲亢患者不了解甲亢病的发病特点，把甲亢病当作碘缺乏病，盲目的大量食用海带，紫菜等高碘食品，造成治疗困难，病情反复的情况。

Yǒude jiǎkàng huànzhě bù liǎojiě jiǎkàng bìng de fābìng tèdiǎn, bǎ jiǎkàng bing dàngzuò diǎn quēfá bìng, mángmù de dàliàng shíyòng hǎidài, zǐcài děng gāo diǎn shípǐn, zàochéng zhìliáo kùnnan, bìngqíng fǎnfù de qíngkuàng

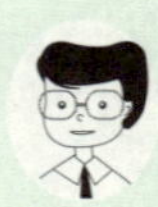

약을 적게 먹고 싶어요.

想要少吃点药。 Xiǎng yào shǎo chīdiǎnyào

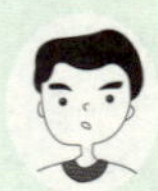

어떤 사람은 갑상선약의 부작용이 두려워서 양이 적어야 안전하다고 생각합니다. 사실 그렇게 되면 효과도 없고 오히려 병상태가 나빠지기도 하고 심지어 내성이 생깁니다.

有人害怕抗甲状腺药物有不良反应，认为小剂量比较安全。其实这样不但无效，而贻误病情， 甚至产生耐药性。

Yǒu rén hàipà kàng jiǎzhuàngxiàn yàowù yǒu bùliángfǎnyìng, rènwéi xiǎo jìliàng bǐjiào ānquán. Qíshí zhèyàng búdàn wúxiào, ér yíwùbìngqíng, shènzhì chǎnshēng nàiyàoxìng

DIALOGUE

만약 끊었다가 먹으면 어떻죠?

如果间断后在继续吃药会怎么样?

Rúguǒ jiànduàn hòu zài jìxù chīyào huì zěnmeyàng

약물이 발휘하는 치료효과는 그 약물의 일정한 혈중농도에 달려있습니다.
어떤 환자가 의사지시에 따르지 않고 중간에 복용을 끊으면 치료효과는
불안정하고 병 상태는 나빠질 수 있습니다.

药物发挥疗效主要取决于它在血液中恒定的浓度。
有的甲亢患者不按医嘱服药间断服药,
造成疗效不稳定, 贻误病情。

Yàowù fāhuī liáoxiào zhǔyào qǔjuéyú tā zài xuèyè zhōng héngdìng de nóngdù.
Yǒude jiǎkàng huànzhě bú àn yīzhǔ fúyào jiànduàn fúyào,
zàochéng liáoxiào bù wěndìng, yíwù bìngqíng

치료기간을 줄일 수 있나요?

治疗时间能缩短吗?

Zhìliáo shíjiān néng suōduǎn ma

갑상선 질환에는 일정기간 약물 치료기간이 필요한데 보통 1~2 년이 필요합니다.
만약 가족력이 있고 치료를 반복해서 하는 사람은 오히려 복용기간을 늘리는 것이
필수입니다.

甲亢患者药物治疗需要一定的时间, 一般需要1~2年。
如果有家族史, 治疗复发者, 服药时间还须延长。

Jiǎkàng huànzhě yàowùzhìliáo xūyào yídìng de shíjiān, yíbān xūyào1~2 nián.
rúguǒ yǒu jiāzúshǐ, zhìliáo fùfā zhě, fúyàoshíjiān hái xū yáncháng

DIALOGUE

궁금한 게 있는데요.
갑상선기능항진증 환자는 왜 대부분 수척할까요?

我有些问题想问。
为什么甲亢患者大多比较消瘦?

Wǒ yǒuxiē wèntí xiǎng wèn
Wèishénme jiǎkàng huànzhě dàdōu bǐjiào xiāoshòu

갑상선홀몬 과다분비로 신진대사 활동이 비정상적으로 왕성하게 되면 체내 물질을 과도하게 소모하게 됩니다. 대량 갑상선홀몬은 위장관과 장의 연동운동을 촉진시켜서 설사나 대변 량이 많아지고 영양물질 흡수를 방해하여 환자를 쉽게 배고프게 만듭니다. 체내 물질 소모가 섭취 물질보다 더 많아 환자의 체중감소가 일어나고 그래서 수척한 모습을 보이게 됩니다.

由于甲状腺激素分泌过多，导致机体新陈代谢活动异常旺盛，使体内的能量物质过度消耗。大量甲状腺激素作用于胃肠道，促使胃肠蠕动，腹泻或便次增多，妨碍营养物质吸收，导致患者易饥饿，体内物质的消耗往往高于摄入物质的量，因而造成患者体重下降看起来很消瘦。

Yóuyú jiǎzhuàngxiàn jīsùfēnmì guòduō, dǎozhì jītǐ xīnchéndàixiè huódòng yìcháng wàngshèng, shǐ tǐ nèi de néngliàng wùzhì guòdù xiāohào. Dàliàng jiǎzhuàngxiànjīsù zuòyòngyú wèichángdào, cùshǐ wèicháng rúdòng, fùxiè huò biàn cì zēngduō fáng'ài yíngyǎngwùzhì xīshōu, dǎozhì huànzhě yì jī'è, tǐ nèi wùzhì de xiāohào wǎngwǎng gāoyú shèrù wùzhì de liàng yīn'ér zàochéng huànzhě tǐzhòngxiàjiàng kànqǐlái hěn xiāoshòu

DIALOGUE

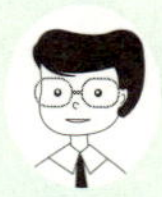

갑상선 기능 저하증인 사람은 어떻게 해야 되나요?

有甲状腺机能低下症的人应该怎么办?

Yǒu jiǎzhuàngxiàn jīnéng dīxià zhèng de rén yīnggāi zěnmebàn

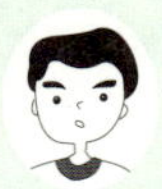

갑상선 기능이 저하되면 바로 아침에 피로를 느끼게 되고
쉽게 지치면서 게을러지고 추위에 민감하고 체중 증가,
고콜레스테롤증, 우울, 손톱 부스러짐 증상이 나타납니다.
이런 경우에는 요드를 함유한 비타민, 미네랄제, 맥주효모,
김, 다시마 등 해조류를 섭취해야 하고 충분한 휴식과 적당한
운동으로 신체리듬을 살려야 합니다.

甲状腺机能低下的话，就会在早晨感到疲劳，
容易疲倦，变得懒惰，怕冷，体重增加，
高胆固醇症，忧郁，指甲破碎等症状会出现。
得吸取含有碘的维生素，矿物质剂，啤酒酵母，
紫菜，海带等海藻类，用充分的休息和适当的
运动来激活身体节奏。

Jiǎzhuàngxiàn jīnéng dīxià de huà, jiù huì zài zǎochén gǎndào píláo,
róngyì píjuàn,biàn de lǎnduò, pà lěng, tǐzhòng zēngjiā,
gāo dǎngùchún zhèng, yōuyù, zhǐjia pòsuì děng zhèngzhuàng huì chūxiàn.
Děi xīqǔ hányǒu diǎn de wéishēngsù, kuàngwùzhì jì, píjiǔ jiàomǔ,
zǐcài, hǎidài děng hǎizǎo lèi, yòng chōngfèn de xiūxi hé shìdàng de
yùndòng lái jīhuó shēntǐ jiézòu

관련단어

甲状腺jiǎzhuàngxiàn갑상선　患者huànzhě환자　了解liǎojiě이해하다　特点tèdiǎn특징　盲目mángmù맹목적
海带hǎidài다시마　紫菜zǐcài김　造成zàochéng초래하다　困难kùnnan어렵다　反复fǎnfù반복하다　间断jiànduàn중단하다
继续jìxù계속하다　取决qǔjué~에 달려있다

# 02 당뇨병

## 糖尿病 Tángniàobìng

DIALOGUE

당뇨병이 뭐죠?

什么是糖尿病?

Shénme shì tángniàobìng

당뇨병은 혈당이 이상적으로 올라가는 만성질환입니다.

糖尿病是一种伴有异常血糖增高的慢性病。

Tángniàobìng shì yìzhǒng bànyǒu yìcháng xuètáng zēnggāo de mànxìngbìng.

당, 지방, 단백질의 정상적인 대사를 교란하기도 합니다.

糖，脂肪和蛋白质的正常代谢被扰乱。

Táng, zhīfáng hé dànbáizhì de zhèngcháng dàixiè bèi rǎoluàn

당뇨병의 주요 증상은 뭐죠?

糖尿病的主要症状是什么?

Tángniàobìng de zhǔyào zhèngzhuàng shì shénme

주로 다음, 다뇨, 다식인데 체중은 오히려 감소하는 증상입니다.

主要表现为饮水多，排尿多，吃得多但是同时体重减轻。

Zhǔyào biǎoxiàn wéi yǐnshuǐ duō, páiniào duō, chīdeduō dànshì tóngshí tǐzhòng jiǎnqīng

이 선생님! 검사결과 당뇨병을 앓고 있습니다.

李先生，检查报告显示你患上了糖尿病。

Lǐxiānshēng jiǎnchábàogào xiǎnshì nǐ huànshàng le tángniàobìng

DIALOGUE

이 병은 어떻게 해서 걸리는 것이죠?

请告诉我怎么会得这个病?

Qǐng gàosu wǒ zěnmehuì dé zhège bìng

당뇨병은 유전적 일 수 도 있고, 비만, 노년, 간의 병, 기타 요소로 걸리는 경우도 있습니다. 병세로 보아선, 제 생각엔 노년 및 비만인 것 같습니다.

糖尿病可能是遗传的,也可能是由于肥胖,年老,肝病和其他因素而引起,至于你的病,我想是因为年老及肥胖引起的。

Tángniàobìng kěnéng shì yíchuán de, yě kěnéng shì yóuyú féipàng, niánlǎo, gānbìng hé qítā yīnsù ér yǐnqǐ, zhìyú nǐ de bìng, wǒ xiǎng shì yīnwèi niánlǎo jí féipàng yǐnqǐ de

저는 어떻게 혈당을 조절해야 할까요?

我要怎么样才能控制我的血糖?

Wǒ yào zěnmeyàng cái néng kòngzhì wǒ de xuètáng

다이어트를 하시고, 당뇨식단을 짜서 준수해야 하며 약을 복용하셔야 합니다.

你要减肥,尊守严格的糖尿病食谱开始服药。

Nǐ yào jiǎnféi, zūnshǒu yángé de tángniào bìng shípǔ kāishǐ fúyào

입원해서 당뇨치료를 받아야 합니까?

我需要住院来治疗糖尿病吗?

Wǒ xūyào zhùyuàn láizhìliáo tángniàobìng ma

## DIALOGUE

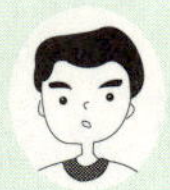

그럴 필요는 없어요. 집에서 약 먹으며 치료하셔도 가능합니다.

不用，你可以在家吃糖尿病药。

Búyòng，nǐkěyǐ zài jiā chī tángniào bìng yào

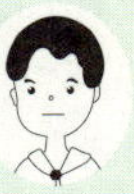

당뇨측정방법엔 어떤 것들이 있나요?

有哪些方法可以监测我的血糖?

Yǒu nǎxiē fāngfǎ kěyǐ jiāncè wǒ de xuètáng

준수해야할 사항은 무엇인가요?

有什么事项需要遵守?

Yǒu shénme shìxiàng xūyào zūnshǒu

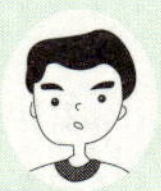

제일 간단한 방법은 매일 아침 기상 후 소변 속에 있는 당분을 검사하는 것인데 시험종이 색깔로 정상인지 아닌지를 알 수 있습니다. 시험종이는 약국에서 살 수 있습니다.

最简单的方法是每天早上起床后检查你小便里的糖分，试纸上面颜色会告诉你是否正常。那些试纸在药店里可以买到。

Zuì jiǎndān de fāngfǎ shì měitiān zǎoshang qǐchuáng hòu jiǎnchá nǐ xiǎobiàn lǐ de tángfèn, shìzhǐ shàngmiàn yánsè huì gàosu nǐ shìfǒu zhèngcháng. Nàxiē shìzhǐ zài yàodiàn lǐ kěyǐ mǎidào

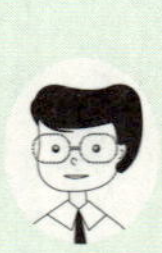

잘 알겠습니다.

我知道了。 Wǒ zhīdàole

관련단어

糖尿病tángniàobìng당뇨병　血糖xuètáng혈당　慢性病mànxìngbìng만성질환　打乱dǎluàn교란시키다
遵守zūnshǒu준수하다　试纸shìzhǐ시험종이　住院zhùyuàn입원하다　小便xiǎobiàn소변

DIALOGUE

만약 정상이 아니면 어떻게 해야 합니까?

如果检查不正常，我怎么办呢？

Rúguǒ jiǎnchá bú zhèngcháng, wǒ zěnmebàn ne?

몇 일 간 계속 정상이 아니면 저에게 말씀하셔야 합니다.

如果持续几天结果都不正常，请通知我。

Rúguǒ chíxù jǐtiān jiéguǒ dōu bú zhèngcháng, qǐng tōngzhī wǒ

당뇨식단을 알려주세요.

请你讲解一下糖尿病食谱。

Qǐng nǐ jiǎngjiě yíxià tángniàobìng shípǔ

제일 중요한 것 중 하나가 균형적이고 영양이 풍부한 식단입니다.

最主要的一点是均衡又富有营养的餐食。

Zuì zhǔyào de yìdiǎn shì jūnhéng yòu fùyǒu yíngyǎng de cānshí

간호사 아가씨가 상세하게 알려드릴 겁니다.

护士小姐会详细的告诉你。

Hùshì xiǎojiě huì xiángxì de gàosu nǐ

복용 중인 약을 그만 두거나 바꿀 필요가 있나요?

我需要停止或改变我目前的药物吗？

Wǒ xūyào tíngzhǐ huò gǎibiàn wǒ mùqián de yàowù ma

아니요.

不用。 Búyòng

관련단어

食谱shípǔ식단　均衡jūnhéng균형적인　控制kòngzhì제어하다

DIALOGUE

그럼 나중에 제가 합병증에 걸릴 수도 있습니까? 걸리게 된다면, 어느 때쯤 걸릴까요?

那我以后会得这些并发症吗？如果会，又在何时？

Nà wǒ yǐhòu huì dé zhèxiē bìngfāzhèng ma? Rúguǒ huì, yòu zài héshí

만약 혈당조절을 잘 하시면 이런 합병증은 훨씬 늦게 발생할 수도 있습니다.

你如果好好地控制血糖，
这些并发症很多年后才有可能发生。

Nǐ rúguǒ hǎohǎode kòngzhì xuètáng,
zhèxiē bìngfāzhèng hěnduōnián hòu cái yǒu kěnéng fāshēng

저에게 그 밖에 특별한 인슐린이 필요합니까?

我需要其他特别的胰岛素吗？

Wǒ xūyào qítā tèbié de yídǎosù ma

만약 내복약으로 당뇨가 조절되지 않으면 그때는 바로 그런 방법이 필요합니다.

如果口服药不能控制你的糖尿病，
那就需要用这些方法了。

Rúguǒ kǒufúyào bùnéng kòngzhì nǐ de tángniàobìng,
nà jiù xūyào yòng zhèxiē fāngfǎ le

만약 혈당이 심각하게 너무 높거나 낮게 되면 어떻게 합니까?

如果血糖严重偏高或偏低时怎么办？

Rúguǒ xuètáng yánzhòng piāngāo huò piān dī shí zěnmebàn

이런 상황에 어떻게 대처해야 합니까?

这种症状时，我该怎么处理？

Zhèzhǒng zhèngzhuàng shí, wǒ gāi zěnme chǔlǐ

관련단어

胰岛素yídǎosù인슐린　注射zhùshè주사　休克xiūkè쇼크

**DIALOGUE**

만약에 당뇨약을 과다복용 혹은 과소 복용하게 되면,
쇼크를 이르키게 됩니다.

如果服用太多或太少糖尿病药物，你会休克。

Rúguǒ fúyòng tàiduō huò tài shǎo tángniàobìng yàowù, nǐ huì xiūkè

주의해야 할 증상은 피로, 메스꺼움, 구토, 탈수 등이고 호흡 중 신맛을 느끼거나 의식을 잃는 심각한 상황이 되면 바로 저에게 알리시거나 응급실로 가십시오.

你要注意的症状有：疲劳，恶心，呕吐，脱水，呼吸中有酸味和失去知觉等情况严重时你要马上通知我或到急诊室去。

Nǐ yào zhùyì de zhèngzhuàng yǒu : píláo, ěxin, ǒutù, tuōshuǐ, hūxīzhōng yǒu suānwèi hé shīqù zhījué děng qíngkuàng yánzhòng shí nǐ yào mǎshàng tōngzhī wǒ huò dào jízhěnshì qù

여자의 당뇨병은 임신이나 태아에게 영향을 미칩니까?

女性糖尿病会影响怀孕及胎儿吗?

Nǚxìng tángniàobìng huì yǐngxiǎng huáiyùn jí tāier ma

그럼요. 출산 전 후에 혈당을 측정해 보셔야 합니다.

会，要在产前及产后监测血糖。

Huì, yào zài chǎnqián jí chǎnhòu jiāncè xuètáng

그렇지 않으면 합병증을 유발 할 수 있습니다.

不然会产生并发症。 Bùrán huì chǎnshēng bìngfāzhèng

다른 영아들에 비해(몸의 크기와 무게) 클 수 있습니다.

婴儿会比其他（体积和体重）婴儿大。

Yīnger huì bǐ qítā(tǐjī hé tǐzhòng)yīnger dà

어떻게 해야되죠?

那该怎么办? Nà gāi zěnmebàn

관련단어

疲劳píláo피로하다　恶心ěxin 매스꺼움　脱水tuōshuǐ탈수　酸味suānwèi신맛
急诊室jízhěnshì응급실　胎儿tāier태아　监测jiāncè측정하다

DIALOGUE

당뇨약 복용과 적당한 식이요법과 규칙적인 운동을 통한
칼로리 조절이 가장 효과적인 치료방법입니다.

服用糖尿药, 定时起居饮食和适量做运动
减少热量是最好的治疗方法。

Fúyòng tángniào yào, dìngshí qǐjūyǐnshí hé shìliàng zuò yùndòng
jiǎnshǎo rèliàng shì zuìhǎo de zhìliáofāngfǎ

당뇨병 치료는 어떻게 하죠?

怎样治疗糖尿病?

Zěnyàng zhìliáo tángniàobìng

당뇨병을 치료하는 약은 두 종류가 있습니다.

治疗糖尿病有两种药。

Zhìliáo tángniàobìng yǒu liǎngzhǒng yào

첫째는 인슐린인데 식이요법과 운동 요법으로는 당뇨상태를
개선시키기에 불충분할 때 이 약들이 사용됩니다.

一种是胰岛素，当饮食治疗和运动治疗都
不能控制 糖尿病情况下，就要使用药物。

Yìzhǒng shì yídǎosù, dāng yǐnshí zhìliáo hé yùndòng zhìliáo dōu
bùnéng kòngzhì tángniàobìng qíngkuàng xià, jiùyào shǐyòng yàowù

약만 먹으면 되나요?

只吃药就可以吗?

Zhǐ chīyào jiù kěyǐ ma

인슈린과 경구당뇨약은 과도한 혈당을 낮춥니다.

胰岛素和口服的糖尿病药物能够降低血糖。

Yídǎosù hé kǒufú de tángniàobìng yàowù nénggòu jiàngdī xuètáng

DIALOGUE

약을 먹고 있기 때문에 식사나 운동을 마음대로 할 수 있다고 생각해서는 안됩니다.

不要因为吃药所以就随意的吃东西和运动。

Búyào yīnwèi chīyào suǒyǐ jiù suíyì de chī dōngxi hé yùndòng

약은 어떻게 구입합니까?

这种药要如何购买呢?

Zhèzhǒng yào yào rúhé gòumǎi ne

의사가 환자의 당뇨병상태, 식사, 운동상태를 고려하여 처방합니다.

医生要考虑患者的状态，饮食，运动状态后在开具处方。

Yīshēng yào kǎolǜ huànzhě de zhuàngtài, yǐnshí, yùndòng zhuàngtài hòu zài kāijù chǔfāng

식사요법과 운동요법은 당뇨병치료에서 기본입니다.

饮食和运动疗法是治疗糖尿病的基本方法。

Yǐnshí hé yùndòng liáofǎ shì zhìliáo tángniàobìng de jīběn fāngfǎ

그렇군요.

原来如此。 Yuánláirúcǐ

약물요법은 단지 보조 일 뿐입니다.

药物疗法只是辅助而已。

Yàowù liáofǎ zhǐshì fǔzhù éryǐ

관련단어

肚子饿dùzi è배가 고프다 累lèi피곤하다 起居饮食qǐjūyǐnsh먹고 자고 기거하는 일상생활

做运动zuò yùndòng운동하다 原来如此yuánláirúcǐ알고 보니 그렇다. 과연 그렇다

DIALOGUE

그러나 약이 처방되면 의사지시에 따라
식사량과 운동량을 조절해야 합니다.

尽管如此，当药物处方被制定之后，也一定要根据医生的指示去控制饮食量和运动量。

Jǐnguǎn rúcǐ, dāng yàowù chǔfāng bèi zhìdìng zhīhòu, yě yídìng yào gēn jù yīshēng de zhǐshì qù kòngzhì yǐnshí liàng hé yùndòngliàng

혈당이 아주 높아서 경구약을 처방했다고 의사가 말 하더군요.

医生说我现在血糖较高，所以开了口服药。

Yīshēng shuō wǒ xiànzài xuètáng jiào gāo, suǒyǐ kāile kǒufúyào

이 약은 당뇨병에 대한 약입니다.

这个药是治疗糖尿病的药。

Zhège yào shì zhìliáo tángniàobìng de yào

살 수 있나요?

能买到吗？ Néng mǎidào ma

안됩니다.

不能。 Bùnéng

당뇨병 치료약은 처방약입니다.

糖尿病药是处方药。 Tángniàobìng yào shì chùfāngyào

약에 대해 좀 더 알고 싶습니다.

我想多了解一下这个药的功能。

Wǒ xiǎng duō liǎojiě yíxià zhège yào de gōngnéng

관련단어

尽管如此jǐnguǎn rúcǐ그래도 瞎眼xiāyǎn실명 衰退shuāituì저하 下肢xiàzhī하지 坏疽huàijū탈저 感染gǎnrǎn감염

합병증이 있나요? 저는 무엇을 주의해야 합니까?

DIALOGUE

## 有并发症吗？ 我需要小心什么？

Yǒu bìngfāzhèng ma　Wǒ xūyào xiǎoxīn shénme

당뇨병 합병증으로는 실명, 신장 기능저하,
하지 불편, 피부가 쉽게 감염되고 발부분 탈저가 있습니다.

**糖尿病并发症有失明，肾脏机能衰退，**
**下肢不适，皮肤易感染和脚部坏疽。**

Tángniàobìngbìng fāzhèng yǒu shīmíng, shènzàng jīnéng shuāituì,
xiàzhī búshì, pífū yì gǎnrǎn hé jiǎo bù huàijū

어떻게 피해야 합니까?

**我可以怎么样避免？** Wǒ kěyǐ zěnmeyàng bìmiǎn

제일 좋은 방법은 혈당을 정상 수치 이하로 내리고 되도록 두발을 깨끗이 하여 감염으로부터 보호해야 합니다.

**最好的方法是把血糖控制在正常水平以下，你还要尽可能保持双脚干净以防感染。**

Zuìhǎo de fāngfǎ shì bǎ xuètáng kòngzhìzài zhèngcháng shuǐpíng yǐxià nǐ háiyào jìn kěnéng bǎochí shuāngjiǎo gānjìng yǐfáng gǎnrǎn

**당뇨병 환자는 겨울에 발을 보호하도록 특별히 주의해야 합니다.**
**糖尿病患者在冬季要特别注意脚的保护。**

보온에 주의하고 절대 동상에 걸리면 안됩니다. 자기 전에 섭씨 40도 정도의 따뜻한 물에 발을 담그면 혈액 순환에 도움이 되며, 발톱을 깍을 때도 주의하여 괴저를 예방해야 합니다. 신발도 부드럽고 편한 것으로 하고 너무 꽉 끼거나 딱딱한 것은 피해야 하고, 넘어지지 않게 미끄럽지 않은 신발을 신어야 합니다.

要注意保暖，不能冻伤；睡前用40度左右的温水泡脚，有助于改善局部血液循环；注意修剪脚趾甲，避免甲沟损伤而引起坏疽；选择鞋子应该软硬适度，避免过紧、过硬，还应穿防滑性好的鞋子，以免摔跤。

# 03 당뇨병약

## 糖尿病药 Tángniàobìng yào

DIALOGUE

이 녹색 약이 아마릴입니다.

这绿色药是亚莫利阿玛尔。

Zhè lǜsè yào shì Yàmòlì`āmǎěr

이 약은 인슈린 분비를 촉진시키고 혈당치를 낮추는 작용을 합니다.

这药可以促进胰岛素分泌，使血糖下降。

Zhè yào kěyǐ cùjìn yídǎosù fēnmì. shǐ xuètáng xiàjiàng

어떻게 먹나요?

怎么吃？ Zěnme chī

매일 한정씩 아침식전 30분에 복용하세요.

每天早饭前30分钟食用。

Měitiān zǎofàn qián 30fēnzhōng shíyòng

부작용 있나요?

有副作用吗？

Yǒu fùzuòyòng ma

관련단어

促进cùjìn촉진시키다 糖táng 설탕 段炼duànliàn단련하다
散步sànbù산보 保持bǎochí유지하다 舒畅shūchàng상쾌하다. 유쾌하다. 시원하다. 홀가분하다. 쾌적하다

DIALOGUE

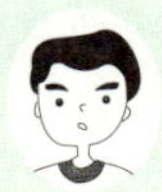

이 약은 중요한 당뇨병 치료약으로서 부작용으로 설사,
욕지기, 구토, 위통, 불쾌함 등이 있을 수 있습니다.

这种药是治疗糖尿病的主要药物之一，服用时，
可能有腹泻恶心呕吐胃痛或不适等不良反应。

Zhèzhǒng yào shì zhìliáo tángniàobìng de zhǔyào yàowù zhīyī, fúyòng shí,
kěnéng yǒu fùxiè, ěxīn, ǒutù, wèitòng huò búshì děng bùliángfǎnyìng

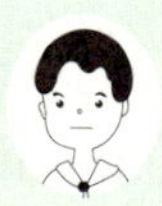

평소에 뭘 주의해야 하나요?

我平时需要注意些什么?

Wǒ píngshí xūyào zhùyì xiē shénme

약을 먹으면서 다이어트하고 설탕, 단 음식을 피하고, 다른 한쪽으로는
쉐도우 복싱 같은 운동과 아침 산보를 규칙적으로 하며 정기적으로
의사에게 가서 검사 받고 혈당을 체크해야 합니다.
가장 중요한 것은 건전한 정신 상태를 유지하는 것입니다.

要按时服药，控制饮食，糖和甜食尽量不要吃，
另一方面要经常打一打影子拳，早晨起来散散步，
要定期到医院进行体检，还要注意监测血糖，
最重要的是保持心情舒畅。

Yào ànshí fúyào , kòngzhì yǐnshí, táng hé tiánshí jǐnliàng bùyào chī,
lìngyìfāngmiàn yào jīngcháng dǎyīdǎ yǐngziquán, zǎochénqǐlái sànsànbù,
yào dìngqī dào yīyuàn jìnxíng tǐjiǎn, háiyào zhùyì jiāncè xuètáng,
zuì zhòngyào de shì bǎochí xīnqíngshūchàng

# 04 신장병

## 肾病 Shènbìng

DIALOGUE

저의 신장병은 무엇으로 인해 발병되는 건가요?

**我的肾病起因是什么?**

Wǒ de shènbìng qǐyīn shì shénme

신장병은 면역기능이 파괴되거나 당뇨병, 암,
감염과 약물로 인해 발병할 가능성이 있는데 환자분은 면역문제입니다.

**肾病有可能由免疫功能被破坏, 糖尿病, 癌症, 感染和药物引致, 至于你, 是免疫问题。**

Shènbìng yǒu kěnéng yóu miǎnyì gōngnéng bèi pòhuài, tángniàobìng, áizhèng, gǎnrǎn hé yàowù yǐn zhì, zhìyú nǐ, shì miǎnyì wèntí

이 병은 유전이 될 수 있습니까?

**这疾病会遗传吗?**

Zhè jíbìng huì yíchuán ma

그럴 수도 있죠, 걱정되시면 유전 전문가에게 진찰받도록 해드리겠습니다.

**也许会，如果担心的话我可以安排你去看遗传专家。**

Yě xǔ huì, rúguǒ dānxīn de huà , wǒ kěyǐ ānpái nǐ qù kàn yíchuán zhuānjiā

DIALOGUE

신장조직 절편 혹은 그 밖의 특별한 검사는 저의 진단이나 치료에 도움을 줄 수 있습니까?

**肾组织切片或其他特别检查对我的诊断或治疗有帮助吗?**

Shèn zǔzhī qiēpiàn huò qítā tèbié jiǎnchá duì wǒ de zhěnduàn huò zhìliáo yǒu bāngzhùma

신장조직 절편은 가장 정확한 진단을 알려주지만 환자분의 치료에는 별로 도움을 줄 수 없습니다.

**组织切片可告诉我们最明确的诊断，但对你的治疗没有多少帮助。**

Zǔzhī qiēpiàn kě gàosu wǒmen zuì míngquè de zhěnduàn, dàn duì nǐ de zhìliáo méiyǒu duōshǎo bāngzhù

신장조직 절편 검사는 위험합니까?

**肾组织切片检查有哪些危险?**

Shèn zǔzhī qiēpiànjiǎnchá yǒu nǎxiē wēixiǎn

심각한 경우는 출혈이 있을 수 있습니다.

**最严重的是流血。**

Zuì yánzhòng de shì liúxuè

관련단어

肾病shènbìng신장병　免疫工功miǎnyì gōngnéng면역기능　肾组织切片shèn zǔzhī qiēpiàn신장조직절편
蛋白尿dànbáiniào단백뇨　高血压gāoxuèyā고혈압　浮肿fúzhǒng부종　低脂肪dī zhīfáng저지방　低盐dī yán저염

# 05 치료방법

## 治疗方法 Zhìliáofāngfǎ

DIALOGUE

치료방법과 완치될 순 없습니까?

**有没有治疗方法，会痊愈吗?**

Yǒuméiyǒu zhìliáofāngfǎ, huì quányù ma

일부 약으로 환자분의 병세를 경감시킬 순 있지만 불행하게도 근본적인 치료약은 없습니다.

**有药物可纾缓你的病状, 但很不幸，没有根治的良药。**

Yǒu yàowù kě shūhuǎn nǐ de bìngzhuàng, dàn hěn búxìng, méiyǒu gēnzhì de liángyào

이 병은 더 나빠질 수 있나요?

**这个病会变坏吗?**

Zhège bìng huì biàn huài ma

그렇다면 언제쯤일까요?

**如果会，何时?**

Rúguǒ huì, héshí

병이 나빠질 수 있고 질병의 종류에 따라 몇 개월부터 몇 년 후가 될 수 있습니다.

**它会转坏，根据疾病的种类，从几个月到很多年不等。**

Tā huì zhuǎn huài, gēnjùjíbìng de zhǒnglèi, cóng jǐgè yuè dào hěnduōnián bùděng

관련단어

痊愈 quányù병이 낫다. 치유되다. 완쾌되다　变坏 biàn huài =转坏 zhuǎn huài나쁘게 변하다

DIALOGUE

나빠지는 증상으로 어떤 것들이 있나요?

转坏的症状有哪些?

Zhuǎn huài de zhèngzhuàng yǒu nǎxiē

허약, 피로, 오심, 구토, 단백뇨, 고혈압, 부종과 소변감소 등이 있습니다.

虚弱，疲劳，呕心，呕吐，蛋白尿，高血压，浮肿和小便减少。

Xūruò, píláo, ǒuxīn, ǒutù, dànbáiniào, gāoxuèyā, fúzhǒng hé xiǎobiàn jiǎnshǎo

제가 특별한 식단 혹은 약물들을 먹으면 병이 나빠지는 것을 늦출 수 있나요?

我是否应该制定特别的饮食和药物来减缓变坏?

Wǒ shìfǒu yīnggāi zhìdìng tèbié de yǐnshí hé yàowù lái jiǎnhuǎn biànhuài

환자분은 정상적인 단백질과 칼슘을 섭취하시고 저지방과 저염분식을 하셔야 됩니다.

你应该服用正常蛋白, 钾, 低脂肪和低盐含量的餐食。

Nǐyīnggāi fúyòng zhèngcháng dànbái, jiǎ,  dī zhīfáng hé dī yán hánliàng de cānshí

스테로이드는 환자분의 증세를 완화시킬 수는 있지만 나빠지는 것을 막을 수는 없습니다.

肾上腺激素可以纾解你的症状但不能防止变坏。

Shènshàngxiàn jīsù kěyǐ shūjiě nǐ de zhèngzhuàng dàn bùnéng fángzhǐ biàn huài

## DIALOGUE

그것의 부작용으론 어떠한 것들이 있습니까?

**它的副作用有哪些？**

Tā de fùzuòyòng yǒu nǎxiē

Moon face, 여드름, 궤양, 발기불능과 조기 당뇨악화 등을 유발할 수 있어요.

**它会引起月亮型脸，青春痘，溃疡，性无能和使早期糖尿病恶化。**

Tā huì yǐnqǐ yuèliang xíng liǎn, qīngchūn Dòu, kuìyáng, xìng wúnéng hé shǐ zǎoqī tángniàobìng èhuà

저는 앞으로 투석을 해야 합니까? 왜 그런가요?

**我将会需要透析吗？为什么？**

Wǒ jiānghuì xūyào tòuxī ma? wèishénme?

당연합니다. 그래야만 불의의 사고를 막을 수 있습니다.

**当然，这样才可以避免意外的事故。**

Dāngrán, zhèyàng cái kěyǐ bìmiǎn yìwài de shìgù

사실대로 솔직하게 말해주셔서 고맙습니다.

**谢谢你跟我实话实说。**

Xièxie nǐ gēn wǒ shíhuàshíshuō

관련단어

根治gēnzhì근본적인 치료 虚弱xūruò허약 肾上腺激素shènshàngxiàn jīsù스테로이드 青春痘qīngchūndòu여드름
溃疡kuìyáng궤양 性无能xìngwúnéng성불능 月亮型脸yuèliang xíngliǎn보름달 모양의 얼굴(moon face)

# 06 신장투석

## 肾脏透析 Shènzàng tòuxī

DIALOGUE

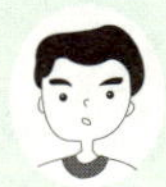

만약 신장기능이 망가져 있으면 투석을 받아야 하고 독소가 배출이 안되면 독소는 쌓이게 되어 사망에 이르게 됩니다.

如果肾功能损坏到某一程度时，你便需要接受透析，因那时身体已无法把毒素排出去，毒素积聚会导致死亡。

Rúguǒ shèngōngnéng sǔnhuài dào mǒuyì chéngdù shí, nǐ biàn xūyào jiēshòu tòuxī, yīn nàshí shēntǐ yǐ wúfǎ bǎ dúsù pái chūqù, dúsù jījù huì dǎozhì sǐwáng.

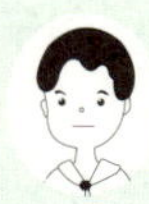

투석에는 어떤 것들이 있나요?

有哪几种透析方法? Yǒu nǎ jǐzhǒng tòuxī fāngfǎ

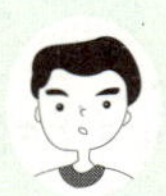

2가지 방법이 있는데, 첫째로는 복강투석방법이 있고, 이것은 관을 뱃속에 넣어 독소를 씻어내는 것입니다.

共有两种, 第一种叫腹腔透析法, 是把一支管子放入肚子里来冲洗毒素。

Gòngyǒu liǎngzhǒng, dìyī zhǒng jiào fùqiāng tòuxī fǎ, shì bǎ yìzhī guǎnzǐ fàng rù dùzi lǐ lái chōngxǐ dúsù

또 다른 방법은 혈액투석 방법이 있는데 환자의 팔뚝 정맥에 기계를 삽입하여 독소를 씻어내는 것입니다.

另一种叫血液透析法，是把你的血从手臂的静脉引进一个机器里，把毒素洗掉。

Ling yìzhǒng jiào xuèyè tòuxī fǎ, shì bǎ nǐde xuè cóng shǒubì de jìngmài yǐnjìn yígè jīqì lǐ, bǎ dúsù xǐdiào

관련단어

肾脏透析shènzàng tòuxī신장투석　腹腔透析fùqiāng tòuxī복강경투석　引进yǐnjìn도입하다. 끌어들이다

导致dǎozhì 야기하다. 초래하다.　洗掉xǐdiào씻어내다(색소, 때 등)

# 07 신장 이식 수술

## 肾脏移植手术 Shènzàngyízhí shǒushù

DIALOGUE

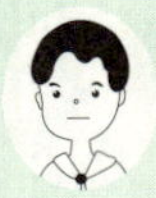

신장이식수술은 어떤가요?

**肾脏移植手术如何?** Shènzàngyízhí shǒushù rúhé

저는 언제 이 수술을 해야 할까요?

**我何时会需要做这种手术?**

Wǒ héshí huì xūyào zuò zhèzhǒng shǒushù

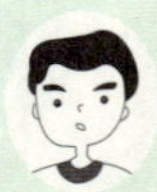

환자분의 신장기능이 완전히 기능을 잃고, 적합한 신장을 찾았을 때 신장이식수술이 필요합니다.

**当你的肾脏完全失去功能, 同时又有一个合适的捐肾时, 你便需要做移植手术。**

Dāng nǐ de shènzàng wánquán shīqù gōngnéng, tóngshí yòu yǒu yígè héshì de juānshèn shí, nǐ biàn xūyào zuò yízhíshǒushù

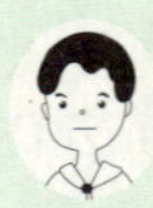

만약 신장이식수술을 받아들이면 합병증이 있을 수 있나요?

**如果我接受肾脏移植手术, 会有哪些并发症?**

Rúguǒ wǒ jiēshòu shènzàngyízhí shǒushù, huì yǒu nǎxiē bìngfāzhèng

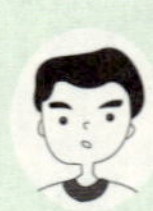

중요한 것은 거부반응입니다. 그 밖에 약물 부작용, 감염과 이식으로 인한 암 발병 등이 있습니다.

**最主要的是排斥。其他包括药物副作用、感染和由移植引致的癌症。**

Zuì zhǔyào de shì páichì. Qítā bāokuò yàowù fùzuòyòng, gǎnrǎn hé yóu yízhí yǐn zhì de áizhèng

관련단어

贤脏移植手术xián zāng yízhíshǒushù신장이식수술　失去shīqù잃다

合适héshì적합한　排斥páichì거부하다　移植yízhí이식　并发症bìngfāzhèng합병증

# 08 통풍

## 痛风 Tòngfēng

DIALOGUE

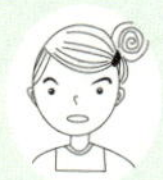

발목이 발갛고 아픕니다. 의사가 통풍이라고 합니다.

**脚腕子发红，疼。医生说是痛风。**

Jiǎowànzi fāhóng, téng. Yīshēng shuōshì tòngfēng

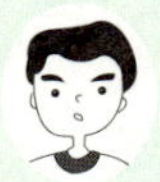

뇨산이 증가하면서 생기는 병인데 옛날에는 너무 잘 먹어서 생긴다고 하여 황제병이라고도 했습니다.

**尿酸增加引起的病，以前，因为吃的太好才会得这个病，所以被称为皇帝病。**

Niàosuān zēngjiā yǐnqǐ de bìng, yǐqián, yīnwèi chī de tài hǎo cáihuì dé zhège bìng, suǒyǐ bèichēngwéi huángdì bìng

### 통풍 대처 방안 对付痛风之道

1. 고퓨린 함유식품, 동물성 고단백 식품, 생선, 내장, 육즙, 정어리, 홍합 등을 피해야 합니다.
   避免吃含高嘌呤的食物，包括动物的高蛋白产品：鱼、内脏、肉汁、沙丁鱼、贻贝等。
2. 수분은 요산을 몸 밖으로 배출하는 것을 도와 줍니다. 매일 5~6잔(한잔에 500cc)을 마시면 효과가 아주 좋습니다.
   水分可以帮助尿酸排出体外。每天喝5~6杯水(500ml/杯)，效果最好。
3. 만약 당신 체중이 너무 나가면 다이어트가 필요합니다. 체중이 나가는 사람은 고요산이 쉽게 발생됩니다. 단, 다이어트 음식은 통풍을 유발하므로 먹지 말아야 합니다.
   如果你体重过重，减肥是必要的。体重超重的人容易产生高尿酸。但勿使用减肥餐，这种饮食会引发痛风。
4. 관절을 보호해야 하고 발가락을 다치지 않게 꽉끼는 신발은 신지 말아야 합니다
   保护关节，尽量不要弄伤脚趾。勿穿过紧的鞋子。
5. 비타민 복용도 주의해야 하고, 영양제를 먹어도 통풍은 더 심각해 질 수 있습니다.
   服用维生素要小心，因为服用营养素，可能使痛风更严重。
6. 급성 발생기간에 환부 관절의 높이를 올려주고 환부를 편하게 해야 합니다.
   在急性发作期间，应抬高患部的关节，让患部休息。

## DIALOGUE

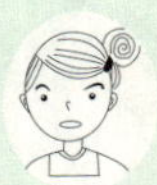

뇨산이 나쁜 건가요?

尿酸是不好的吗?

Niàosuān shì bùhǎo de ma?

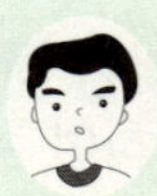

요산은 정상농도에서는 유해산소를 제거해 주지만 고농도에서는 오히려 산화를 조장하여 과산화지질을 만들어 줍니다.

正常浓度的尿酸能清除有害的氧，高浓度的尿酸反而产生氧化，造成过氧化物。

Zhèngcháng nóngdù de niàosuān néng qīngchú yǒuhài de yǎng gāo nóngdù de niàosuān fǎn'ér chǎnshēng yǎnghuà, zàochéng guòyǎnghuàwù

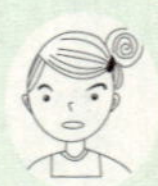

너무 아파 못 잘 때가 있어요.

疼的厉害的时候 觉也睡不好。

Téng de lìhài de shíhou jiào yě shuì bùhǎo

좋은 약이 있나요?

有没有好的药?

Yǒuméiyǒu hǎo de yào

관련단어

痛风tòngfēng통풍　脚腕子Jiǎowànzi발목　尿酸niàosuān뇨산

皇帝病huángdì bìng황제병　过氧化物guòyǎnghuàwù과산화물질

DIALOGUE

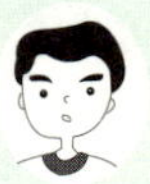

있습니다. 증세가 없어질 때까지 Allopurinol(자이로닉)을 복용하고 뇨산을 많이 배출하는 음식은 섭취하지 마세요.

**有的。直到症状完全康复为止要服用别嘌呤，大量排出尿酸的饮食尽量不要吃。**

Yǒu de。Zhídào zhèngzhuàng wánquán kāngfù wéizhǐ yàofúyòng biépiàolìng, dàliàng páichū niàosuān de yǐnshí jǐnliàng búyào chī

## 요산을 증가 시키는 음식은? 增加尿酸的食物有哪些?

기름이 많고 붉은 살코기 즉 쇠고기, 돼지고기, 가축의 간, 신장, 심장, 참치, 청어,새우, 바다가재, 굴, 생우유, 아이스크림, 치즈, 인공감미료, 맥주, 곡주

含油量多的红肉，如牛肉，猪肉，家畜的肝脏，肾脏，心脏，金枪鱼，鲱鱼，虾，龙虾，生蚝，生牛奶，冰淇淋，奶酪，人工调味料，啤酒，白酒

## 요산 수치를 낮추는 방법 降低尿酸数值的方法

금주하면서 섬유질이 많은 탄수화물, 두부, 과일, 채소류를 적정량 섭취하고
단백질, 지방은 적게 먹고 물을 많이 마시는 것이 좋습니다.

戒酒并适量摄取含有丰富纤维的碳水化合物、豆腐、水果、蔬菜类等，少吃蛋白质和脂肪，多喝水对降低尿酸数值有好处。

# 09 천식

## 哮喘 Xiàochuǎn

DIALOGUE

나의 천식은 어떤 종류인가요?

我的哮喘是哪一类呢?

Wǒ de xiàochuǎn shì nǎ yílèi ne

당신은 흔한 경련성 천식입니다.

你的哮喘是常见的痉挛性哮喘。

Nǐ de xiàochuǎn shì chángjiàn de jìngluánxìng xiàochuǎn

나의 천식은 내가 하는 일이나 운동과 연관이 있나요?

我的哮喘是否与工作或运动有关联?

Wǒ de xiàochuǎn shìfǒu yǔ gōngzuò huò yùndòng yǒu guānlián

간혹 당신 작업장 안의 기체 심지어 찬 공기도 천식 원인이 될 수 있어요.

偶尔工作场所里的媒介，如气体，甚至冷空气，都是引起哮喘的原因。

Ǒu'ěr gōngzuò chǎngsuǒ lǐ de méijiè, rú qìtǐ, shènzhì lěngkōngqì, dōushì yǐnqǐ xiàochuǎn de yuányīn

내 자식들도 천식을 앓게 되나요?

我的孩子也会得哮喘?

Wǒ de háizi yě huì de xiàochuǎn

DIALOGUE

그럴 수도 있습니다.
**有可能。** Yǒukěnéng

예방할 방법이 있나요?
**有没有预防的方法?** Yǒuméiyǒu yùfáng de fāngfǎ

애석하게도 현재 막을 방법이 없습니다.
**很可惜，目前没有预防的方法。**
Hěn kěxī, mùqián méiyǒu yùfáng de fāngfǎ

## 기관지 천식 支气管哮喘

기관지 천식은 일종의 돌연 발작, 숨이 가쁘면서 인후에서 소리가 나는 병입니다.
임상적으로 갑자기 발작하여 숨이 차고 호흡이 힘든 게 특징입니다.
천식은 대부분 야간 또는 새벽에 발작합니다.
원인은 좀 복잡하여 유전, 알레르기체질, 기후환경,
생활조건, 직업, 정서 등 여러 가지와 관련이 있습니다.

支气管哮喘是一种突然发作的呼吸喘促、喉间哮鸣的疾病。
临床主要以突然发作、胸 闷气促、呼吸困难为特征。
哮喘多在夜间或凌晨发作。
引发哮喘的原因比较复杂，与遗传，过敏体质，气候环境，
生活条件，职业，情绪等都有关系。

관련단어

哮喘xiàochuǎn천식　有关联yǒu guānlián관련이 있다　可惜kěxī애석하다　类lèi종류
痉挛性jìngluánxìng경련성　工作gōngzuò일　运动yùndòng운동　媒介méijiè매개체　原因yuányīn원인

# 10 천식 원인

## 哮喘的原因 Xiàochuǎn de yuányīn

DIALOGUE

옛날부터 사람들은 공기오염이 천식을 악화시킨다는 것을 알았습니다.

长久以来人们已知空气污染能使哮喘更厉害。

Chángjiǔ yǐlái rénmen yǐzhī kōngqìwūrǎn néng shǐ xiàochuǎn gèng lìhai

그러나 사람들은 주의하지 않았어요.

但总是不注意。

Dàn zǒngshì bú zhùyì

매연이 천식을 악화시키는 것 만이 아니고 천식의 원인도 됩니다.

烟雾不但能加重哮喘，还可以引起哮喘。

Yānwù búdàn néng jiāzhòng xiàochuǎn, hái kěyǐ yǐnqǐ xiàochuǎn

운동하면 좋아지나요?

锻炼能减轻病情吗?

Duànliàn néng jiǎnqīng bìngqíng ma

아녜요. 운동 좋아하는 사람이 운동을 안 하는 사람보다 3~4 배 천식이 많습니다.

不能。运动爱好者得哮喘的几率是不运动的人的 3-4 倍。

Bùnéng. Yùndòng àihàozhě dé xiàochuǎn de jīlǜ shì bú yùndòng de rén de 3-4 bèi

알겠습니다.

我明白了。

Wǒ míngbáile

DIALOGUE

천식이 왜 생기죠?

哮喘是什么引起的? Xiàochuǎn shì shénme yǐnqǐ de

환경(알러지, 감염, 생활방식, 음식)과 천식 발생은 밀접한 관계가 있습니다.

环境(过敏, 感染, 生活方式和饮食)对哮喘的发生有重要的影响。

Huánjìng(guòmǐn, gǎnrǎn, shēnghuófāngshì hé yǐnshí)duì xiàochuǎn de fāshēng yǒu zhòngyào de yǐngxiǎng

그럼 유전과 천식을 유발하는 것과 어떤 관계입니까?

那么, 遗传对哮喘起怎样的作用呢?

Nàme, yíchuán duì xiàochuǎn qǐ zěnyàng de zuòyòng ne

꽤 많은 연구가 유전으로 인해 발병확률이 높아진다고 발표되었습니다.

许多研究表明遗传能增大患哮喘的几率。

Xǔduō yánjiū biǎomíng yíchuán néng zēngdà huàn xiàochuǎn de jīlǜ

그렇다고 유전인자가 꼭 천식을 일으킨다고 말할 수는 없습니다.

然而, 遗传基因并非表示你一定会患哮喘。

Rán'ér yíchuán jīyīn bìngfēi biǎoshì nǐ yídìnghuì huàn xiàochuǎn

요즘 날이 갈수록 미세먼지가 심해지는데 천식환자는 특히 주의해야 합니다.

最近雾霾越来越严重了, 哮喘患者要特别注意。

Zuìjìn wùmái yuèláiyuè yánzhòng le , xiàochuǎn huànzhě yào tèbié zhùyì.

# 11 천식치료

## 哮喘的治疗 Xiàochuǎn de zhìliáo

DIALOGUE

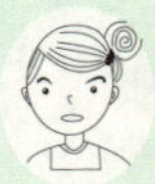

제가 매일 약을 복용해야 합니까?

我需要每天都服食药物吗?

Wǒ xūyào měitiān dōu fúshí yàowù ma

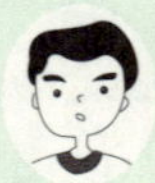

한 동안은 매일 아침에 약을 복용 하시고 천식 이후에
또 다른 매개체로 인해 발생 할 시에는 적당한 약을 드리겠습니다.

暂时你每天都要服药，当哮喘过后，
另外查出引发的媒介时，我们给您适当的药物。

Zànshí nǐ měitiān dōu yào fúyào, dāng xiàochuǎn guòhòu,
lìngwài cháchū yǐnfā de méijiè shí, wǒmen gěi nǐn shìdàng de yàowù

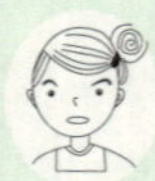

어떤 약이 그 외 다른 것들보다 나에게 적합 할까요?

除此之外，没有更适合我的药吗?

Chúcǐzhīwài, méiyǒu gèng shìhé wǒ de yào ma

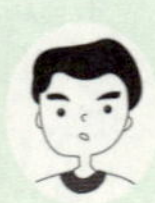

환자분은 직업상 바쁘시고 약 드시는 것도 싫어하시니,
약효시간이 긴 흡입기가 제일 적합할 듯 합니다.

既然你的工作这么忙碌而你又不喜欢吃药丸,
那么药效持久的吸入器是最适合你的。

Jìrán nǐ de gōngzuò zhème mánglù ér nǐ yòu bù xǐhuan chī yàowán,
Nàme yàoxiào chíjiǔ de xīrù qì shì zuì shìhé nǐ de

DIALOGUE

어떻게 발작을 막을 수 있죠?

**我如何能防止发作?**

Wǒ rúhé néng fángzhǐ fāzuò

확실한 건, 환자분께서 발작을 일으키는 매개체와의 접촉을 피하시는 겁니다.

**很明显，你应避免接触引发哮喘的媒介。**

Hěn míngxiǎn, nǐ yīng bìmiǎn jiēchù yǐnfā xiàochuǎn de méijiè

정해진 시간에 약을 복용해야 합니까?

**我需要按时服药吗?**

Wǒ xūyào ànshí fúyào ma

요 몇일간 그래야 하고, 그 후에는 다시 저에게 오셔서
약의 양을 어떻게 조절할 것인지 의논하셔야 합니다.

**这几天你要按时服药，之后你再来一次，
商量一下如何调整剂量。**

Zhè jǐtiān nǐ yào ànshí fúyào, zhīhòu nǐzài lái yícì,
shāngliàng yíxià rúhé tiáozhěng jìliàng

저에게 흡입기의 정확한 사용법을 설명해 주시겠습니까?

**你可以教我吸入器的正确使用方法吗?**

Nǐ kěyǐ jiāo wǒ xīrù qì de zhèngquè shǐyòng fāngfǎ ma

## DIALOGUE

보조기가 필요 할까요?

**我需要用一些辅助器吗?**

Wǒ xūyào yòng yìxiē fǔzhùqì ma

잠시 후 간호사가 모든 것 들을 알려 드릴 겁니다.

**等一会儿护士会把所有这一切告诉你的。**

Děng yíhuìer hùshi huì bǎ suǒyǒu zhè yíqiè gàosu nǐ de

부작용이 있나요?

**有哪些副作用?**

Yǒu nǎxiē fùzuòyòng

어떤 사람들은 천식이 더 심해지는 경우가 있는데 이 때는 사용을 중지하시고 저에게 알리셔야 합니다. 만약 과량을 사용하면 경련, 어지러움과 심장 박동이 올라가고 그 밖의 부작용은 두통과 떨림 등이 있을 수 있습니다.

**有些人会出现哮喘加剧，那时，要马上停止使用并通知我。如过量，会抽筋，头晕和心跳加快，其他副作用有头痛和颤抖。**

Yǒuxiērén huì chūxiàn xiàochuǎn jiājù, nàshí, yào mǎshàng tíngzhǐ shǐyòng bìng tōngzhī wǒ. Rú guòliàng, huì chōujī, tóuyūn hé xīntiàojiā kuài, qítā fùzuòyòng yǒu tóuténg hé chàndǒu

알레르기 검사 혹은 그 밖의 특별한 검사를 받아야 합니까?

**我需要做过敏检查或其他特别检查吗?**

Wǒ xūyào zuò guòmǐn jiǎnchá huò qítā tèbié jiǎnchá ma

DIALOGUE

피부 민감 테스트, 혈액, 가슴 X-레이와 폐 기능검사 등은
제가 준비해 드릴 수 있습니다.

我会安排你去皮试，血液，胸部X光和肺功能检查的。

Wǒ huì ānpái nǐ qùpí shì xuèyè, xiōngbù X guāng hé fèigōngnéng jiǎnchá de

특별히 피해야 할 것들이 있습니까?

我需要特别避免些什么？

Wǒ xūyào tèbié bìmiǎn xiē shénme ?

그밖의 같은 종류의 약물들과 흡입기를 피하시면 됩니다.

避免其他同类药物和吸入剂。

Bìmiǎn qítā tónglèi yàowù hé xīrù jì

만약 효과가 없다면 저에게 전화하시고 바로 응급실로 가셔야 합니다

如没有效果，打电话找我并马上 到急诊室。

Rú méiyǒu xiàoguǒ, dǎdiànhuà zhǎo wǒ bìng mǎshàng dào jízhěnshì

그렇게 하겠습니다. 감사합니다.

我会这样做的，谢谢。

Wǒ huì zhèyàng zuò de, xièxie

천식에 해로운 황사, 초미세먼지가 있는 날은 외출하지 마세요.

对哮喘有害的黄沙，雾霾天气，不要外出。

Duì xiàochuǎn yǒuhài de huángshā,wùmái tiānqì,búyào wàichū.

관련단어

空气污染kōngqìwūrǎn공기오염　烟雾yānwù매연　环境huánjìng환경　媒体méitǐ매개체
按时ànshí정해진　吸入器xīrù qì 흡입기　辅助器fǔzhùqì보조기　胸部xiōngbù흉부, 가슴　特别tèbié특별히

# 12 천식약

## 哮喘药 Xiàochuǎn yào

DIALOGUE

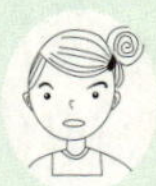

저의 병명이 뭐죠?

我得了什么病?

Wǒ déle shénme bìng

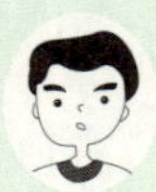

천식입니다.

是哮喘。

Shì xiàochuǎn

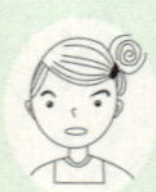

천식이 어떤 병이죠?

哮喘是什么病?

Xiàochuǎn shì shénme bìng

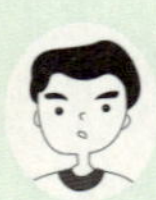

잘 알다시피 천식은 호흡기 계통질병이고 봄 겨울에 가장 많이 발병합니다.

众所周知哮喘是呼吸系统的常见病。
春冬季发病率最高。

Zhòngsuǒzhōuzhī xiàochuǎn shì hūxīxìtǒng de chángjiànbìng
Chūndōng jì fābìnglǜ zuìgāo

다이어트 중 입니까?

您在减肥吗? Nín zài jiǎnféi ma

관련단어

哮喘药xiàochuǎn yào천식약 呼吸系统hūxīxìtǒng호흡기계통 减肥jiǎnféi다이어트 正规zhèngguī규칙적인

DIALOGUE

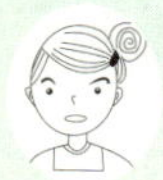

아뇨

**没有。**

Méiyǒu

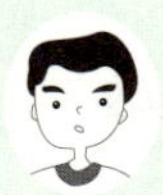

먼저 달고 짜고 기름진 음식을 피하고 매운 음식도 피하세요.
그리고 규칙적인 운동을 하세요.

**先要注意避免甜，咸，腻，辣的菜。**
**还要正规的做一些运动。**

Xiān yào zhùyì bìmiǎn tián, xián, nì, là de cài
Háiyào zhèngguī de zuò yìxiē yùndòng

**천식환자는 항생제를 함부로 먹으면 안됩니다.**
**哮喘患者不要随便使用抗生素。**

어떤 환자는 천식이 일어나면 일단 의사에게 항생제를 달라고 합니다.
그러나 사실상 천식 발작원인은 매우 많아서 알레르기, 피로,
정서불안, 바이러스 감염, 세균감염 등에 의해 일어나기도 합니다.
천식 발작 원인이 단지 세균에 의한 감염일 때만 항생제가 필요하며
기타 다른 상황에서 항생제를 쓰는 것은 모두 남용입니다.
그래서 천식 발작 시 동시에 기침, 누런 가래,
발열 등 호흡기 감염증상이 있어야 비로소 항생제가 필요합니다.

有些患者一旦哮喘发作就要求医生使用抗生素。
事实上，导致哮喘发作的原因很多，可由过敏，劳累，
情绪激动，病毒感染，细菌感染等因素所致。
只有细菌感染才需要使用抗生素，
其他情况下使用抗生素都是滥用。
因此，当患者在哮喘发作的时，有咳嗽、有黄痰，
发热等呼吸道感染症状，才有必要使用抗生素。

# 13 암

## 癌症 Áizhèng

DIALOGUE

종양을 암이라고 하나요?

我们可以把肿瘤称为癌么?

Wǒmen kěyǐ bǎ zhǒngliú chēngwéi ái mē

그렇지 않습니다. 악성종양 또는 신생조직을 암이라고 부릅니다. 비악성종양은 양성종양이라하며 암에 속하지 않습니다.

不行，癌可称为恶性肿瘤和新生物。
非恶性肿瘤被 称为良性肿瘤，不属于癌。

Bùxíng, ái kě chēngwéi èxìngzhǒngliú hé xīn shēngwù.
fēi èxìngzhǒngliú bèichēngwéi liángxìngzhǒngliú, bù shǔyú ái

알겠습니다. 암이 퍼지는 이유는 무엇이죠?

我明白了, 癌扩散的原因是什么?

Wǒ míngbáile, ái kuòsàn de yuányīn shì shénme

암이 퍼지는 이유는 아직 확실하지 밝혀지지 않았습니다.

癌扩散的具体特性及原因尚不清楚。

Ái kuòsàn de jùtǐ tèxìng jí yuányīn shàng bù qīngchu

관련단어

癌症ái암　恶性èxìng악성　估计gūjì추측하다　不同bùtóng다른　种类zhǒnglèi종류

DIALOGUE

근래 얼마나 많은 종류의 암이 있나요?

**你能告诉我目前有多少不同种类的癌吗?**

Nǐ néng gàosu wǒ mùqián yǒu duōshǎo bùtóng zhǒnglèi de ái ma

알려진 것만도 200 여 가지가 넘어요.

**估计有200多种不同种类的癌。**

Gūjì yǒu 200 duōzhǒng bùtóng zhǒnglèi de ái

## 암 증상 癌病状

| 대략 크게 8가지 증상이 있습니다. | 大致上癌有7种先兆 |
|---|---|
| 1. 대소변의 형상과 습관이 변합니다. | 1. 大小便形状和习惯改变了。 |
| 2. 피부염이 계속 치료되지 않습니다. | 2. 皮肤溃烂一直不痊愈。 |
| 3. 이상 출혈(코, 입, 질, 소변, 항문) | 3. 异常的流血(鼻嘴阴道小便肛门等) |
| 4. 유방 혹은 기타부위가 굳어집니다. | 4. 乳房或其他部位有硬块。 |
| 5. 음식을 삼키기가 어렵습니다. | 5. 吞咽食物有困难。 |
| 6. 피부 점이 이상적으로 변합니다. | 6. 皮肤痣有异常改变。 |
| 7. 기침이 멈추지 않고 목이 잠깁니다. | 7. 不停地咳嗽或喉咙沙哑 |
| 8. 이유 없이 피곤하고 미열이 납니다. | 8. 没有原因的疲劳和低烧。 |

## 암 환자에게 독성을 일으키는 대표적인 약물
## 使癌症患者产生毒性的代表性药物

다음 약물은 Cyp3A4 효소에 의해 대사되는데 암환자는 이 효소 생성이 억제되고, 대부분의 항암제도 이 효소에 의해 대사됩니다.

下列药物被 Cyp3A4代谢，癌症患者因服用下列药物抑制了Cyp3A4的生成 ，大部分抗癌药也被Cyp3A4代谢。

1. 타이레놀성분 해열 진통제 泰诺成分解热镇痛剂
2. 수면제. 진정제 安眠药，镇静剂
3. 항 부정맥제 抗心律失常药
4. 고혈압약 高血压药
5. 항히스타민 抗组胺药
6. 고지혈증 치료제 高血脂治疗剂
7. 항생제 抗生素
8. 항진균제 抗真菌药
9. 항경련제 抗痉挛药
10. 항우울제 抗抑郁药
11. 항 바이러스제 抗病毒药
12. 스테로이드 类固醇
13. 신경안정제 神经安神剂
14. 강심제 强心剂
15. 항결핵제 抗结核剂
16. 비만치료제 肥胖治疗剂
17. 발기부전약 性功能障碍药物(勃起障碍治疗药)
18. 항암제 抗癌药

# 14 자연과 관련있는 인체의 24시간 생리리듬 24小时生理节奏

| | | | |
|---|---|---|---|
| 0:00 | 세포 재생력 최고. | 0:00 | 细胞再生力最高 |
| 1:00 | 임산부 진통시작, 면역 임파구 활발. | 1:00 | 孕妇开始阵痛，免疫淋巴球最活泼 |
| 2:00 | 성장홀몬 혈중농도 최고 | 2:00 | 生长激素在血中浓度最高 |
| 3:00 | 신체기능, 혈압, 심박동 최저 | 3:00 | 身体机能、血压、脉搏最低 |
| 4:00 | 체온 최저. 천식발작 최고. 폐기능 최저. | 4:00 | 体温最低，哮喘发作最高，肺机能最低 |
| 5:00 | 암세포 증식 왕성. | 5:00 | 癌细胞增殖旺盛 |
| 6:00 | 혈압, 맥박상승,<br>수면유도 홀몬 감소, 월경시작. | 6:00 | 血压，脉搏上升，睡眠诱导激素减少，<br>月经开始 |
| 7:00 | 알레르기 증상 최악, 스테로이드 최고,<br>체온 상승. | 7:00 | 过敏症状最坏(恶)，类固醇激素最高，<br>体温上升 |
| 8:00 | 심장마비 뇌졸중 가장 빈번.<br>류마치스 관절염 증상 악화. | 8:00 | 心脏麻痹，脑卒中最频繁，<br>风湿性关节炎症状恶化 |
| 9:00 | 천식약 약효 발휘 최고,<br>자살 이외 사망률 최고. | 9:00 | 气喘药药效发挥最高，<br>自杀以外的死亡率最高 |
| 10:00 | 통증에 대한 인내력 최고. | 10:00 | 对疼痛的忍耐力最高 |
| 11:00 | 정신 집중력 최고. | 11:00 | 精神集中力最高 |
| 12:00 | 시력 최고조. 알콜에 가장 약함. | 12:00 | 视力最好，对酒精最薄弱 |
| 13:00 | 기력 체력 일시적 저하. | 13:00 | 气力，体力暂时的低下 |
| 14:00 | 식곤증. | 14:00 | 饭后犯困 |
| 15:00 | 반사신경최고, 근력, 호흡증가,<br>업무능력최고. | 15:00 | 反射神经最高，筋力，呼吸增加，<br>业务工作能力最高 |
| 16:00 | 체온, 맥박, 혈압최고, 운동하기 최고,<br>폐기능 최대. | 16:00 | 体温 脉搏 血压 最高，<br>运动能力最高，肺技能最大 |
| 17:00 | 식욕왕성. 미각 취각, 가장예민 | 17:00 | 食欲旺盛，味觉躯干最敏感 |
| 19:00 | 정신, 신체적으로 가장 불안정. | 19:00 | 精神上，身体上的最不安定 |
| 20:00 | 소화작용 왕성, 체중 증가. | 20:00 | 消化作用旺盛，体重增加 |
| 21:00 | 통증 예민도 최고. | 21:00 | 疼痛敏感度最高 |
| 22:00 | 홀몬 분비 감소, 체온 하강. | 22:00 | 激素分泌减少，体温下降 |
| 23:00 | 알레르기 반응 가장 빈번. | 23:00 | 过敏反应最频繁 |
| 24:00 | 신진대사 저하, 청각신경 최고 예민(밤새 지속) | 24:00 | 新陈代谢低下，听觉神经敏感 |

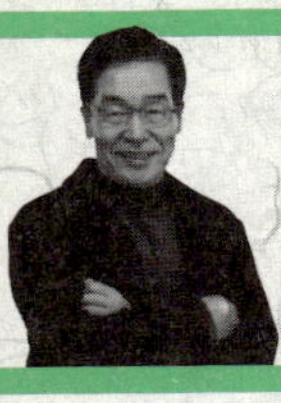

# 인체와 자연 人体与自然

우주가 탄생 되었을 때의 초기 모습은 무기질로 된 먼지 형태였는데 점차 태양계에 질서가 잡힘에 따라 물, 공기, 햇살 등이 존재하는 아름다운 행성 지구가 탄생되었다고 합니다.
宇宙诞生的初期是由无机物形态的土，灰尘等构成。随着太阳系结构的变化，慢慢形成了包括水，空气，阳光等存在的美丽的行星-地球。

지구에서는 미생물, 식물을 포함하여 물고기 양서류 파충류 포유류 등의 각종 동물이 다양하게 먹이사슬을 이루며 공존합니다. 인간도 생물학적으로 먹고 먹히는 동물의 한 종입니다.
地球上由微生物，植物，鱼类，两栖类，爬虫类，哺乳类等形成了多样的食物链，其中人类也是这食物链当中的一环。

인체를 이루고 있는 물질 개념과 세포에서 일어나는 생명유지에 필수적인 대사 개념은 건강요소의 핵심이고 이는 자연현상과도 불가분의 관계이기에 이를 무시하는 어떤 이론이나 노력도 건강증진에 도움이 될 리가 없습니다.
构成人体物质的概念和细胞的产生与维持生命所需的代谢概念是健康因素的核心，这与自然现象有着不可分离的关系。因此任何无视这些概念的理论和努力都不会对健康的发展有一点好处。

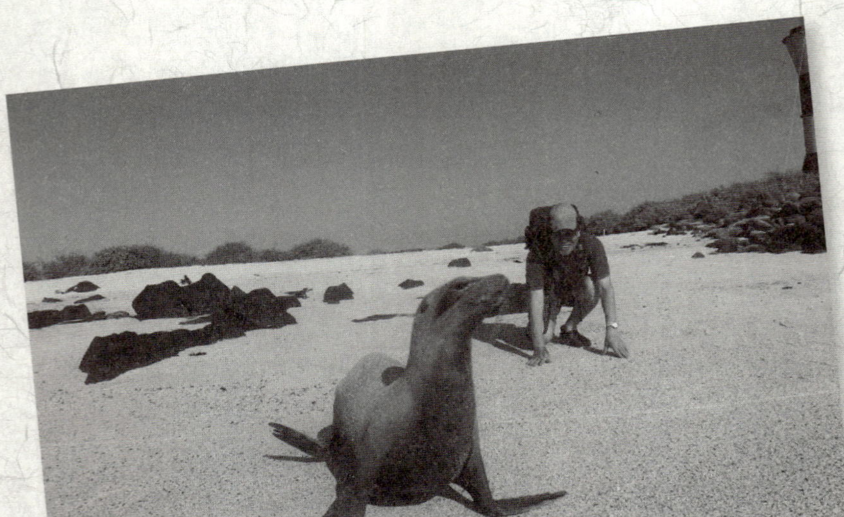

▲ 육지 동물이었던 바다사자는 네 개 다리가 지느러미로 변했다고 합니다.
以前是陆地动物的海狮，进到海里后四条腿进化成了四个鳍

Medical Chinese

# 07

# 대표적 약물 관련 회화

# 해열제

# 解热剂

# 01 발열환자에 대한 질문

## 向发热患者提问 Xiàng fārè huànzhě tíwèn

DIALOGUE

체온이 얼마죠?

**您的体温是多少度?**

Nín de tǐwēn shì duōshǎo dù

37.9℃입니다.(입안 37.3℃, 겨드랑이 37℃, 항문 안 37.6℃ 이상이면 발열)

**37.9℃ (口腔37. 3℃, 腋下37℃, 肛门内37. 6℃以上为发热)**

37.9℃. Kǒuqiāng37.3℃, yèxià37℃, gāngménnèi37.6℃ yǐshàng wéi fārè

혈액 검사받았는지? 백혈구수치 높은지?

**您是否去过医院检血常规? 白细胞高不高?**

Nín shìfǒu qùguò yīyuàn jiǎn xuèchángguī, báixìbāo gāobùgāo

아직 안했습니다.

**现在还没去。** Xiànzài hái méi qù

(백혈구수가 정상보다 높으면 세균성 감염이고 낮으면 바이러스 감염.)

**白细胞数比正常值高的话, 就是细菌性感染,**
**比正常值低的话就是病毒感染。**

Báixìbāoshù bǐ zhèngchángzhí gāo de huà, jiùshì xìjūnxìng gǎnrǎn,
bǐ zhèngcháng zhí dī de huà jiùshì bìngdú gǎnrǎn

DIALOGUE

열이 며칠 째 납니까?

您发热有几天了? Nín fārè yǒu jǐtiān le

이틀 되었습니다.

两天了。

Liǎngtiān le

(갑자기 열이 난지 반나절에서 하루면 감기, 계속 열이 3~6일째 나면 독감)

(突然发热半天或1天为感冒，持续发热3~6日，可能是流感)

Tūrán fārè bàntiān huò1tiān wéi gǎnmào, chíxù fārè3~6 rì, kěnéng shì liúgǎn

발열 시 코 막힘, 콧물, 온 몸 쑤심이 있습니까?

您发热时是否伴有鼻塞，流涕，全身酸痛?

Nín fārè shí shìfǒu bànyǒu bísāi, liútì, quánshēn suāntòng

네 기침도 해요.

我还咳嗽。 Wǒ hái késou

이전에 어떤 해열진통제를 복용 했었나요?

昨天服用什么解热剂了么?

Zuótiān fúyòng shénme jiěrè jì le mē

(환자가 약을 선택하는데 도움을 주고 중복 복용을 피하기 위해)

(以便协助病人选药，避免重复用药。)

Yǐbiàn xiézhù bìngrén xuǎn yào, bìmiǎn chóngfù yòng yào

# 02 왜 열이 난다고 바로 해열제를 먹으면 안될까요?

## 为什么不能一发热就吃退热药? Wèishénme bùnéng yì fare jiù chī tuì rè yào

DIALOGUE

어디가 아프세요?
**哪里疼?**
Nǎli téng

열이 나더니 머리가 아파요.
**发烧了所以头疼。**
Fāshāole suǒyǐ tóuténg

어떻게 아프세요?
**怎么个疼法?**
Zěnmegè téng fǎ

머리 아파요, 쪼개지듯 아파요.
**我的头很痛，像要裂开一样疼**
Wǒ de tóu hěn tong, xiàng yào lièkāi yíyàng téng

그 증세 있었던 게 얼마나 되시나요?
**这种状况持续多久了?**
Zhèzhǒng zhuàngkuàng chíxù duōjiǔ le

관련단어

口腔kǒuqiāng입안　腋下yèxià겨드랑이　肛门gāngmén항문　白细胞báixìbāo백혈구
重复chóngfù중복하다　裂开lièkāi쪼개다, 열다　忍rěn참다　浑身húnshēn몸전체
功能gōngnéng효능, 기능　腰痛yāotòng요통

DIALOGUE

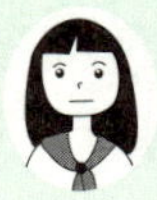

방금요.

**刚才。**

Gāngcái

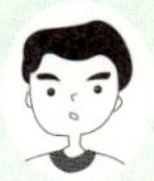

그럼 조금 참았다가 계속 이프면 이 해열제를 드세요.

**那么稍微忍一忍，一直疼的话再吃这个解热剂。**

Nàme shāowēi rěnyīrěn, yìzhí téng de huà zài chī zhège jiěrè jì

### 왜 열이 난다고 바로 해열진통제를 먹으면 안될까요?
### 为什么不能一发热就吃退热药?

발열은 병의 한 증상으로 병원체가 감염 되었다는 것을 뜻하므로
열이 난다고 바로 해열제를 쓰면 병세를 감추게 됩니다.
또 다른 이유는 발열이 일종의 방어반응으로 병원체를 없애는 데 유리합니다.
몸에 열이 나야 항체 생성이 증가하고 백혈구가 병원체를 삼키는 힘과
간의 해독작용이 증가하여 병원체를 소멸시킵니다.
그래서 열이 난다고 바로 해열제를 먹으면 안 됩니다.

发热是疾病的一个症状，预示着体内有病原体感染，
一发热就用退热药易掩盖病情。
另外一个原因，发热是人体一种防御性反应，有利于消除病原体。
因为机体在发烧时，体内抗体生成增多，白细胞的吞噬作用和
肝脏的解毒功能增强，可以协助消灭病原体。
所以不能一见发热就吃退烧药。

# 03 왜 해열진통제의 진통효과는 만능이 아닌가요?

## 为什么说解热镇痛药的止痛不是万能的?

Wèishénme shuō jiěrè zhèntòngyào de zhǐtòng búshì wànnéng de

DIALOGUE

온몸이 아파요. 몸살이 오는 것 같아요.

**浑身疼，好像是太累而病了。**

Húnshēn téng，hǎoxiàng shì tài lèi ér bìng le

신경을 쓰셨나 보군요, 이 약 한 정을 복용하시면 30분 안에 통증이 사라질 겁니다.

**可能用脑太多了，这药服用后30分钟会消除疼痛。**

Kěnéng yòng nǎo tàiduō le, zhè yào fúyòng hòu 30 fēnzhōng huì xiāochú téngtòng

이 약의 효능을 설명해 주시겠습니까?

**能说明一下这个药的功能吗?**

Néng shuōmíng yíxià zhège yào de gōngnéng ma

그럼요, 이 약은 두통, 감기에 의한 통증, 관절통, 근육통, 요통 등에 사용하며 열을 내려줍니다.

**好的，这药用于头痛，感冒，关节痛，肌肉痛，腰痛等，还有退烧功能。**

Hǎo de, zhè yào yòngyú tóutòng, gǎnmào, guānjié tong, jīròu tòng, yāotòng děng, háiyǒu tuìshāo gōngnéng

배가 아플 때도 먹을 수 있나요?

**肚子疼的时候也可以吃吗?**

Dùzǐténg de shíhou yě kěyǐ chīmā

안 됩니다.

**不可以。** Bù kěyǐ

## 왜 해열진통제의 진통효과는 만능이 아닌가요?
## 为什么说解热镇痛药的止痛不是万能的?

해열 진통제는 보통 또는 경미한 몸살, 두통, 치통, 관절통, 근육통, 신경통, 요통, 생리통 등을 완화시켜 주지만 위통, 복통에는 효과가 없습니다. 위통이나 복통의 발생원인은 다양해서 위궤양, 십이지궤양, 위염 등이 위통을 일으킬 수 있고, 복막염, 맹장염, 담랑염, 담결석, 장폐색, 담도기생충, 내장출혈, 천공 등도 복통을 일으킬 수 있습니다.
이 복통들의 주요원인은 조직, 기관의 평활근이 격렬하게 수축(경련)하기 때문 이므로 정확히 진단 후 위통이나 복통을 진경시키는 약을 먹어야 합니다.
만약 고열이 나지 않으면 물을 많이 마시고 쉬면서 영양보충을 하면 되고 꼭 해열제를 쓸 필요는 없습니다.
그러나 고열이 나거나 열이 오래 계속 되면 해열제를 쓸 수밖에 없습니다.

解热镇痛药能缓解中度及轻度的疼痛，如头痛，牙痛，关节痛，肌肉痛，神经痛、腰 痛，脚痛，痛经等，而对胃痛，腹痛则无效。
胃痛或腹痛的发生原因有多方面，其中 胃溃疡，十二指肠疡或胃炎等均能引起胃痛，腹膜炎，阑尾炎，胆囊炎，胆结石，肠 梗阻，肠道寄生虫病，内脏器官出血，穿孔等均可引起腹痛。
这些疼痛的主要原因是 由于这些组织和器官的平滑肌发生剧烈收缩(痉挛)所致，在诊断清楚后再服用相应的胃痛或腹痛的药。
如不发高热的话，应该要多喝开水再补充营养，不必服用退烧药。
不过，发高热或持续发热的话，只能服用解热药。

열이 나고 스스로 땀이 나면 노폐물과 함께 열 발산도 잘 되어 아주 좋습니다.
发烧出汗后毒素会随着汗液一起排出是非常好的

관련단어

浑身疼húnshēn téng몸살　牙痛yátòng치통　腿痛tuǐtòng다리통　肚子痛dùzǐtòng복통
伤口痛shāngkǒutòng상처통　偏头疼piāntóuténg편두통　咽喉痛yānhóutòng인후통
全身痛quán shēn tòng전신통　腹泻fùxiè설사　过敏guòmǐn알레르기

# 04 아스피린

## 阿司匹林 Āsīpīlín

진통, 소염 효과가 있어 발열, 두통, 치통, 생리통, 신경통 등에 사용합니다.
해열, 항류마치, 항통풍, 항혈소판, 심근경색 완화 효과도 있습니다.
아스피린은 혈전생성을 억제하고 혈액농도가 짙어지지 않게 하여 혈류를 원활하게 합니다.
혈전은 한참 잠잘 때 가장 왕성하게 생성되므로 취침전 복용이 바람직하고
복용후 수술받으면 출혈 가능성 있어 7일 전부터 복용 중단해야 합니다.
有镇痛，消炎疗效。使用于发热，头痛，牙痛，生理痛，神经痛等。
对解热，抗风湿，抗痛风，抗血小板，心肌梗塞缓解效果等有。
阿司匹林抑制凝血降低血液浓度，使血液流畅。
睡眠时易产生血块因此睡前服用效果好。
服用后手术时术中出血不止，因此术前停止服用7天。

뇌졸중, 협심증, 심근경색증 예방으로 1일 100mg 복용할 수 있고 이 경우도 수술 1주일 전부터 복용을 중단해야 합니다.
어린이의 수두, 독감 등에 잘못 사용하면 치명적인 레이증후군(Reye's Syndrome)을 일으킬 수 있습니다.
为预防脑梗塞，心绞痛，心肌梗塞1天1次服用100mg。
术前1周 停止服用。
对小儿水痘，流感，等用药不恰会引发雷氏症候群。

아스피린의 가장 큰 문제점은 위장출혈이므로 위장관 질환이 있는 사람은 주의해야 합니다.
다른 소염진통제와 같이 복용하면 출혈 위험이 증가하고 신장독성이 나타날 수 있습니다.
와파린 복용자는 출혈 위험이 높아지므로 주의해야 합니다.
阿司匹林最大问题会造成胃出血，胃病患者注意服用。
与其他消炎药一起服用会带来出血并增加肾脏毒性。
一起华法林服用会出现出血，患者应要注意。

당뇨병약과 함께 복용하면 저혈당이 올 수 있습니다.
은행엽 추출물인 징코민 제제와 함께 복용해도 출혈 위험이 있습니다
위장장애를 감소시키기 위해 반드시 식후에 복용합니다 .
与糖尿病药同时服用会引起低血糖。
与银杏叶片同时服用会有出血的可能。
为减少胃肠功能障碍必须饭后服用。

---

두통에는 1회 500~1000mg을 복용.
그러나 위염, 위궤양이 있는 사람은 복용 불가.
마늘이 들어간 음식과 함께 복용해도 위 상태를 악화시킴.
头痛的时候一次服用500-1000mg。
但是患有胃炎和胃溃疡的人不能服用。
与带有蒜的食物一起服用也会使胃的状态恶化。

# 05 아스피린 용법

## 阿司匹林用法 Āsīpīlín yòngfǎ

1. 아스피린을 항혈소판제로 사용할 경우 취침 전 복용이 좋습니다.
2. 저녁에 복용하면 혈압이 내려감.
3. 아침이나 낮에 복용하면 혈압강하 효과 없음.
4. 아스피린 섭취 4-6시간 후 작용 최고로 발휘.
5. 혈전 형성은 새벽 2~3경 가장 왕성. 따라서 아스피린은 취침 시 복용해야 혈전 방지는 물론이고 혈압 강하에도 좋고, 당연히 고혈압약도 저녁에 복용해야 뇌졸중 심장마비 등 합병증 예방효과도 큽니다.
6. 24시간 지속형이라도 오전에 투약하면 야간 혈압을 충분히 내려주지 못합니다.

1. 把阿司匹林当作抗血小板剂来服用时，睡觉前服用为好。
2. 晚上服用的话，血压会下降。
3. 早晨或上午服用的话，没有降血压的效果。
4. 服用阿司匹林4-6小时以后，作用发挥到最强。
5. 形成血栓最活跃的时间是凌晨2~3点。因此阿斯皮林得睡觉前服用才能防止血栓，并有助于血压下降。理所当然，高血压药也得在晚上服用才能对脑卒中，心脏麻痹等并发症起更大的预防效果。
6. 即便是24小时持续性高血压药如果早晨投药的话，不能充分地降低夜间的血压。

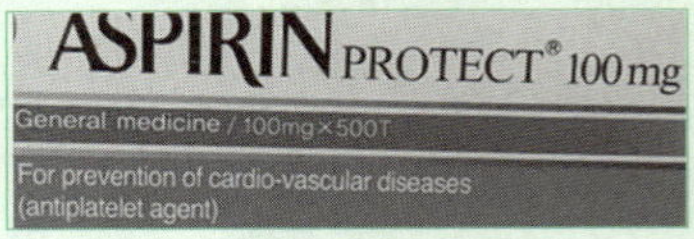


### 해열진통제의 합리적 사용은? 如何合理选用抗炎镇痛药?

일반적으로 효과가 정확하고 독성이 적고 가격이 저렴한 아스피린이나 그 복합제를 써 보고 다음으로 타이레놀, 부루펜 등을 선택 할 수 있습니다. 해열제를 3일 이상 쓰면 안되고 진통제도 5일 이상 쓰면 안됩니다. 어린이 약으로는 부루펜 또는 그 복합제가 좋습니다. 임산부는 신중히 사용해야하나 타이레놀이 그나마 무난합니다. 신장염, 소화성궤양, 혈우병 내지는 출혈성질병에 우선적으로 타이레놀을 쓸 수 있습니다.

一般选择疗效确切，毒性低，价格较便宜的药物如阿司匹林及其复方制剂为首选药，其次能选用对乙酰氨基酚，布洛芬其复方制剂等。解热剂使用不得超过3日，镇痛不得超过5日。儿科用药应使用布洛芬及它们的复方制剂。孕妇应慎用解热镇痛药，选用对乙酰氨基酚。肾炎，消化性溃疡，血友病及其他出血性疾病，可选用对乙酰氨基酚。

## 06 이부프로펜 (부루펜)

布洛芬 Bùluòfēn

Aspirin과 유사하고 어린이부터 성인까지 두루 사용되고 있는 진통제
· 류마치스질환, 관절염, 통풍, 감기몸살 등에 사용합니다.
· 위. 신장. 심혈관계에 이상 반응을 일으킬수 있습니다.
· 심부전환자, 신기능 부전자, 간기능 부전자, 고령자에게는 사용하지 않는 것이 좋습니다.
· 심경 경색, 신장기능 이상, 간기능 이상,노인에게는 주의해야 합니다.
· 다른 소염진통제와 함께 복용하면 안됩니다.

类似于阿司匹林用于小儿，成人的止痛药
· 用于类风湿疾病，关节炎，痛风，感冒发烧等
· 对胃，肾脏，心血管，引起异常反应。
· 心脏衰竭，肾功能不全，肝功能不全，老年人不可使用。
· 注意：心肌梗死，肾功能不全，肝功能不全，老年人不可使用。
· 不易于与其他消炎药同时服用。

## 07 덱시프로펜

左旋布洛芬 Zuǒ xuán bù luò fēn

이브프로펜에서 약효 있는 부분만 분리해낸 진통제로 적은 용량으로 동일 효과를 볼 수 있고 작용시간이 빠르고 부작용도 적습니다. 그 외 참고 사항이나 주의할 점은 이부프로펜과 거의 같습니다.

提取布洛芬中有效分子具有止痛效果，以小剂量发挥相同效果，见效快，副作用小，注意事项也与布洛芬相同。

# 08 아세트아미노펜 (TYLENOL의 성분)

## 对乙酰氨基酚(泰诺林的成分) Duìyǐxiānānjīfēn(tàinuòlín de chéngfèn)

안전한 해열진통제로 알려져 있지만 다른 소염진통제와 달리 중추신경계에 작용하고 간손상을 초래할 수 있으므로 주의해야 합니다.

* 현재까지는 임산부에게 안전하다고 하여 사용되고 있습니다.
* 호흡곤란 두드러기, 구역, 구토 등의 부작용이 있을 수 있습니다.
* 음주 후 복용은 심각한 간 손상을 초래할 수 있습니다.
* 하루 최대용량은 4g이므로 주의해야 합니다.

따라서 다른 약을 복용할 때, 예를 들어 이 성분 감기약을 복용할 때 주의해야 합니다.

安全的解热镇痛剂，与别的消炎药不同作用于中枢神经系统，应注意对肝带来的损伤。

* 目前为止对孕产妇安全。
* 引起呼吸困难，麻疹，恶心，呕吐等副作用。
* 饮酒后服用会引起肝损伤。
* 一天药量不能超4g，要注意安全。

与其他药物同时服用时例如服用具有这成分的感冒药时也应该注意。

오랜 음주 또는 이 약 복용 중에 음주하면 신장장애, 젖꼭지괴사, 골수장애가 올 수 있습니다.
장기 복용은 약물 의존성을 야기할 수 있습니다.
태반을 통과하므로 임산부는 신중해야 합니다.
유아, 신생아는 간기능부전을 초래할 수 있어 당연히 피해야 합니다.

长期饮酒或服用本品时 饮酒导致肾损害，乳头坏死，继而损害髓质内部。
长期应用本品可能导致药物依赖性。
本品可通过胎盘，所以孕妇应慎用。
幼儿及新生儿因肝功能发育不全，应避免使用。

## 09 아세트아미노펜의 작용과 용도는?

对乙酰氨基酚作用与用途是什么?

Duìyǐxiānānjīfēn zuòyòng yǔ yòngtú shì shénme

해열진통작용은 아스피린과 비슷하나 소염작용은 거의 없습니다. 위장관 자극성은 없고, 혈전 방지도 못하고, 발열, 두통, 감기, 근육통, 신경통, 생리통에 쓰입니다(류마치스 또는 류마치스성 관절염에는 효과가 없습니다.).

强度类似于阿司匹林，但抗炎作用很弱。对胃肠道无刺激性，也不会引起凝血障碍，常用于发热，感冒，头痛，肌肉痛和神经痛，痛经等。

## 10 아세트아미노펜은 왜 류마치스 관절염에 사용 할 수 없나요?

为什么对乙酰氨基酚不用于风湿关节炎?

Wèishénme duìyǐxiānānjīfēn bú yòngyú fēngshī guānjiéyán

아세트아미노펜은 중추신경계통 홀몬인 프로스타글란딘의 합성 혹은 프로스타글란딘 합성 효소를 억제하여 진통작용을 발휘합니다. 아세트아미노펜은 아스피린에 비하여 소염작용이 거의 없습니다. 그러므로 류머티즘성 관절염에 쓸 수 없습니다.

对乙酰胺基酚能抑制中枢神经系统前列腺素的合成，或抑制前列腺素合成酶，发挥镇痛作用，对乙酰胺基酚的消炎作用与阿司匹林相比几乎等于没有，因此不用于风湿性关节炎。

# 11 나프록센 Naproxen

## 萘普生 Nài pǔ shēng

다른 비스테로이드 소염진통제(NSAIDS) 처럼 COX를 저해하여
통증유발 홀몬 프로스타글란딘을 억제합니다.

与其他消炎镇痛剂(NSAIDS)一样，抑制COX,
抑制诱发痛症的前列腺素的分泌。

* 주의사항은 다른 NSAIDS와 거의 동일.
  注意事项与别的NSAIDS差不多。

* (반감기가 길어) 하루 2회 복용으로 충분.
  (半衰期长)一天服用2次就可以。

* 관절염, 통풍, 편두통, 치통, 외과적인 동통, 근육통 등에 사용.
  使用于关节痛，痛风，偏头痛，牙痛，外科性疼痛，肌肉痛等。

* 65세 이상 간, 신기능 이상자, 고혈압 환자는 주의.
  65岁以上，肝，肾功能异常者，高血压患者使用时应注意。

이 약은 심혈관에 나쁜 영향을 줄 수 있습니다.
这个药对心血管有不好的影响。

심근경색, 뇌졸증을 초래할 수 있습니다.
可能会导致心肌梗塞和脑中风。

위장관 출혈도 유발할 수 있습니다.
可能诱发胃肠出血。

고령자는 더욱 위험합니다.
高龄者更危险。

# 12 약의 독성반응이란?

## 什么是药品的毒性反应? Shénme shì yàopǐn de dúxìngfǎnyìng

독성반응은 약물에 의해 신체에 비교적 중증 기능장애를 유발하거나
병적 변화를 나타내는 것을 말합니다.
일반적으로 개인적인 차이, 병리상태 또는 함께 먹는 다른 약 때문에
민감성이 증가해서 발생하게 됩니다.
약리작용이 강하고 상용량과 중독량이 근접한 약은 독성반응을 일으키기 쉽고
그 외 간, 신장기능 장애인, 노인, 어린이에게서 쉽게 발생합니다.
약물에 민감한 소수의 사람에게서 발생합니다.

毒性反应是指由药物引起的身体较重的功能紊乱或组织病理变化。
一般是由于患者的个体差异，病理状态或合用其他药物引起敏感性增加而引起的。
那些药理作用较强，治疗剂量与中毒剂量较为接近的药物，容易引起毒性反应。
此外，肝，肾功能不全者，老人及儿童易发生毒性反应。
少数人对药物的作用过于敏感。

---

어떤 사람에게 약의 독성반응이 잘 나타날까요?
哪些人容易出现药物的毒性反应?

급성질환에 면역이 떨어져 있거나 노인 또는 여러 질병이 있는 사람에게 약물독성반응이 잘 나타납니다.
복용하는 약이 많으면 많을수록 잘 나타납니다.
患有急性病患而免疫力低下，老年人和患有多种疾病的患者容易出现
药物的毒性反应。
服用药物的种类越多越容易出现药物的毒性反应。

관련단어

越~越~ yue ~yue ~하면 할 수록 ~하다.

# 13 편두통

## 偏头痛 Piāntóutòng

DIALOGUE

편두통이 무엇인지 설명해 주시겠어요?

**你能告诉我什么是偏头痛吗?**

Nǐnéng gàosu wǒ shénmeshì piāntóutòng ma

편두통은 일종의 종신병으로 유전성이며,
75%이상의 환자가 가족력이 있습니다.
일시적인 편두통도 일상적인 만성 두통으로 변할 수 있습니다.

**偏头痛是一种终身性，遗传性疾病，**
**75%以上患者都具有家族性。**
**阵发性偏头痛可以发展成慢性的日常头疼。**

Piāntóutòng shì yìzhǒng zhōngshēn xìng, yíchuánxìngjíbìng,
75%yǐshàng huànzhě dōu jùyǒu jiāzú xìng.
Zhènfāxìng piāntóutòng kěyǐ fāzhǎnchéng mànxìng de rìcháng tóuténg

편두통 치료는 어떻게 하죠?

**治疗偏头痛的最佳方法是什么?**

Zhìliáo piāntóutòng de zuìjiā fāngfǎ shì shénme

환자 개인에 맞는 치료가 가장 좋은 방법입니다.

**对患者本人有效的方法就是最佳的方法。**

Duì huànzhě běnrén yǒuxiào de fāngfǎ jiùshì zuìjiā de fāngfǎ

관련단어

偏头痛 piāntóutòng편두통　遗传yíchuán유전　阵发性zhènfāxìng발작성
慢性的mànxìng de만성적　患者huànzhě환자

# 14 소염진통제

## 消炎镇痛剂 Xiāoyánzhèntòngjì

DIALOGUE

비가 오면 장선생은 두통에 온몸의 관절도 쑤십니다.

下雨的时候，张先生会感到头痛，全身关节也痛。

Xiàyǔ deshíhouzhāng xiānsheng huì gǎndào tóutòng quánshēn guānjié yě tòng

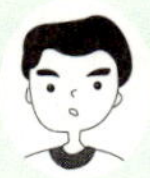

어디가 불편하세요?

哪里不舒服？ nǎlǐ bù shūfu

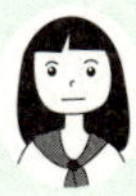

수개월 동안 무릎 관절이 아파요. 약을 주실 수 있습니까?

膝盖疼有好几个月了，有药吗？

Xīgài téng yǒu hǎo jǐgè yuè le, yǒu yào ma

드릴 수 있어요. 그런데 왜 의사에게 가지 않으셨나요?

可以给，但为什么没去看医生？

Kěyǐ gěi, dàn wèishénme méi qù kàn yīshēng

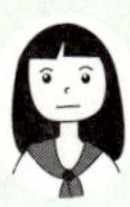

치료 중입니다만 약을 잃어버렸어요.

治疗中把药丢了。 Zhìliáo zhōng bǎ yào diūle

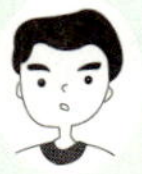

처방약을 잃어버리셨군요.
처방된 약 대신에 일반의약품으로 드릴 수 있습니다.

原来是丢了处方药，可以开非处方药来代替处方药。

Yuánlái shì diūle chǔfāngyào, kěyǐ kāi fēi chǔfāngyào lái dàitì chǔfāngyào

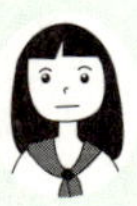

감사합니다.

谢谢。 Xièxie

# 15 외용 소염진통제

## 外用消炎镇痛剂 Wàiyòng xiāoyánzhèntòngjì

DIALOGUE

언제 무릎이 아프세요?
什么时候膝盖疼?
Shénmeshíhòu xīgài téng ?

비가 오면 무릎이 쑤셔요.
下雨的时候膝盖会疼。
Xiàyǔ de shíhou xīgài huì téng

이 패취를 붙이세요, 먹는 약도 있어요.
把这药贴贴上，还有口服药。
Bǎ zhè yào tiē tiēshàng, háiyǒu kǒufúyào

먹는 약도 주세요.
口服药也要。
Kǒufúyào yěyào

여기 있습니다.
在这。
Zàizhè

관련단어
消炎镇痛剂xiāoyánzhèntòngjì소염진통제　非处方药chǔfāngyào일반의약품
丢diū잃어버리다　膝盖xīgài무릎　药贴yào tiē패치

# 16 도태된 해열진통제

## 被淘汰的解热镇痛剂 Bèi táotài de jiěrè zhèntòngjì

20세기 후반 많이 사용되다가 심각한 부작용이 발견되어 21세기 들어 사용이 금지된 해열 진통제는 다음과 같습니다.

在20世纪后半期很多具有很强副作用的解热镇痛剂在21世纪都是禁止使用的。

1. 설피린 Sulpyrine

安乃近

바랄긴으로 불리던 약으로서 감기, 두통에 널리 사용되었습니다.

叫硫酸钡的药常用与感冒和头痛。

백혈구 손상, 황달, 급성 신부전을 일으켜서 미국에서는 1970년대 말부터 사용금지 되었고 우리나라에서는 2004년부터 사용이 전면 금지되었습니다.

因引起白细胞损伤，黄疸，急性肾不全，从1970年末在美国禁止使用，在我国从2004年开始全面禁止使用。

2. 페나세틴 Phenacetin

非那西汀

아스피린과 함께 발열성 질환과 류마티스성 관절염에 널리 사용되었으나 방광암을 유발하여 현재 쓰이지 않고 있습니다.

与阿司匹林一起常用于发热性疾病和风湿性关节炎，但是因引起膀胱癌，现在不在使用。

3. 아미노피린 Aminopyrine

氨基比林

해열진통 작용은 우수하지만 소화관 내에서 발암물질을 만들어 내어 퇴출당했습니다.

解热镇痛作用佳，但是在消化管内易造成致癌物质，所以被禁用了。

4. 이소프로필안티피린 Isopropylantypyrin

异丙安替比林，异丙比林

재생불량성빈혈을 초래하여 미국, 캐나다에서는 일찍이 사용이 전면 금지 되었으나 우리나라에서는 아직도 사용하고 있습니다.

引起再生不良性贫血，在美国，加拿大早已被禁止使用，而我国还在使用当中。

5. 타이레놀 ER 서방정

泰诺ER徐放片

타이레놀(아세트아미노펜)은 현재 세계에서 가장 많이 사용되는 해열진통제입니다.
그러나 과다복용 시 간 대사과정에서 독성물질이 많이 생성돼 간 손상을 유발할 수 있습니다.
2011년 미국 약물과다복용 환자 123만명 중 약 30%가 아세트아미노펜과
관련이 있고 그로 인한 사망자의 약 11%는 아세트아미노펜이 원인이었습니다
2018년초 유럽(EU)에서는 이 약 서방정의 사용을 중지시켰습니다.

乙酰氨基酚是目前世界上最常用的解热镇痛剂。
但是过度服用时，在肝代谢过程中会产生大量毒性物质，可能会引发肝损伤。
2011年美国123名过度服用药物的患者中，约30%与乙酰氨基酚有关。因过度服用药物而死亡的人中，约11%的死者是因为服用乙酰氨基酚。
2018年初欧洲已经停止使用含有这个成分药的徐放片。

---

이처럼 현재 사용하고 있는 해열진통제들도 우리가 모르고 있던 부작용이
발견되어 미래에는 퇴출당할 수 있습니다.

与此同时现在我们使用的解热镇痛剂也有我们还没有发现的副作用，
在未来 可能也会被禁用。

〈P272 참고〉

## 두통은 심각한 질병을 암시 할 수도 있습니다.
## 头痛可能暗示严重的疾病

두통의 원인은 수 백 가지가 넘습니다.
引起头疼的原因有上百种。

만약 다음과 같은 증상이 나타나면 반드시 의사한테 진찰을 받아야 합니다.
如果出现这些症状，应看医生。

1. 당신 나이가 40세를 넘었고 이전에는 그런 두통이 없었다.
你已年过40岁，而且在这之前，没有头痛。

2. 두통부위가 다르고 두통이 점점 극심해 지고 더 자주 일어난다.
头痛的部位不同；头痛愈剧烈；头痛愈来愈频繁。

3. 두통의 원인을 알 수 없고 평상시와 다르다.
头痛的原因不明，和往常不同。

4. 두통이 신경증상인 사지마비, 어지러움, 잘 안보이고 기억이 안 나는 증상을 동반한다.
头痛伴有神经方面的症状，例如肢体麻痹、头晕、视线模糊或丧失记忆。

5. 두통과 기타질병이나 증상이 동시에 나타난다.
头痛和其他毛病或症状同时出现。

두통이 심각하여 뇌질환이 의심되면 CT나 MRI 등의 영상검사를 합니다.
头疼严重，怀疑是脑部疾病的话可以做CT或MRI等影像检查。

---

두통은 원인은 수 백가지가 넘지만 두항강통(뒷 덜미가 땡기면서 아픔)의
원인은 단 두 가지 즉 스트레스로 인한 신경 과로와 혈압의 이상뿐입니다.
두항강통에는 충분한 휴식과 함께 갈근탕 복용이 효과적입니다.

**头痛的原因超过数百种，但是头项强痛(后颈发胀，后脑勺疼)的原因只有两种。即，因压力产生的神经原因和血压异常。对头项强痛充分的休息并服用葛根汤很有效。**

[典據] 傷寒論曰，太陽病，項背强几几，無汗惡風，葛根湯主之。 (項背强几几 => 頭項强痛)

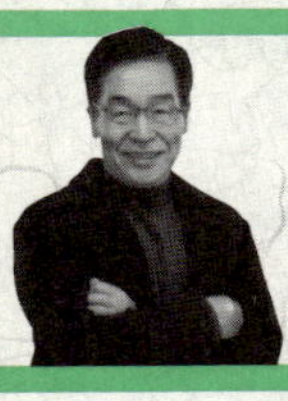

# 따뜻한 사랑과 면역 关爱与免疫

“조상으로부터 좋은 체질을 물려받고 평소 건강관리를 잘 해온 사람은 병에 걸려도 얼마든지 좋은 약을 선택할 여지가 있지만 그렇지 않은 사람은 어쩔 수 없이 강한 약을 쓸 수밖에 없어 병을 고치려다 사람을 다치게 하는 경우가 있습니다.

遗传了好的体质并在平时保持良好的健康状态的人即使病了也可以有机会选择好药来治疗，但如果情况相反，不得不使用很毒的药，这样会出现想治病反而伤到自己情况。

아기가 감기 걸려 콧물 나면 엄마가 따뜻하게 안아서 재우기만 해도 콧물 속의 효소가 균을 분해시켜 감기를 이겨낼 수 있습니다. “엄마 손이 더 없이 좋은 약손” 입니다. 그러나 엄마의 사랑을 받지 못해서 면역이 약해진 아기는 같은 증상에 부작용을 감수하고서라도 항생제를 사용할 수밖에 없습니다.

如果孩子得感冒流鼻涕，妈妈只要让宝宝暖和地睡一觉，鼻涕里的酵素可分解病菌并战胜感冒，这就是所谓的“妈妈的手就是药手”可是得不到妈妈关爱免疫力低下的孩子在相同的状况下也得顾虑并发症的发生，承受副作用，不得不使用抗生素。

집에서 병아리를 길러보면 기계로 부화시킨 병아리는 장마철에 전염병이 유행일 때 항생제를 쓰지 않으면 모조리 죽지만 어미 닭이 품어서 까고 나와 어미 품에서 자란 병아리들은 항생제를 전혀 사용하지 않아도 한 마리도 죽지 않을 뿐더러 깃털도 예쁘게 잘 자랍니다. 환경과 따뜻한 사랑이 면역에 얼마나 중요한 지 알 수 있습니다.

要是在家里养过小鸡就知道，用机器孵化出来的小鸡在雨季得传染病的话不得不使用抗生素治疗。但是母鸡孵出来的小鸡因为免疫力强，不用使用任何抗生素也很健康，而且羽毛也很漂亮。以此我们可以了解，环境以及关爱对免疫系统有多重要。”

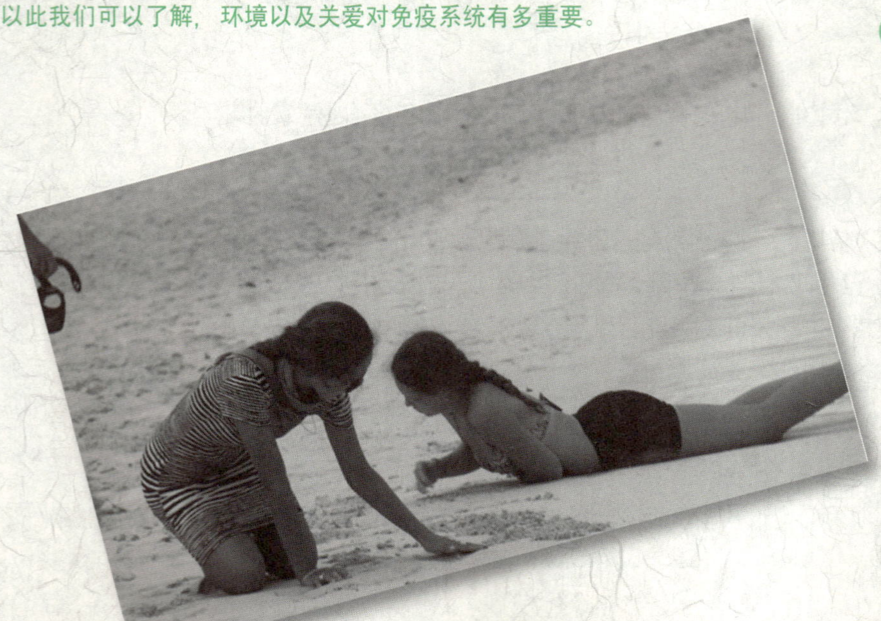

▲ 엄마의 지극한 사랑 妈妈的关爱

# 08

# 대표적 약물 관련 항생제 抗生素

## 01. 항생제 抗生素

항생제 발견은 치료약 역사상 가장 중요한 발견입니다.

抗生素的发现是治疗药历史上最重要的发现。

항생제는 우리 몸에 해로운 미생물을 없애 주는 약입니다. 치명적인 감염 질병으로부터 신속히 치료하게 함으로써 기적의 치료약으로 등장했습니다.

抗生素是消除人体内有害微生物的药。因为可以迅速的治疗致命的疾病感染而使得这种治疗药上市了。

## 02. 항생제 등장 이후 과정 抗生素上市后的过程

1. 오남용 결과 박테리아가 내성이 생김 . 다행히 아직 대부분 항생제가 세균질환에 유효함.

滥用的结果导致病毒产生抗药性，幸好大部分抗生素对细菌疾病还是有效。

2, 하지만 값싸고 안전한 항생물질이 많은 지역에서 유효하지 않게 되고 후진국에서는 예산상 새로운 항생제 못 쓰고 옛 항생제를 사용함으로써 저항성 박테리아 증식을 초래하고 있음.

但是廉价又安全的抗生素在很多地方都无效，在一些落后的国家没有预算可以使用新型抗生素，以前的抗生素使抵抗性细菌繁殖增长。

3. 저항성 박테리아는 다른 박테리아로 심지어 완전히 다른 슈퍼 박테리아 탄생시킴. 결국 치료되지 않는 질병 출현.

抵抗性细菌变成了其他细菌甚至变成了超级细菌。结果，出现了不治疾病的出现。

# 03. 주요 항생제 발견 년도 主要抗生素的发现年度

| 년도 | 사건 | 국가 |
|---|---|---|
| 1929 | 페니실린 青霉素 (penicillin) 발견 | 영국英国 |
| 1932 | 설폰아마이드(sulfonamide) 磺胺类 (프론토실 prontosil) 발견 | 독일德国 |
| 1939 | 그래미시딘 短杆菌肽 (gramicidin) 발견 | 미국美国 |
| 1942 | 페니실린 青霉素 (penicillin)의 임상적 도입 | 영국英国/미국美国 |
| 1943 | 스트렙토마이신 链霉素 (streptomycin) 발견 | 미국美国 |
| 1943 | 바시트라신 杆菌肽 (bacitracin) 발견 | 미국美国 |
| 1945 | 세팔로스포린 头孢菌素 (cephalosporin) 발견 | 이탈리아意大利 |
| 1947 | 클로람페니콜 氯霉素 (chloramphenicol) 발견 | 미국美国 |
| 1947 | 클로르테트라사이클린 金霉素 (chlortetracycline) 발견 | 미국美国 |
| 1949 | 네오마이신 新霉素 (neomycin) 발견 | 미국美国 |
| 1950 | 옥시테트라사이클린 地霉素 (oxytetracycline) 발견 | 미국美国 |
| 1952 | 에리쓰로마이신 红霉素 (erythromycin) 발견 | 미국美国 |
| 1956 | 반코마이신 万古霉素 (vancomycin) 발견 | 미국美国 |
| 1957 | 카나마이신 卡那霉素 (kanamycin) 발견 | 일본日本 |
| 1960 | 메티실린 二甲氧基苯青霉素 (methicillin)의 임상적 도입 | 영국英国/미국美国 |
| 1961 | 앰피실린 氨苄西林 (ampicillin)의 임상적 도입 | 영국英国 |
| 1961 | 스펙티노마이신 大观霉素 (spectinomycin) 보고 | 미국美国 |
| 1963 | 젠타마이신 庆大霉素 (gentamicin) 발견 | 미국美国 |
| 1964 | 세팔로스포린 头孢菌素 (cephalosporin)의 임상적 도입 | 영국英国 |
| 1966 | 독시사이클린 多西环素 (doxycycline)의 임상적 도입 | 미국美国 |
| 1967 | 클린다마이신 克林霉素 (clindamycin) 보고 | 미국美国 |
| 1971 | 토브라마이신 妥布霉素 (tobramycin) 발견 | 미국美国 |
| 1972 | 세파마이신 甲氧头孢菌素 (cephamycin) (세폭시틴 cefoxitin) 발견 | 미국美国 |
| 1972 | 미노사이클린 米诺环素 (minocycline)의 임상적 도입 | 미국美国 |

## 04. 미생물이란? 微生物

미생물은 자연계에 존재하는 하나의 작은 단세포, 눈으로는 볼 수 없고 광학 또는 전자 현미경으로 수백, 수천 내지 심지어 수만 배로 보아야 관찰할 수 있는 작은 생물, 마이크로 박테리아, 버섯, 리켓치아, 진균(곰팡이), 바이러스 등을 말합니다.

微生物是存在于自然界中的一种单细胞，用肉眼无法看见，在相关的光学或电子显微镜下可看到数百，数千乃至数万的微生物包括：细菌，蘑菇，立克次体，真菌、病毒。

## 05. 박테리아란? 细菌

미생물 중에서 외부환경에 독립적으로 존재할 수 있고, 성장번식 할 수 있는 단세포 미생물로서 직경이 일반적으로 1미크론정도이고 세균은 항균약물에 민감합니다.

是微生物中可独立存在于外部环境，可以成长繁殖的单细胞微生物，直径只有一微米左右的细菌对抗菌药物很敏感。

## 06. 바이러스란? 病毒

바이러스는 지극히 작은 세균형태로 대부분이 150나노미터 이하이고 가장 작은 바이러스는 50나노미터입니다. 광학 현미경으로 볼 수 없고 전자현미경으로 수천 또는 수만 배로 확대해야만 볼 수 있습니다. 바이러스는 간단한 구조라서 독립적으로 외부환경에서 살 수 없기 때문에 숙주세포에 기생해야만 살아남을 수 있습니다.

病毒是极小的细菌形态，大部分在150纳米以下，最小的细菌可以达到50纳米。在光学显微镜下无法观察。电子显微镜下放大数千至数万倍后可以看到。病毒结构简单，无法独 立的存活于外部，必须在宿主细胞中寄生才能生存。

## 07. 세균과 질병 细菌和疾病

병을 일으키는 병원성균과 해롭지 않은 비병원성균이 있습니다. 그러나 사람에겐 해롭지 않지만 다른 생명체에게는 유해하거나 그 반대의 경우도 있습니다. 예를 들어 B형 인플루엔자는 사람에겐 병원성이지만 동물에게는 해롭지 않습니다.

致病的病原菌和无害的非病原菌。

对人类无害而对其他生命体可能有害， 也可能是相反的情况。
例如B型流感对人类有危害， 对动物却没有危害。

## 08. 약물의 내성이란? 什么是耐药性?

어떤 사람이 항균물질을 장기 복용 후 병원체가 각종 방식을 통해 약물작용을 감소시킬 수 있게 되는 것을 말합니다. 약을 적게 먹거나 적절치 않게 오래 어떤 약을 복용하게 되면 내성이 쉽게 생기게 됩니다. 그래서 항생제는 의사나 약사의 지도하에 올바르게 사용해야 합니다.

是指有些人长期服用抗菌药物后，由于病原体会通过各种方式使药物作用减弱。在剂量不足或不恰当地长期使用一种药物时，更容易产生药物耐受性。 因此, 使用抗菌药物应在医師或药師指导下合理使用。

## 09. 감염이란? 什么是感染?

감염은 감염 인자가 숙주에 들어간 상태를 말하는데 감염된 후 걸리게 된 질병을 말하기도 합니다. 오늘날 100 여종의 항생제와 여러가지 설파제, 그 밖의 다른 약들로서 다양한 감염질병에 대처하고 있습니다.

感染是一种感染因子在一个适当的宿主体内定居后产生的状态。有时感染是指由感染造成的疾病。今天我们有100多种抗 生素，各种磺胺药和许多其他药物来对付各种感染。

## 10. 백신은 어떤 기능을 하죠?

### 那么疫苗的作用如何呢?

많은 백신 개발로 이전의 세균이나 바이러스가 원인인 치명적인 감염질병을 퇴치하고 있습니다

各种疫苗的研究和使用消灭了许多过去致命的细菌性和病毒性感染。

## 11. 인체의 세균 방어체계

### 人体的细菌防御体系

1. 피부 : 방어벽
2. 점막 : 눈, 코, 입, 질, 귀처럼 외부로 통하는 입구에서는 점액질(눈물, 콧물, 침 등)이 분비 되는데 여기에는 Lysozyme 이라는 세균 분해효소가 들어 있어 세균을 녹여버림
3. 섬모 : 콧속의 털은 세균이 상기도, 폐로 들어가는 것을 방어해줌.
4. 백혈구 : 손상된 피부를 통해 혈액 내로 들어온 박테리아를 백혈구가 죽임
5. 편도선, 임파선, 비장 : 세균을 가두고 파괴하는 장소

1. 皮肤:防御墙。
2. 粘膜:眼睛, 鼻子, 嘴, 阴道, 外耳道中分泌的粘液(眼泪, 鼻涕, 唾液 等)这些粘液中含有溶胞菌素, 可以分解细菌。
3. 纤毛:鼻腔内的纤毛可防止细菌进入上呼吸道和肺部。
4. 白细胞:白细胞可以清除从受损伤的肌肤进入的细菌。
5. 扁桃体, 淋巴腺, 脾脏:是细菌加压和消除的场所。

이처럼 인체는 만물의 영장답게 완벽에 가까울 정도로 세균방어체계가 잘 되어있습니다.

像这样，人类是万物之灵，拥有近乎完美的细菌防御系统。

# 12. 항생제 분류 抗生素的分类

페니실린류 青霉素类

Penicillin 青霉素  Oxacillin 苯唑西林
Cloxacillin 氯唑西林  Ampicillin 氨苄西林
Amoxicillin 阿莫西林
Amoxicillin and Clavulanate Potassium 阿莫西林-克拉维酸钾

세팔로스포린류 头孢菌素类

Cefradine 头孢拉定
Cefalexin 头孢氨苄(头孢立新, 头孢菌素IV)
Cefadroxil 头孢羟氨苄
Cefaclor 头孢克洛(希克劳, 新达罗)
Cefixime 头孢克亏

아미노배당체류 氨基糖苷类

Gentamicin 庆大霉素  Tobramycin 妥布霉素
Amikacin 阿米卡星(丁胺卡那霉素)  Spectinomycin 大观霉素

테트라싸이클린류 四环素类

Minocycline 米诺环素(美满霉素)  Doxycycline 多西霉素 (强力霉素)

마크로라이드류 大环内酯类

Erythromycin 红霉素  Azithromycin 阿奇霉素
Clarithromycin 克拉霉素 (甲红霉素)  Roxithromycin 罗红霉素
Josamycin 交沙霉

린코사마이드류 林可酰胺类

Lincomyciin 林可霉素(洁霉素)  Clindamycin 克林霉素(氯洁霉素)

설폰아마이드류 磺胺类

Sulfadiazine 磺胺嘧啶
Sulfamethoxazole 磺胺甲噁唑 (磺胺甲基异噁唑, 新诺明)
Compound Sulfamethoxazole 磺胺甲噁唑甲氧苄啶 (复方新诺明)

퀴놀론류 喹诺酮类

# Antibiotics

Pipemidic Acid 吡哌酸

Norfloxacin 诺氟沙星（氟哌酸）

Ofloxacin 氧氟沙星(氟嗪酸, 泰利必妥)

Levofloxacin 左氧氟沙星(可乐必妥, 左克)

Enoxacin 依诺沙星

항원충제 硝基咪唑类

Metronidazole 甲硝唑(灭滴灵)

Tinidazole 替硝唑(替尼达唑)

Ornidazole 奥硝唑（氯醇硝唑）

항진균제 抗真菌药

Amphotericin B 两性霉素B

Fluconazole 氟康唑（大扶康）

Terbinafine 特比萘芬

Nysfungin 制霉菌素

Itraconazole 伊曲康唑（斯皮仁诺）

항바이러스제 抗病毒药

Aciclovir 阿昔洛韦(无环鸟苷)

Ganiclovir 更昔洛韦(丙氧鸟苷)

Ribavirin 利巴韦林(病毒唑, 三痰坐核苷)

Adefovir 阿德福伟

항결핵제 抗结核病药

Isoniazid 异烟肼（雷米封）

Rifampicin 利福平（甲哌力复霉素）

Ethambutol 乙胺丁醇

Pyrazinamide 比嗪酰胺（异烟酰胺）

항나병약抗麻风病药

Dapsone 氨苯砜

기타 항생물질 其他抗生物质

Vancomycin 万古霉素（稳可信）

Teicoplanin 替考拉宁

Chloroquine 氯喹

Quinine 奎宁

Norvancomycin 去甲万古霉素

Clofazimine 氯法齐明（氯苯吩嗪）

## 13. 항생제 치료기간 抗生素治疗期间

| | |
|---|---|
| 급성 중이염, 급성 부비동염 : 10일 | 急性中耳炎，急性鼻窦炎：10天 |
| 살모넬라 : 14일 | 沙门氏菌：14天 |
| H. Pylori : 14일 | 幽门螺旋杆菌 ：14天 |
| 복막염 : 10~13일 | 腹膜炎：10~13天 |
| 인공관절 : 6주 | 人工关节：6周 |
| 세균성관절 : 1주 | 细菌性关节：1周 |
| 심장, 판막 : 6주 | 心脏瓣膜：6周 |
| 폐렴 : 2~3주 | 肺炎：2~3周 |
| 폐결핵 : 9개월 | 肺结核：9个月 |
| 자궁경부염 : 1회 | 宫颈炎：1次 |
| 매독 : 2주 | 梅毒：2周 |
| 캔디다 : 3일 | 念珠菌：3天 |
| 임질 : 1회 | 淋病：1次 |

## 14. 20세기에 많이 사용된 항균제

### 20世纪使用较多的抗菌剂

| | |
|---|---|
| Amoxicillin----상기도, 요로감염 | 阿莫西林---上呼吸道，尿路 |
| Bactrim(설파제)----설사 | 复方新诺明（磺胺剂）---腹泻 |
| Doxycycline ----비임균성 요도염 | 多西霉素---非淋菌性尿道炎 |
| Chloramphenicol---결막염, 외이도염 | 氯霉素---结膜炎，外耳道炎 |
| Streptomycin----결핵. 그람 양성, 음성균 | 链霉素---结核。革兰阳性，阴性菌。 |
| Kanamycin----이질 · 임질 · 결핵 | 卡那霉素---痢疾，淋病，结核 |
| Erythromycin----기관지염, 폐렴 | 红霉素---气管炎，肺炎 |
| Rifampicin ----결핵 | 利福平---结核 |
| Ethambutol----결핵 | 乙胺丁醇---结核 |

## 어린이 감기에 설파제 등 항균약물이 필요할까요?
## 儿童感冒是否需要服用磺胺剂等抗菌药物？

어린이의 바이러스성 감기에는 일반적으로 항균약물이 필요하지 않습니다.
잘 보살펴주고, 충분히 쉬면서 물을 많이 마시고 소화가 잘 되는 음식을 먹게 해 주면 대개 빠르게 건강을 회복합니다.
감기의 주요 원인은 바이러스입니다.
바이러스의 종류는 무척 많고 돌연변이가 쉽게 일어납니다.
그래서 어린이는 감기에 대해 일반적으로 면역력이 없는 편입니다.
체질과 저항력이 약한 어린이는 자주 감기에 걸릴 확률이 높습니다.
만약 감기와 세균성감염이 같이 있을 경우, 예를 들어 화농성 편도선염, 기관지염, 폐렴 등이 악화되어 고열이 내리지 않고, 호흡은 급해지며 기침 가래가 심해지는 등의 증상이 나타나는 경우는 병원에서 진단을 받고 항생제 치료를 받아야 합니다.

儿童患了病毒性感冒一般不需要服用抗菌药物，只要加强护理，适当休息，多喝开水，给予易消化的饮食，通常会很快恢复健康。
引起感冒的病原体主要是病毒。
病毒的种类很多，而且十分容易发生变异。
所以儿童对感冒一般没有免疫力。
体质和抵抗力较弱的儿童，反复发生感冒的可能性很大。
如果感冒合并了细菌性感染，如化脓性扁桃体炎、支气管或肺炎，往往病情较重，表现为高热不退、呼吸急促、咳脓痰等，这时应到医院就诊，一般需应用足量的抗菌药物进行治疗。

**설파제 부작용이 어린이에게는 전혀 나타나지 않았습니다.**
**孩子服用磺胺剂不会出现副作用。**

서울약대 출신 개국약사들 임상약학 스터디 그룹인 동서의약연구회(회장 안병주)에 의하면 (1978년부터 2000년까지 22년 동안) 6세미만 어린이에게 (정상 용량으로 투약한) 40여 만건의 사례 중에서 단 한 건도 피부발진 등의 부작용이 발견되지 않았습니다.
그 이유는 설파제가 간대사에 의해 독성물질로 변하는데 어린이는 간이 발달되지 않아 독성물질이 안 만들어지기 때문이라고 합니다.
이에 비해 성인의 경우에는 피부가 시꺼멓게 변하면서 극심한 발진이 일어나는 설파제 부작용 사례가 흔히 발견되었습니다.

首尔药大出身的临床药学研究小组--东西医药研究会(会長安秉珠)研究显示(1978年到2000年，22年期间)40多万名6岁以下 服用磺胺剂的儿童中没有出现过一个斑疹等副作用。
Sulfa剂在肝代谢时会转化为有毒物质，但小孩肝脏功能发育不全无法转化为有毒物质，所以无副作用。
与此相反，成年人则经常出现皮肤变黑(斑疹)等副作用。

---

우리는 모든 약의 부작용에 대해 아직 정확하게 알지 못합니다.

直到现在我们也无法准确的了解药物的副作用。

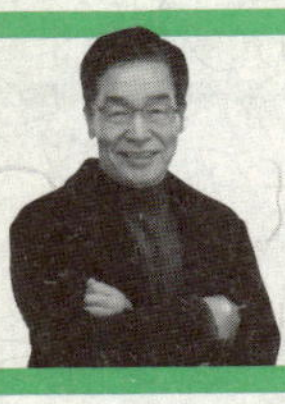

# 과거 동양의 약 以前的东方药

경험적 지식을 물려받고 사물에 대한 사고능력이 높아짐에 따라 약도 발전했습니다
与知识经验的传承和对事物的思考能力的提高相同，药也是逐渐发展过来的。

동양에서는 주로 초근목피를 재료로 사용해왔습니다.
在东方，主要以使用草根树皮为材料。

205년경 후한시대 산서성 태수 張仲景은 상한론을 지었습니다. 상한론의 처방 중 가장 대표적인 처방인 계지탕에는 太陽病, 頭痛, 發熱, 汗出, 惡風者, 桂枝湯主之, 즉 "두통, 발열에 땀나고 으슬으슬 추울 떠는 桂枝湯을 써라" 고 했습니다. 열 발산을 목적으로 계수나무 가지를 이용한 처방입니다. 또한 열이 나는 상태가 심해서 必發奔豚 즉 돼지새끼가 우리에서 뛰어다니면 통제가 안 될 정도로 막무가내인 것처럼 발열이 심하면 발한제인 계지를 두 배로 증량하는 계지가계탕을 쓰라고 했습니다. 이는 땀을 나게 하여 발열과 기상충을 가라앉히는 것으로 기화열 원리를 이용한 것입니다. 기화열은 승화열, 액화열보다 크므로 가장 효율적인 해열진통원리입니다. 장중경의 상한론은 경험적 사실을 정리한 것인데 과학적 지식과 부합합니다.
이와 같이 한의학의 경우, 초기에는 약을 쓰는데 순수했습니다.
205年左右，后汉时代的山西省太守张仲景撰写了伤寒杂病论。伤寒杂病论的处方中最具代表性的就是桂枝汤，主治头疼发热，出汗恶风等症状。为了散发热量而使用桂枝的处方。另外，发烧时会出现必发奔豚（发作时胸腹像有小猪奔闯）的现象，这时桂枝应增量为两倍来使用。出汗退烧是利用了汽化热的原理。汽化热比升华热和液化热散热更快，所以是最有效的解热镇痛原理张仲景的伤寒杂病论虽然是根据事实经验整理总结的，但是与科学知识是相符的。
对中医来说，中医初期只是纯粹的对症下药。

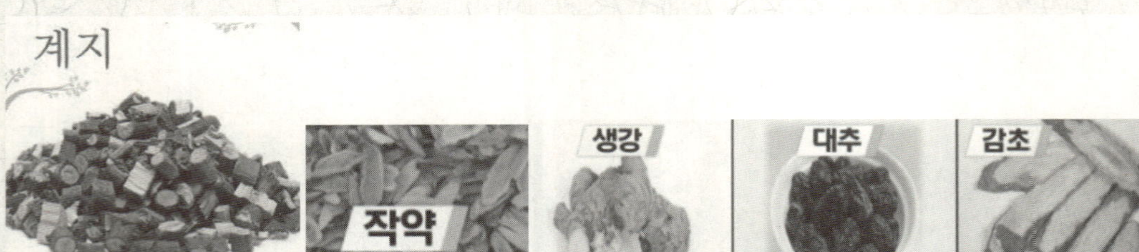


계지탕에는 계지, 작약, 생강, 대추, 감초, 5가지 약재가 들어감.
부작용 많은 해열진통제 대용으로 계지탕을 사용할 수 있습니다.
계지탕은 인류에게 활용 가치가 매우 높은 약입니다.
桂枝汤里含有桂枝、芍药、生姜、大枣、甘草五种药材。
可以用桂枝汤来代替副作用大的解热镇痛剂。
桂枝汤是人类使用价值很高的药。

Medical Chinese

# 09

대표적 약물 관련

# 영양제류

## 营养剂类

# 01 비타민

## 维生素 Wéishēngsù

DIALOGUE

안녕하세요? 뭘 도와드릴까요?

你好，有什么可以帮助你的吗？

Nǐhǎo, yǒu shénme kěyǐ bāngzhù nǐ de ma

요즘 기운이 없어요. 비타민이 필요하다고 생각해요.

最近没有力气，我觉得需要补充维生素。

Zuìjìn méiyǒu lìqi, wǒ juéde xūyào bǔchōng wéishēngsù

식욕은 어떠신가요?

您的食欲怎么样？

Nín de shíyù zěnmeyàng

식욕이 없고 거의 먹지 못해요.

没有胃口。基本上吃不了。

Méiyǒu wèikǒu jīběnshàng chībùliǎo

종합비타민을 권하고 싶습니다. 이것은 식욕을 좋게 할 겁니다.

我推荐给你综合维他命，它会增进你的食欲。

Wǒ tuījiàn gěi nǐ zōnghé wéitāmìng tā huì zēngjìn nǐ de shíyù

좋은 약으로 드릴게요.

会给你最好的药。

Huì gěi nǐ zuìhǎo de yào

**DIALOGUE**

아시다시피 비타민 결핍은 병을 유발할 수 있어요.

众所周知缺乏维他命会引起疾病。

Zhòngsuǒzhōuzhī quēfá wéitāmìng huì yǐnqǐ jíbìng

우선 첫째로 이 약을 권하고 싶습니다.

首先想为您推荐这药。

Shǒuxiān xiǎng wèi nín tuījiàn zhè yào

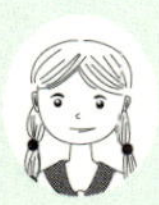

비타민은 과용해도 되나요?

过量服用维他命可以吗?

Guòliàngfúyòng wéitāmìng kěyǐ ma

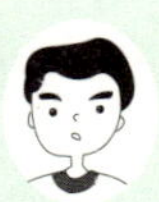

비타민에는 수용성, 지용성 두 가지가 있습니다.

维他命有两种，水溶性和脂溶性。

Wéitāmìng yǒu liǎngzhǒng, shuǐ róngxìng hé zhǐuróngxìng

수용성 비타민은 많이 복용해도 쉽게 소변으로 배설 됩니다.

水溶性的话大量服用可以通过尿液排出。

Shuǐróngxìng dehuà dàliàng fúyòng kěyǐ tōng guò niàoyè páichū

관련단어

维生素wéishēngsù/维他命wéitāmìng비타민　补充bǔchōng보충하다　食欲shíyù식욕　缺乏quēfá결핍
推荐tuījiàn추천하다　排尿páiniào배뇨하다, 오줌 누다

DIALOGUE

반면에 지용성 비타민은 지방세포에서 녹고 저장되기 때문에
문제를 야기할 수 있습니다.

**相反，由于脂溶性维他命是融化到脂肪里的。**

Xiāngfǎn, yóuyú zhīróngxìng wéitāmìng shì rónghuà dào zhīfáng lǐ de..
Suǒyǐ róngyì yǐnfā wèntí

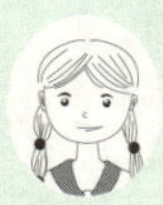

네. 잘 알겠습니다.

**好的, 我知道了。**

Hǎo de, wǒ zhīdàole

## 비타민이란? 什么是维生素?

비타민은 일종의 인체에 대사에 참여하는 물질이며 인체 내에 아주 작은 양이고 대부분 체내에서 만들어지지 않습니다.
만들어지더라도 부족하기 때문에 외부로부터 섭취하는 것이 필수입니다.
비타민은 인간의 생명과 건강을 유지하고 성장발육에 필수 물질입니다.

维生素是机体多种代谢过程中的一种有机物质，它们在人体内含量甚微，在体内不能生成。
即使人体生成量不足，因此必须从外界摄取。
维生素是人类推持生命与健康、促进生长发育所必需的。

# 02 비타민 종류

## 维生素种类 Wéishēngsù zhǒnglèi

수용성 비타민 ---V- B1, V- B2, V- B6, V- B12, V- C

水溶性维生素---维生素B1 维生素B2 维生素B6
维生素B12 维生素C

지용성 비타민 ---V- A, V- D, V- E, V- K

脂溶性维生素 ---维生素A 维生素D 维生素E 维生素K

비타민은 신체에 중요하며 신체를 건강하게 유지 시켜줍니다.
비타민은 우리 몸이 성장 하도록 도와줍니다. 비타민을 얻는 가장 좋은 방법은 비타민이 충분히 함유된 음식을 섭취하는 것입니다.

维他命对身体是很重要的。
维生素是维持身体健康的。
维生素对我们身体成长很有帮助。
摄取维生素最好的方法是吃含有充分维生素的饮食。

**요즘은 다음 물질도 비타민으로 분류합니다.**
最近下列物质也被分类为维他命

니아신아마이드 烟酰胺 =〉 비타민B3 维生素B3

엽산 (Folic Acid 叶酸) =〉 비타민B9 维生素B9

판토텐산(泛酸) =〉 비타민B5 维生素B5

코엔자임Q10 (Coenzymes Q 辅酶Q) =〉 비타민Q 维生素Q

# 03 비타민 A

## 维他命A WéitāmìngA

몇 가지 특별한 비타민을 살펴보기로 하고 비타민A부터 시작합니다.
举例几种特别的维生素，就从维他命A开始。

비타민 A는 좋은 시력을 위해 필요, 밤에 더 잘 볼 수 있도록 도와줍니다. 비타민A는 또한 피부를 건강하게 유지시켜서 감염을 막아줍니다.
육류음식 속에 들어 있습니다.
维他命A可以提高视力，还对预 防夜盲症有作用。
维生素A可以维持皮肤建康，防止感染。
肉类含有维他命A。

우리 몸은 캐로틴을 비타민A로 바꿀 수 있습니다.
녹황색 채소와 과일에는 캐로틴이 많이 들어 있습니다.
특히 당근과 토마토에 많이 들어 있습니다.
我们身体可以用胡萝卜素来代替维他命A的。
绿黄色的蔬菜和水果里含有丰富的维生素A。
特别是胡萝卜和西红柿里维生素A的含量最多。

동물의 간은 비타민A 공급원입니다.
소의 간에는 특히 비타민A가 많이 들어 있습니다.
비타민A가 탈지유에는 없지만 강화된 탈지유에는 첨가되어 있습니다.
动物的肝是维他命A的供给来源。
特别是牛肝，牛肝里含有的维他命A是最多的。
脱脂乳不含有维生素A但强化脱脂乳有添加维生素A。

# 04 비타민 B

## 维他命B WéitāmìngB

돼지고기, 땅콩, 강낭콩, 적두, 토마토, 보리쌀, 영양식빵 등을 많이 먹으면 각기병을 예방할 수 있습니다.

비타민B 유실을 방지하게 위해 조심해야 합니다. 비타민 B는 벼, 밀에 많이 있는데 정미쌀이나 집에서 쌀을 너무 씻으면 많은 유실을 보게 됩니다. 집에서 쌀을 씻을 때 필요한 비타민B를 씻어 버리지 않기 위해서는 너무 깨끗이 씻으면 안됩니다.

만두나 빵을 만들 때 정미한 흰 밀가루는 쓰면 안 되는데 그 이유는 비타민B, 함량이 적기 때문에 오래 먹으면 각기병에 걸릴 수도 있기 때문입니다.

多食猪肉，花生，荚豆，赤豆，番茄，糙米，营养面包等可预防脚气病。

注意防止维生素B流失。因B族维生素大多存在于谷，麦中，所以在加工米，面时应注意不要太精细，否则将损失大量的维生素B1。在家中淘米时不要淘的太干净，以免将有用的维生素B1洗去。不要用精白面粉做馒头或面包，因为精白面粉中维生素B1的含量很少，长期食用会引起脚气病。

비타민B가 결핍되면 피로, 권태감, 무기력증이 심해진다.

如果缺乏维生素B的话，疲劳、倦怠和无力症会加重。

현대인은 늘 지치고 피곤하다. 피로가 누적되면 만성피로로 악화되거나 면역력이 떨어지므로 비타민를 보충해주는 것이 매우 중요하다.

现代人常常会感到疲劳和疲惫。过度疲劳的话，慢性疲劳会恶化、免疫力下降，维他命B的补充非常重要。

비타민B는 녹황색 채소, 버섯, 달걀, 육류, 콩류 등 다양한 식품에 함유돼 있다.

黄色蔬菜、蘑菇、鸡蛋、肉类、豆类食品等多样的食品中都含有维他命B。

# 05 지속형비타민

## 持续型维生素 Chíxù xíng wéishēngsù

마늘 고유성분 중 알리신(allicin)과 비타민 B1(지아민)을 결합시키면 체내에서 쉽게 배설되지 않는 지속형비타민인 Fursultiamin으로 변합니다.

大蒜的固有成分 蒜素和维他命B1结合，在体内转化为不容易排泄的持续性维生素(呋喃硫胺)

Fursultiamin은 신경과 근육에 쌓인 젖산을 분해시켜 피로를 풀어줍니다.

呋喃硫胺可分解神经和肌肉堆积的乳酸，缓解疲劳.

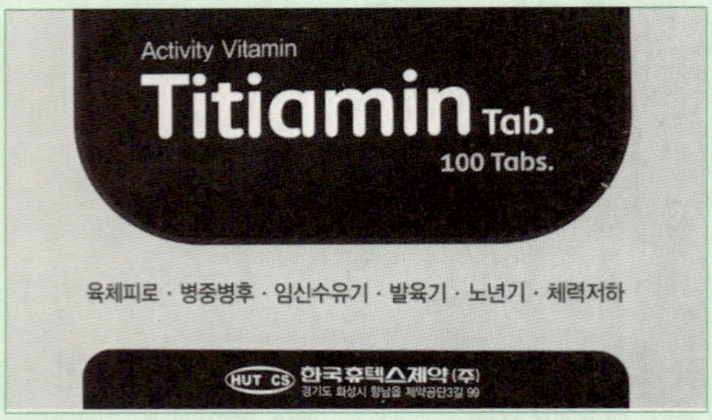


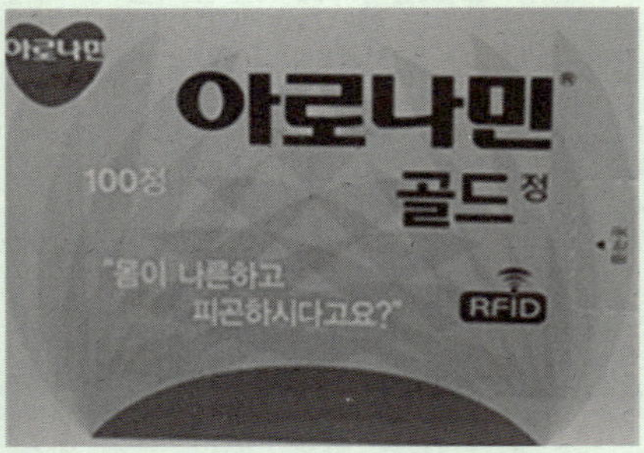


Fursultiamin 이 들어있는 제품들(含有呋喃硫胺剂品)

Allicin (蒜素) + VB1(维他命B1) → Fursultiamine (呋喃硫胺)

※ Fursultiamin (长效维生素 = 持续性维生素)

알리신은 항균작용도 있어서, 이질 설사가 치료될 수 있습니다. 한국인은 마늘을 먹지 않는 일본인에 비해 쉽게 이질이 치료됩니다.

蒜素有抗菌作用, 可以防治由痢疾而导致的腹泻。
韩国人比不吃大蒜的 日本人更容易治疗腹泻。

그러나 한국인의 경우, 쌀눈에 비타민 B1이 많이 들어있고 거의 모든 반찬에 마늘이 들어 있어서, 식사를 정상적으로 잘 하는 한국인은 지속형 비타민을 따로 보충할 필요가 없습니다.

但是对于韩国人来说，米芽中含有丰富的维他命B并且几乎所有的饭菜中都含有大蒜，正常吃饭的人基本上不需要再补充持续性维他命。

# 06 소변 색깔을 변하게 하는 약

## 引起尿液颜色改变的药物 Yǐnqǐ niàoyè yánsè gǎibiàn de yàowù

DIALOGUE

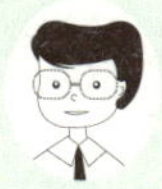

어제 여기서 산 영양제 먹고 소변색이 노랗게 변했어요. 괜찮은가요?

**我吃了昨天在这里买的营养剂以后小便变成了黄色。没关系吗?**

Wǒ chīle zuótiān zài zhèli mǎi de yíngyǎngjì yǐhòu xiǎobiàn biànchéngle huángsè. méiguānxì ma

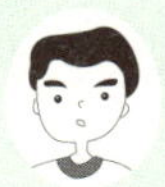

네. 괜찮아요. 비타민 B가 들어 있어서 그래요. 걱정 마세요.
매일 드셔도 됩니다.

**是的。没关系。因为里面含有维他命B所以这样。不用担心。每天服用就可以。**

Shì de. Méiguānxì. Yīnwèi lǐmiàn hányǒu wéitāmìngB suǒyǐ zhèyàng. Búyòng dānxīn. Měitiān fúyòng jiù kěyǐ

### 소변 색깔을 변하게 하는 약 引起尿液颜色改变的药物

정상인의 소변색은 담황색인데 어떤 약을 먹었을 때는 소변색이 변합니다.
그런 약을 알면 당황할 필요가 없습니다.
正常人的新鲜尿液为淡黄色, 但服用某些药物时可使尿液的色泽发生变化。
了解哪些药物, 可避免产生不必要的惊慌。

1. 소변 색을 짙은 황색 내지는 갈색으로 변하게 하는 약
   可使尿液变成深黄色至棕色的药物。
   Carboxypolymethylene, Furantoin, sulfonamide, Anthraquinone,
   Chloroquine, Primaquine Diphosphate, Plasmochin.
   呋喃唑酮, 呋喃妥因, 磺胺类, 蒽醌类,
   氯喹, 伯氨喹啉, 扑疟喹啉

2. 소변 색을 황색 또는 등황색으로 변하게 하는 약

可使尿液呈黄色或橙黄色的药物。

VitaminB CO, Tetracycline, Riboflavin,
Rheum palmatum, Sulfadiazine. Berberine.

复合维生素B(维生素BCO), 四环素, 维生B2,
大黄, 磺胺嘧啶, 黄连素。

3. 소변 색을 붉은색으로 변하게 하는 약

可使尿液变成红色的药物。

Salicylicacid, N-Phenylacetamide, PhenytoinSodium, Fluphenazine,
Chlorpromazine, Phenolphthalein, Phensuximide, Perphenazine, Rifampin.

水杨酸, 乙酰苯胺, 苯妥英钠, 氟奋乃静,
氯丙嗪, 酚酞, 苯琥胺, 奋乃静, 利福平。

4. 소변 색을 파랑색 또는 녹색으로 변하게 하는 약

可使尿液变成蓝色或绿色的药物。

Methyleneblue, Triamterene, Indomethacin.

亚甲蓝, 氨苯蝶啶, 吲哚美辛。

5. 소변 색을 암흑색으로 변하게 하는 약

可使尿液呈暗黑色的药物。

Metronidazole, Alpha-methyldopa, L-DOPA, Quinine, Ferrite, Sorbitol.

甲硝唑, 甲基多巴, 左旋多巴, 奎宁, 亚铁盐, 山梨醇。

# 07 비타민 C는 대표적인 항산화 영양제

## 维生素C是典型的抗氧化营养剂

WéishēngsùC shì diǎnxíng de kàngyǎnghuà yíngyǎng jì

DIALOGUE

안녕하세요, 영양제를 사려고 하는데 좋은 영양제를 추천해 주세요.

你好，我想买营养补剂，请您推荐一下。

Nǐhǎo, wǒ xiǎng mǎi yíngyǎng bǔ jì, qǐng nín tuījiàn yíxià

누가 먹을 건가요?

是谁服用呢？ Shì shuí fúyòng ne

제가 먹을 겁니다.

是我自己要服药。 Shì wǒ zìjǐ yào fúyào

편식하거나 식사량이 적은가요?

你平时有偏食或饮食量少吗？

Nǐ píngshí yǒu piānshí huò yǐnshí liàng shǎo ma

아녜요, 잘 먹고 건강한 편입니다.

没有，平时我有好好吃东西比较健康。

Méiyǒu,píngshí wǒ yǒu hǎohao chī dōngxi bǐjiào jiàn

그렇다면 항산화 영양제를 추천 합니다.

那我推荐抗氧化营养补剂。

Nà wǒ tuījiàn kàngyǎnghuà yíngyǎng bǔ jì

관련단어

典型diǎnxíng대표적인, 전형적인　偏食piānshí편식하다　健康jiànkāng건강하다　抗氧化kàngyǎnghuà항산화

DIALOGUE

## 왜 비타민C는 식후에 복용해야 좋을까요?
## 为什么口服维生素C宜饭后服用?

비타민 C도 소장에서 흡수됩니다.
식전에 복용하면 빠르게 위 장관을 통과해 충분히 흡수, 이용되지 못하고 배설됩니다.
그 외에도 물에 잘 녹아 그 용액은 산성이되므로 V-C는 수용성이며 산성입니다.
위산과다인 경우 공복에 먹으면 위산과다를 가중시켜서 안 좋습니다.
그래서 이래 저래 식후가 좋습니다.
口服维生素C主要是经小肠吸收。
若饭前空腹用，较快通过胃肠道，很可能人体还未充 分吸收利用，就从大便中排出。
另外，维生素C易溶于水，其水溶液呈酸性。
对于胃酸 过多的人来说，空腹服用会因胃酸过多而引起不适。
因此，多在用饭后服。

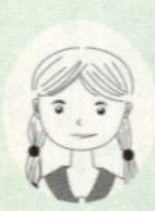

항산화가 뭐죠?
**抗氧化是什么呢?**
Kàngyǎnghuà shì shénme ne

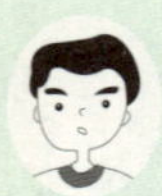

공해식품을 먹을 때와 스트레스를 받을 때 그리고 전자파를 받을 경우 우리 몸에서는 Free radical이 발생 되는데, 이 Free radical을 없애 주는 것을 항산화라고 합니다.
**吃有害食品，压力过大，受到电辐射时人体内产生自由基清除自由基的就叫抗氧化。**
Chī yǒuhài shípǐn, yālì guòdà, shòudào diàn fúshè shí réntǐ nèi chǎnshēng zìyóu jī(freeradical)qīngchú zìyóu jī de jiù jiào kàngyǎnghuà

## DIALOGUE

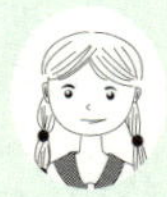

Free radical이 나쁜 건가요?

那自由基是不好的吗?

Nà zìyóu jī shì bùhǎo de ma

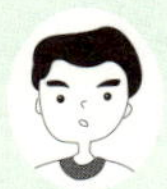

원래는 그렇지 않습니다.

原来不是这样。

Yuánlái búshì zhèyàng

하지만 Free radical은 노화촉진과 암 등 각 종 질병을 유발할 수 있습니다.

但是自由基会引起老化，癌症等各种疾病。

Dànshì Free radical huì yǐnqǐ lǎohuà, áizhèng děng gèzhǒng jíbìng

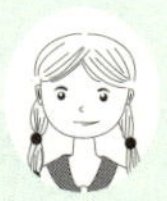

현대인에게는 항산화 영양제가 필요하겠군요.

对现代人来说抗氧化营养补剂是很必要的。

Duì xiàndàirén láishuō kàngyǎnghuà yíngyǎng bǔ jì shì hěn bìyào de

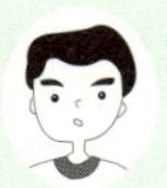

맞습니다. 많은 학자들이 그렇게 인정 합니다.

是的，多数学者们是那么认为的。

Shì de, duōshù xuézhěmen shì nàme rènwéi de

관련단어

压力yālì스트레스, 압력　自由基zìyóujī자유기(free radical)　引起yǐnqǐ유발하다

抗氧化kàngyǎnghuà항산화　认为rènwéi인정하다

# 08 비타민 D

## 维生素D WéishēngsùD

V-D는 놀랍게도 모든 종류의 질병이 있는 사람에게 수명을 연장시켜주고 필요한 효소를 만들어 줍니다. 골격성장과 키 크는 데도 절대적 필수인자입니다. V-D가 부족한 환자로는 당뇨병, 고혈압, 흡연, 비만, 신부전, 암환자 등이 있고 이들은 V-D를 충분히 섭취해야 합니다. 암 예방에는 1500IU, 독감 예방 2000IU, 패혈증 예방 5000IU. 1일 10,000IU까지는 부작용이 없습니다.

V-D可以延长患有任何种类疾病的患者的寿命产生有效霉，是骨骼生长的必要因素。缺少V-D的患者有糖尿病，高血压，吸烟，肥胖，心脏衰竭，癌症等疾病，要充分吸收V-D。癌症1, 500IU，感冒 2000IU，败血症5000IU。1天10, 000IU没有副作用。

### 비타민 D는 비타민의 왕 维他命D 维生素之王

비타민D는 간에 저장되며 부작용이 없으며 다음과 같은 효과가 있습니다.

1. 장수
2. 암 예방, 항암
3. 항암제 부작용 감소
4. 혈전 예방 효과
5. 파킨슨병 예방
6. 폐렴, 천식 예방
7. 근육 강화
8. 골다공증 예방

维生素D存储在肝脏中，没有副作用，效果如下。

1. 长寿
2. 预防癌症，抗癌
3. 减少抗癌药物的副作用
4. 预防血栓
5. 预防帕金森
6. 预防肺炎，哮喘病
7. 强化肌肉
8. 预防骨质疏松

## 비타민D를 부족하게 하는 약 致使维生素D缺乏的药

1. 스테로이드
2. 항경련제
3. 항결핵제
4. 항 바이러스제

햇빛을 쪼이면 피부에 비타민D가 만들어 지기 때문에
적당한 일광욕은 건강에 아주 좋습니다.

1. 类固醇
2. 抗痉挛药
3. 抗结核药物
4. 抗病毒剂

沐浴阳光，皮肤会产生维他命D，所以适当的晒日光非常有利于健康。

비타민D는 햇빛에 노출된 피부를 통해 만들어집니다.
维生素D是通过暴露在阳光下的皮肤而形成的。

비타민D는 칼슘의 흡수를 높여 뼈를 건강하게 하는 역할을 합니다.
维生素D具有提高钙质吸收和保持骨骼健康的作用。

비타민D가 부족하면 (알츠하이머성) 치매에 걸릴 위험이 높아지고
如果缺少维生素D的话，患上(阿尔兹海默症)痴呆症的危险会升高。

또 감기와 암, 심장병, 당뇨병 등 생명에 위협을 주는 각종 질병을 일으킬 수 있습니다.
另外，还会引发感冒、癌症、心脏病、糖尿病等威胁生命的各种疾病。

# 09 천연 비타민과 합성 비타민

## 天然维他命和合成维他命 Tiānrán wéitāmìng hé héchéng wéitāmìng

비타민E의 경우를 예로 들어 보면 천연 비타민E는 D형이고 합성 비타민 E는 L형이 혼합된 DL형입니다. D형과 L형은 분자식은 같고 모양도 같아 보이지만 마치 오른손 장갑과 왼손 장갑과 같은 경우입니다.

就拿维他命E来说。天然维他命E是D型，合成维他命E是D型混合L型的DL型。D型和L型是分子式，模样看起来相同，好像右手手套和左手手套一样的。

L형은 무용지물입니다.

L型是无用的。

D형은 방광암을 예방하고 (전신에서 항산화작용을 훌륭히 수행하지만 합성으로 만들어진) L형은 방광암을 예방도 못하고 항산화 작용도 못합니다.

D型可以预防膀胱癌，而L型不能预防膀胱癌，也没有抗氧化作用。

따라서 제대로 비타민효과를 보기 위해서 신선한 과일이나 야채 또는 이들에서 추출한 천연비타민을 먹는 것이 더 좋습니다.

因此为了保证维他命的效果，应该吃从水果蔬菜中提取的天然维生素药物。

# 10 비타민 A, D, E는 왜 식후에 복용해야 하나요?

## 为什么维生素A、维生素D、维生素E宜饭后服用?

Wèishénme wéishēngsùA wéishēngsùD wéishēngsùE Yí fànhòu fúyòng

비타민A, D, E은 지용성 비타민이기에 물에 안 녹고 지방에 녹으므로 음식 중 기름성분이 흡수에 도움을 줍니다.

또 비타민은 소장에서 흡수 되는데 식전에 먹으면 빠르게 통과하여 충분히 흡수 되지 못하지만 식 후 복용하면 시간을 연장시켜 충분히 흡수되게 해줍니다.

维生素A, D, E均为脂溶性维生素，均不溶于水，而易溶于脂肪，饭食中的油类食物有助于人体对它们的吸收。另外，维生素类药物主要是经小肠吸收，饭前空腹，较快通过胃肠道，不能被充分吸收利用。饭后服用可延长药物在胃肠道的停留时间，使其被充分吸收。

### 콜레스테롤과 비타민 D와 성홀몬 胆固醇和 维生素D, 性激素

우리는 흔히 콜레스테롤 하면 혈관 질환의 원인 물질이기에 나쁘게만 생각하지만 실제로는 비타민D, 성홀몬 등의 재료이므로 인체에 꼭 필요하여 반드시 섭취해야 하는 물질입니다. 선조들이 보양식품으로 즐겨 먹던 어린 돼지, 뱀장어, 보신탕은 물론이고 사위가 오면 잡아 준다는 닭도 알고 보면 식품중에서 콜레스테롤이 많이 들어 있는 식품이므로 옛사람들의 지혜를 엿 볼 수 있습니다.

물론 콜레스테롤이 혈관벽에 다량으로 침착하면 동맥경화가 되므로 과량섭취는 금물입니다.

我们往往说胆固醇的话，是引起血管疾患的原因物质，只以为是不好的，但实际上是维生素D，性激素等的原材料，是人体所必需的，因此是一定要吸取的物质。祖先们当作保养食品来爱吃的幼小的猪，鳗鱼，补身汤等自不必说，女婿一来就给女婿宰杀的鸡其实也是含有很多胆固醇的食品，显然可以得知古人们的智慧。胆固醇在血管沉淀的话，就会患动脉硬化，因此不能过量地吸取。

# 11 무기질 영양제
## 无机物营养剂 Wújīwù yíngyǎng jì

3대 영양소인 탄수화물, 단백, 지방의 구성원소인 탄소, 수소, 질소, 산소를 제외한 인체에 필요한 모든 성분원소를 무기질이라 하는데 칼슘, 칼륨, 유황, 나트륨, 염소, 마그네슘, 철분, 구리, 망간, 요드, 아연 등이 있고 인체는 수분이 60% 단백15% 지방20% 무기질4% 정도로 구성되어 있습니다. 영양 섭취가 부족한 사람은 반드시 무기질 영양제를 섭취해야 합니다.

三大营养素中除了碳水化合物，蛋白，脂肪的成分：碳素、氢气、氮、氧等以外，人体还需要无机物。它包括钙，钾，磺，纳，氯，镁，铁质，铜，锰，碘，锌等。人体由60%水分，15%蛋白，20%脂肪和4%无机物组成的。营养摄取不足的人一定要吸取无机物。

### 아연의 효능 锌的效能

성장촉진, 갑상선 기능조절, 면역기능, 남성 성기능을 향상시키고
促进生长，调节甲状腺机能，提高免疫力，提高男性性能力
후각과 미각 향상, 상처치유 효과,. 그 외 모발유지, 골격발달, 등에 도움됨.
提高嗅觉和味觉功能，治疗伤口。除此之外帮助维持头发生长，骨骼发育等
아연이 풍부한 음식 --- 견과류, 굴, 두부, 계란, 해산물, 유제품, 육류
富含锌的食品---坚果类、牡蛎、豆腐、鸡蛋、海鲜、乳制品、肉类

### 마그네슘의 효능 镁的功效

근육과 신경 움직임을 정상화. 심장발작 예방, 신경 안정, 비타민과 칼슘 흡수에 필요.
恢复肌肉和神经的正常化，预防心脏病发作，安神，促进维生素和钙的吸收。
마그네슘이 풍부한 음식---견과류, 곡물, 녹색 채소, 등.
富含镁的食品---坚果类、谷物、绿色蔬菜类等。

# 12 간장약

## 肝脏药 Gānzàng yào

DIALOGUE

큰 회사를 경영하는 金宗圓회장은 매일 술을 마시기 때문에 간장약을 사려고 한다.

经营大公司的金宗圆会长因为每天喝酒所以想买肝脏药。

간장약 있나요?

有肝脏药吗?

Yǒu gānzàng yào ma

예. 여러 가지 약이 있습니다. 간장에 문제가 있나요?

有的。 肝脏药有很多种。肝脏有不适吗？

Yǒude. gānzàng yào yǒu hěnduō zhǒng. gānzàng yǒu búshì ma

아닙니다. 줄곧 술을 과음해 왔어요. 그래서 건강을 위해 약을 복용하는 것이 좋을 듯 해서요.

不是，一直过量喝酒，所以为了健康，想吃保护肝脏的药。

Búshì, yìzhí guòliàng hē jiǔ, suǒyǐ wèile jiànkāng, xiǎng chī bǎohù gānzàng de yào

과한 음주는 간장병을 일으키기 쉽지요.

过量饮酒的话，容易会发生肝脏疾病。

Guòliàngyǐnjiǔ de huà, róngyì huì fāshēng gānzàng jíbìng

이 약을 권합니다.

我推荐这药给你。

Wǒ tuījiàn zhè yào gěi nǐ

관련단어

会长huìzhǎng회장　老板(=董事长)lǎobǎn사장　经理jīnglǐ매니저　部长bùzhǎng부장

职员zhíyuán직원　服务员fúwùyuán종업원

DIALOGUE

이 약은 간에 필수적인 실리마린이 들어 있습니다. 다른 약도 있는데 간의 해독 작용을 증진 시키는 필수 비타민과 필수 아미노산이 들어 있습니다. 아시다시피 간의 주 기능은 피를 맑게 하는 것이죠.

这药有水飞蓟素的成份。其它药虽然也有但这药含有增强肝脏解毒功能所需的必需维他命和必需氨基酸的成份，如您所知肝脏的主要功能就是净化血液。

Zhè yào yǒu shuǐfēijìsù de chéngfèn. qítā yào suīrán yě yǒu dàn zhè yào hányǒu zēngqiáng gānzàng jiědú gōngnéng suǒxūde bìxū wéitāmìng hé bìxū ānjīsuān de chéngfèn, rú nín suǒzhī gānzàng de zhǔyào gōngnéng jiùshì jìnghuà xuèyè

여기 복합레가론F캅셀이 있습니다.

这是复合水飞蓟素F胶囊。

Zhè shì fùhé shuǐfēijìsù F jiāonáng

### 엉겅퀴와 실리마린 大蓟和水飞蓟宾

엉겅퀴의 뿌리 부분에 실리마린 성분이 풍부하게 함유되어 있습니다..

大蓟的根部含有丰富的水飞蓟宾成分。

실리마린은 간세포를 보호하는 작용과 간세포 재생에 도움이 되고 간 해독작용에 도움을 줍니다.

水飞蓟宾对肝细胞有保护作用，帮助肝细胞的再生和肝的解毒作用。

관련단어

肝脏药gānzàngyào간장약　水飞蓟素 shuǐfēijìsù실리마린　氨基酸ānjīsuān아미노산

# 13 빈혈약

## 贫血药 Pínxuè yào

DIALOGUE

가끔 어지럽습니다.
有时候觉得头晕。
Yǒushíhòu juéde tóuyūn

빈혈 같아요. 약이 필요해요.
可能是贫血，需要补血药。
Kěnéngshì pínxiě, xūyào bǔxuè yào

빈혈에는 여러 가지 원인이 있어요. 병원에서 먼저 체크를 받아야 한다고 생각해요.
贫血有好几种原因，我建议您先去医院做一下检查。
Pínxiě yǒu hǎo jǐzhǒng yuányīn, wǒ jiànyì nín xiān qù yīyuàn zuò yíxià jiǎnchá

어제 병원에 갔었지요. 의사가 철결핍성 빈혈이라고 하더군요.
昨天去医院了，医生说是缺铁性贫血。
Zuótiān qù yīyuàn le, yīshēng shuōshì quētiě xìng pínxiě

처방전을 받으셨나요?
拿到处方了吗。 Ná dào chùfàng le ma

아니요. 처방전 없이 약을 살 수 있다고 하던데요.
没有，听说没有处方也可以买药的。
Méiyǒu, tīngshuō méiyǒu chǔfāng yě kěyǐ mǎi yào de

DIALOGUE

예. 사실 수 있지요. 몇 가지 제형이 있습니다.

是，有几种剂型。

Shì, yǒu jǐzhǒng jìxíng

차이가 뭐죠?

有什么区别吗?

Yǒu shénme qūbié ma

정제와 캅셀은 복용이 쉽고 간편하고 저렴합니다. 액제는 효과가 신속하고 위장장애가 적습니다. 철분을 함유한 약을 먹는 동안에는 녹차 등 알루미늄을 함유한 식품을 먹으면 안됩니다.

片剂和胶囊服用方便，而且价格低廉，液体效果快，对肠胃损伤少，服用含铁成分的药物时，请避免食用绿茶等含有铝成分的食物。

Piànjì hé jiāonáng fúyòng fāngbiàn, érqiě jiàgé dīlián, yètǐ xiàoguǒ kuài, duì chángwèi sǔnshāng shǎo, fúyòng hán tiě chéngfèn de yàowù shí, qǐng bìmiǎn shíyòng lǜchá děng hányǒu lǚ chéngfèn de shíwù

관련단어

贫血药pínxuèyào빈혈약　片剂piànjì정제　胶囊jiāonáng캅셀　液体yètǐ액체

# 14 유산균

## 乳酸菌 Rǔsuānjūn

유산균은 살아 있는 균입니다.
유산균에는 핵산 DNA가 있습니다.
이 DNA가 장의 벽에서 T-임파구에 결합, 인터패론을 만들어 내고 면역을 증강시켜 병원균을 제거 합니다. 따라서 배변을 좋게하고 몸 속 노폐물을 배출해 깨끗한 피부를 만들어 주며 장 내 유해균과 활성산소를 억제, 노화를 방지하고 면역력을 증가시켜 대장암도 예방해 줍니다.

乳酸菌是活性菌。
乳酸菌有核酸DNA。
此DNA与肠壁的T-淋巴细胞结合后产生干扰素会增强免疫力消除病菌。
因此有助于排便，排出体内沉积物使皮肤白皙，抑制肠内有害菌和活性氧可以防止老化，增加免疫力预防直肠癌。

### 프로바이오틱스 益生菌

프로바이오틱스의 역할은 설사, 변비, 과민성대장증후군 등 장에 문제가 있을 때로만 한정되지 않고 위장기능 개선효과와 함께 간기능 개선, 항암효과 등 다양하게 적용될 수 있습니다.
장점막을 강화하여 면역력을 높여주기 때문에 아토피, 비염, 천식 등에도 유효합니다.

益生菌的作用是治疗腹泻，便秘，过敏性大肠症候群，不只限于肠内出现问题时起作用，对胃肠机能有改善效果，并且对改善肝机能和抗癌效果等多样的效果。因为可以强化肠粘膜和提高免疫力，所以对过敏性皮炎，鼻炎和哮喘等都有效果。

# 15 관절염

## 关节炎 Guānjiéyán

DIALOGUE

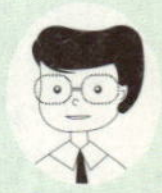

제 병이 뭐죠?

**我患了什么病?**

Wǒ huànle shénme bìng

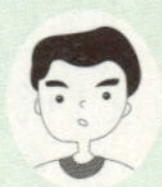

관절염인 것 같습니다.

**应该是患了关节炎。**

Yīnggāishì huànle guānjiéyán

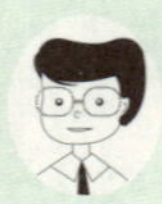

어떻게 관절염을 치료합니까?

**如何治疗关节炎?**

Rúhé zhìliáo guānjiéyán

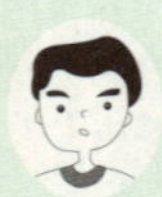

치료 목적은 통증을 줄이고 활동을 많이 하고 체력을 증강시키는 것입니다.

**治疗的目的是减轻疼痛、增加活动、增强体力。**

Zhìliáo de mùdì shì jiǎnqīng téngtòng, zēngjiā huódòng, zēngqiáng tǐlì

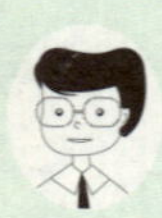

치료 방법은요?

**可用什么方法治疗?**

Kě yòng shénme fāngfǎ zhìliáo

DIALOGUE

몇 가지가 있는데 약물치료, 관절보호, 그리고 수술입니다.
有几种治疗方法：药物治疗、关节保护和手术。
Yǒu jǐzhǒng zhìliáofāngfǎ：yàowùzhìliáo, guānjié bǎohù hé shǒushù

관절염은 완치될 수 있나요?
关节炎可以治愈吗?
Guānjiéyán kěyǐ zhìyù ma

힘들어요. 아직까지 대대수 종류의 관절염이 치료되지 못합니다.
恐怕不行。目前，大多数类型的关节炎是不能治愈的。
Kǒngpà bùxíng. mùqián, dàduōshù lèixíng de guānjiéyán shì bùnéng zhìyù de

너무 아픈데 난 어쩌면 좋죠?
我感到非常痛。我该怎么办?
Wǒ gǎndào fēicháng tòng. wǒ gāi zěnmebàn

큰 병원에 가보세요.
你应该去大医院看看。
Nǐ yīnggāi qù dà yīyuàn kànkàn

관련단어

关节炎guānjiéyán관절염　药物治疗yàowùzhìliáo약물치료　手术shǒushù수술　目的mùdì목적
减轻疼痛jiǎnqīng téngtòng통증을 줄이다　增加活动zēngjiā huódòng활동을 많이 하다　增强体力zēngqiáng tǐlì체력을 증강시키다

# 16 관절약

## 关节药 Guānjiéyào

DIALOGUE

관절에 좋은 것을 사고 싶습니다.

想买一些对关节好的药。

Xiǎng mǎi yìxiē duì guānjié hǎo de yào

건강식품과 건강에 좋은 의약품이 있습니다. 누가 먹을 건가요?

我们有保健食品和保健药品，请问是哪位服用呢?

Wǒmen yǒu bǎojiànshípǐn hé bǎojiànyàopǐn, qǐngwèn shì nǎ wèi fúyòng ne?

할머니요. 무릎통증으로 고생하고 계십니다.

是奶奶, 因关节疼痛很是受罪。

Shì nǎinai, yīn guānjiéténgtòng hěnshì shòuzuì

관절염인 것 같습니다. 건강식품이 더 좋겠네요. 인기가 상당히 좋은 제품을 추천합니다.

应该是关节炎，保健食品会更适合一些, 我推荐您最近反响非常好的健康食品。

Yīnggāi shì guānjiéyán, bǎojiàn shípǐn huì gèng shìhé yìxiē,wǒ tuījiàn nín zuìjìn fǎnxiǎng fēicháng hǎo de jiànkāng shípǐn

요즘 인기 좋은 글루코사민을 권합니다.

这是最近反映很好的氨基葡萄糖。

Zhè shì zuìjìn fǎnyìng hěnhǎo de ānjī pútáotáng

관련단어

保健食品bǎojiànshípǐn건강식품　氨基葡萄糖ānjī pútáotáng글루코사민

# 17 칼슘 영양제

## 补钙营养剂 Bǔgài yíngyǎng jì

DIALOGUE

제 아이가 키 크는데 도움을 주는 것이 있나요?

**有帮助孩子长高的药吗?**

Yǒu bāngzhù háizi zhǎnggāo de yào ma

예. 여기 있습니다. 이건 약이 아닙니다. 기능성 건강식품이지요.

**有，但这不是药，是功能性保健食品。**

Yǒu, dàn zhè búshì yào, shì gōngnéngxìng bǎojiànshípǐn

성장에 필요한 20여 가지 성분을 함유하고 있습니다.

**它含有有利于孩子成长所需要的20多种成分。**

Tā hányǒu yǒulìyú háizǐ chéngzhǎng suǒ xūyào de 20duōzhǒng chéngfèn

얼마 인가요?

**多少钱?**

Duōshǎoqián

한 통이 5만원으로 3개월 분량입니다. 한 통으로 3개월 먹을 수 있고 효과 보려면 최소한 9개월 이상 먹어야 합니다.

**一盒5万，是3个月用量，一盒可服用3个月，想见效，最少要服用9个月。**

Yìhé 5wàn, shì 3gè yuè yòngliàng, yìhé kě fúyòng 3gè yuè , xiǎng jiànxiào, zuì shǎo yào fúyòng 9gè yuè

관련단어

补钙营养剂bǔgài yíngyǎngjì칼슘영양제　成长chéngzhǎng성장　盒hé곽, 통

## 골다공증 유발 요인들 骨质疏松发病原因

1. 칼슘 부족 钙不足
2. V-D 부족 V-D不足
3. V-A 과잉 V-A过量
4. 커피 과잉 咖啡过量
5. 짜게 먹는(습관) 盐吸收过量
6. 제산제(Aluminum함유) 抗酸药
7. 과음 饮酒过量
8. 운동부족 缺乏运动
9. 흡연 吸烟
10. 낙상 跌伤
11. 여윔 消瘦

## 골다공증이란 골밀도가 낮아 뼈가 약해져 있는 상태 骨质疏松症是指骨密度降低而导致的骨头变软的状态

골다공증 주의사항 骨质疏松症注意事项.

1. 칼슘, v - k가 많은 식품을 섭취
   多摄取含钙， v－k量高的食品
   우유, 두류(콩, 두부), 해조류 (다시마, 미역, 김), 멸치,
   칼슘강화식품 (고칼슘 우유, 칼슘강화 시리얼), 비타민D 함유식품. 비타민k 함유식품.
   牛奶，豆类(豆，豆腐)，海藻类(海带，海菜，紫菜)， 鳀鱼，
   钙强化食品(高钙牛奶，钙强化谷物)，含有维他命D的食品。含有维他命v－k的食品。

2. 금기사항 禁止事项
   카페인음료 (커피, 홍차) 탄산음료 (사이다, 콜라) 술 (하루 소주 3잔이상)
   짠 음식 담배.
   咖啡因饮料(咖啡，红茶) 碳酸饮料(雪碧，可乐) 酒(一天喝3杯以上烧酒)
   咸的食物 烟。

# 18 엽산

## 叶酸 Yèsuān

DIALOGUE

엽산이 산모에게 좋은가요?

叶酸对孕妇有好处吗?

Yèsuān duì yùnfù yǒu hǎochù ma

네. 좋아요. 자궁도 건강해지고 태아에게도 최적의 조건을 만들어 주어 기형아 출산, 유산을 방지해줍니다.

嗯，有好处。有助于子宫健康和胎儿的发育，防止畸形儿的出生和流产。

Ēn, yǒu hǎochù Yǒuzhùyú zǐgōng jiànkāng hé tāier de fāyù, fángzhǐ jīxíngér de chūshēng hé liúchǎn

남자에게는 필요 없나요?

男性就不需要叶酸了吗?

Nánxìng jiù bùxūyào yèsuān le ma

아닙니다. 필요해요.

不, 男性也需要。 Bù, nánxìng yě xūyào

엽산 섭취량이 많은 남성일수록 건강한 정자를 만들고 엽산 섭취량이 적은 남성일수록 불완전한 정자를 만듭니다. 부족하면 염색체가 잘못 만들어져요.

叶酸吸取多的男性可产生更好的精子。叶酸吸取少的男性易产生不良的精子。叶酸不足影响染色体。

Yèsuān xīqǔ duō de nánxìng kě chǎnshēng gèng hǎo de jīngzǐ. yèsuān xīqǔ shǎo de nánxìng yì chǎnshēng bùliáng de jīngzǐ. yèsuān bùzú yǐngxiǎng rǎnsètǐ

**DIALOGUE**

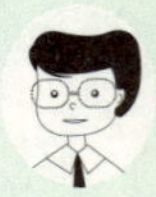

불임 부부가 먹으면 좋겠네요.

不孕的夫妻吃叶酸的话会有很多好处啊。

Búyùn de fūqī chī yèsuān de huà huì yǒu hěnduō hǎochù a

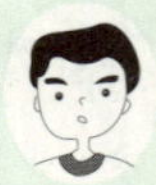

예. 그렇습니다.

嗯，那当然了。

Ēn, nà dāngrán le

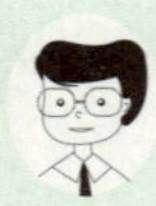

엽산이 많은 식품에 뭐가 있죠?

富含叶酸的食品有哪些？

Fùhán yèsuān de shípǐn yǒu nǎxiē

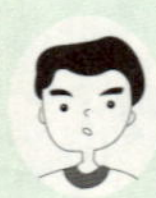

시금치, 상추, 김, 미역, 콩, 딸기,오렌지, 우유, 시리얼이 있습니다.

菠菜，生菜，紫菜，海带，豆，草莓，橙子，牛奶，谷物。

Bōcài, shēngcài, zǐcài, hǎidài, dòu, cǎoméi, chéngzǐ, niúnǎi, gǔwù

---

엽산(천연-folate, 인공-folic acid)은 초록색 식물에 널리 분포되어 있어 잎을 뜻하는 라틴어 folium에서 그 이름이 유래되었습니다.

엽산은 불임외에도 두뇌건강, 빈혈, 치매, 암, 심혈관 질환에 좋습니다.

叶酸广泛分布于草绿色植物中，其名字来源于叶子的拉丁文folium的意思。

叶酸不但对不孕有益处，对大脑健康，贫血，痴呆，癌症，心血管疾病也都有益处。

### 관련단어

叶酸yèsuān엽산 子宫zǐgōng자궁 畸形儿jīxínger 기형아 吸取xīqǔ섭취하다 精子jīngzǐ정자 染色体rǎnsètǐ염색체

菠菜bōcài시금치 生菜shēngcài상추 豆dòu콩 草莓cǎoméi딸기 橙子chéngzi오렌지 牛奶niúnǎi 우유 谷物gǔwù시리얼

# 19 오메가 3

## 欧米伽3 Ōumǐjiā 3

DIALOGUE

불포화지방산 비율을 알고싶어요.

**我想知道不饱和脂肪酸的比例?**

Wǒ xiǎng zhīdào bù bǎohé zhīfángsuān de bǐlì

건강한 사람의 포화지방산과 불포화 지방산의 균형 비율 즉 오메가6 : 오메가3는 4 : 1 인데 현대인의 비율은 20 : 1 입니다

**身体健康的人饱和脂肪酸和不饱和脂肪酸的比例是 Omega6 : Omega3 = 4 : 1, 但是现代人的比例是 20 : 1。**

Shēntǐ jiànkāng de rén bǎohé zhīfángsuān hé bù bǎohé zhīfángshuān de bǐlì shì : Omega6 : Omega3 = 4 : 1, dànshì xiàndài rén de bǐlì shì 20:1

동물은요?

**那动物呢?** Nà dòngwù ne

토종닭은 1 :1 인데, 양계닭은 50 :1이고
방목소 1 :1 인데, 사료 먹인 소는 100 :1입니다.

**土鸡是1:1, 养殖鸡是50:1**
**放牧的牛1:1, 喂饲料的牛100:1**

Tǔ jī shì1:1, yǎngzhí jī shì 50:1
fàngmù de niú 1:1, wèi sìliào de niú100:1

오메가3가 많이 필요하네요.

**Omega3 需要很多啊。** OOmega 3 Xūyào hěnduō a

DIALOGUE

예. 그렇습니다.
嗯，是的。 Ēn, shì de

균형이 맞을수록 심장질환, 고혈압, 당뇨, 부정맥, 장암, 천식에 확실하게 유리하고 중추 신경 발달에도 좋습니다.
均衡有利于治疗心脏病，高血压，糖尿病，心律失常，肠癌，哮喘，和中枢神经系统发达。
Jūnhéng yǒulìyú zhìliáo xīnzàngbìng, gāoxuèyā, tángniàobìng, xīnlǜshīcháng, chángái, xiàochuǎn hé zhōngshūshénjīngxìtǒng fādá

주의사항 있나요?
有注意事项么?
Yǒu zhùyìshìxiàng me

예. 있습니다.
嗯，有。
Ēn, yǒu

혈소판 수치가 낮은 사람이나 수술을 앞둔 사람은 피하는 게 좋습니다.
血小板过低和近期要做手术的患者要避免。
Xuèxiǎobǎn guò dī hé jìnqī yào zuò shǒushù de huànzhě yào bìmiǎn

관련단어

不饱和脂肪酸bùbǎohé zhīfángsuān불포화 지방산 土鸡tǔjī토종닭 养殖鸡yǎngzhíjī양계닭 饲料sìliào사료
肠癌cháng'ái장암 哮喘xiàochuǎn천식 中枢神经系统zhōngshūshénjīngxìtǒng중추신경계통 血小板xuèxiǎobǎn혈소판

## 은행엽 추출물 银杏叶提取液

1. 강력한 항산화 물질이 포함되어 심장질환, 알츠하이머, 치매 예방에 좋은 효과가 있습니다.
2. 신경, 심근, 혈관, 망막 손상을 막아 줍니다
3. 혈관을 확장시키고 혈액순환을 증진시킵니다.
4. 기억력을 증진하고 어지러움증을  해소합니다.
5. 녹내장 환자의 시야를 개선합니다.
6. 다리혈액 순환장애, 손끝과 발끝 통증을 개선합니다.
7. Warfarin 또는 Ibuprofen 과도 병용은 삼가합니다.
8. 임산부, 수유부, 소아, 당뇨병 수술예정자 등도 복용하면 안 됩니다.

1. 含有超强的抗氧化物对心脏疾病，阿尔茨海默病，痴呆等疾病有效。
2. 抑制心梗，心衰，血管，视网膜损伤等。
3. 扩张血管，增进血液循环。
4. 记忆力增进，改善眩晕症。
5. 改善青光眼患者视野。
6. 改善下肢血液循环，手指尖和脚尖疼痛。
7. 避免Warfarin 或 Ibuprofen 并用。
8. 避免孕妇，哺乳者，小儿，糖尿病术前患者等服用。

은행잎추출물 40mg. 1~2정씩 1일3회 복용.
용도는 흉부혈관, 관상동맥 장애나 후유증에 사용.
부작용은 적으며 극소수사람에게 위장불편, 어지러움, 두통.

银杏叶提取物　片剂40ml/片　口服1~2片/次，3次/日。
脑部血管，冠状血管障碍疾病及其后遗症。
不良反应轻，极少数人出现胃肠道不适、头晕、头疼等。

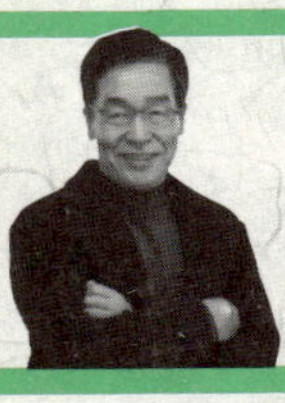

# 약의 사명 药的使命

건강 증진에 별로 도움이 안되는 진통제나 드링크가 마치 사람들에게 좋은 약이고 피로회복에도 좋은 것처럼 광고방송되기 때문에 가벼운 두통에도 필요 없이 진통제를 남용하게 되고 드링크제도 불티나게 판매되었습니다.

통계에 의하면 어느 드링크 한 품목이 년간 2억병 정도 판매되는데 이는 국민에게 년간 방부제 14,000 kg을 먹이는 셈입니다.

유통기한을 단축시키는 작은 노력만 있어도 무방부제 제품을 만들 수 있는데 사명감 없이 이윤 추구에 치중하다 보니 오히려 건강에는 별 도움이 되지않고 있습니다.

비단 제약업계뿐만 아니라 각 분야에서도 부지불식간에 경제논리에 묻혀 이런 병 주고 약 주는 행위가 만연되어 있습니다.

약은 질병을 고치는 것이 아니라 질병을 앓고 있는 사람을 고쳐야 합니다.

对身体健康没有一点好处的镇痛剂或补液当作是恢复疲劳的良药一样进行广告推广，导致出现轻微的头痛就乱用镇痛剂的情况，而补液也因此畅销了。

据统计，某一个补液年销售量达2亿瓶，但实际上相当于14000千克的防腐剂被国民吃了。

只要缩短流通期限就能制造出无防腐剂的产品，但却连这一点点的诚意和使命感都没有只着重于利润，反而对身体健康产生了不好的影响。

不仅仅是药界，各个领域也在不知不觉地沦陷于经济理论之中，致使打一巴掌，揉三下儿的行为不断蔓延。

药不是治疗疾病的，而是应该治疗患有疾病的人。

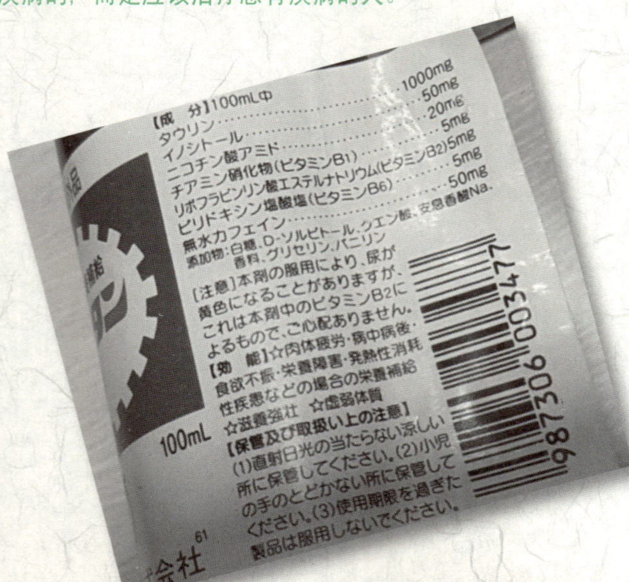


안식향산나트륨은 방부제로 허가된 세계 공통의 식품 첨가물
酪香酸钠是作为合格的防腐剂，是世界通用的食品添加剂

Medical Chinese

# 10

## 대표적 약물 관련 회화

# 기타약

## 其它药

# 01 비만

## 肥胖症 Féipàngzhèng

DIALOGUE

보통 여자가 지방이 많은데 비만이 되면 어떤 결과가 오나요?

通常，女人脂肪多。肥胖症的后果是什么?

Tōngcháng, nǚrén zhīfáng duō. féipàngzhèng de hòuguǒ shì shénme

몇가지 질병과 연관이 있는데  예를 들어 당뇨병, 심장병, 고혈압, 중풍 등입니다.

许多严重的疾病, 如糖尿病, 心脏病, 高血压, 中风都是肥胖引起的。

Xǔduō yánzhòng de jíbìng, rú tángniàobìng, xīnzàngbìng, gāoxuèyā, zhòngfēng dōu shì féipàng yǐnqǐ de

비만증은 어떻게 치료하나요?

肥胖症如何治疗? Féipàngzhèng rúhé zhìliáo

치료는 환자의 비만정도에 따라 정해지고 환자의 전반적인 건강상태, 다이어트 목적에 따라 정합니다.

治疗方法要根据患者的肥胖程度, 全面的健康情况和减肥的目的来制定。

Zhìliáo fāngfǎ yào gēnjù huànzhě de féipàngchéngdù, quánmiàn de jiànkāng qíngkuàng hé jiǎnféi de mùdì lái zhìdìng

수술이 필요한가요?.

有必要手术吗? Yǒu bìyào shǒushù ma

심각한 비만일 경우 위장관 외과 수술도 권장할 수 있습니다.

某些严重的肥胖症, 可以推荐做胃肠道外科手术。

Mǒuxiē yánzhòng de féipàngzhèng, kěyǐ tuījiàn zuò wèichángdào wàikē shǒushù

관련단어

肥胖症féipàngzhèng비만증　程度chéngdù정도　严重yánzhòng심각한

# 02 비만약

## 减肥药 Jiǎnféiyào

DIALOGUE

다이어트 약 있나요?

有减肥药吗?

Yǒu jiǎnféiyào ma

다이어트용 제품이 몇 가지 있지요.

有几款减肥产品。

Yǒu jǐ kuǎn jiǎnféi chǎnpǐn

식욕이 너무 왕성해요. 제니칼 있나요?

食欲太强，有赛尼可吗?

Shíyù tài qiáng, yǒu sàiníkě ma

예. 있어요.

嗯，有。

Ēn, yǒu

그걸로 주세요.

我要那个。

Wǒ yào nàgè

있습니다만 그 약은 의사 처방이 있어야 합니다.

有是有，可是，它属于处方药，需要医生的处方。

Yǒushì yǒu, kěshì, tā shǔyú chǔfāngyào, xūyào yīshēng de chǔfāng

DIALOGUE

제니칼은 식욕을 없애지 못한다는 것을 아시나요?

您知道赛尼可无法抑制食欲吗?

Nín zhīdào sàiníkě wúfǎ yìzhì shíyù ma?

몰라요.

不知道。 Bùzhīdào

제니칼은 단지 체내에서 지방의 흡수를 방해하는 것입니다.

它只是阻碍人体吸收脂肪而已。

Tā zhǐshì zǔài réntǐ xīshōu zhīfáng éryǐ

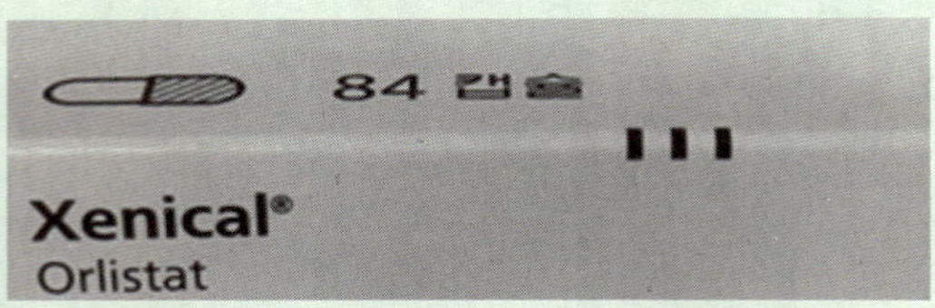


용법은요?

用法呢? Yòngfǎ ne ?

식사와 함께 또는 식후 1시간 이내에 1회 1정, 1일 3회 복용합니다.

进餐时或餐后1小时以内服用，一次一粒，一天三次。

Jìncān shí huò cān hòu 1xiǎoshí yǐnèi fúyòng , yícì yílì , yìtiān sāncì.

관련단어

赛尼可sàiníkě제니칼　脂肪zhīfáng지방　减肥药jiǎnféiyào비만약　减肥jiǎnféi다이어트
食欲shíyù식욕　吸收xīshōu흡수　阻碍zǔài방해하다

# 03 발기부전

## 勃起功能障碍 Bóqǐgōngnéngzhàng'ài

DIALOGUE

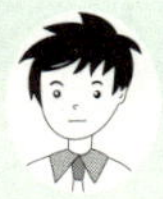

발기부전에 무슨 약이 있나요?

**治疗勃起功能障碍有什么药吗?**

Zhìliáo bóqǐ gōngnéng zhàng'ài yǒu shénmeyào ma

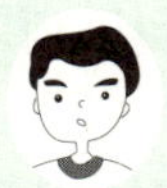

원하시는 약 이름을 말씀해주시겠어요?

**能告诉我您需要的药品名称吗?**

Néng gàosu wǒ nín xūyào de yàopǐn míngchēng ma

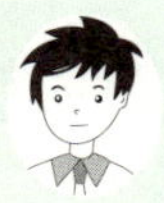

비아그라를 사고 싶어요.

**我想买伟哥。**

Wǒ xiǎng mǎi wěigē

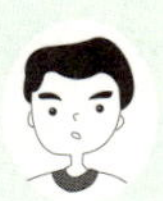

그러나 처방전 없이는 판매할 수 없어요.

**但是没有处方，不能卖给您。**

Dànshì méiyǒu chǔfāng, bùnéng mài gěi nín

부작용도 있어요.

**有副作用。**

Yǒu fùzuòyòng

비아그라를 먹으면 눈이 충혈되고 두통 같은 부작용도 있어요.

**服药以后，有眼睛充血，还伴有头疼等副作用。**

Fúyào yǐhòu, yǒu yǎnjing chōngxiě, hái bànyǒu tóuténg děng fùzuòyòng

DIALOGUE

## 비아그라의 공과 伟哥的功与过

비아그라가 발기부전이 남성다움의 부족이거나 신비한 성의 영역에서의 문제가 아니라 단순한 혈관 질환임을 증명하였습니다.
걱정거리였던 부작용을 이용하여 기적의 명약을 탄생시킴으로써 약의 부작용을 두려워하지 않고 다른 용도의 약으로 개발하는 기폭제가 되었습니다.
하지만 신성한 사랑의 영역이 단순히 마음만 먹으면 즐길 수 있다는 역작용도 낳았고 약의 안전성에 대한 걱정도 더 커졌습니다.

伟哥证明了勃起功能障碍不属于性功能减退或而是属于单纯的血管系统性疾病。
它奇迹般地克服了人们所担心的副作用，不用担心该药的副作用，从而起到了开发新药的起点。
但是这使神圣的爱的领域转变成想享受就享受的-反作用，从而不得不担心要的安全性方面也让人担心的局面。

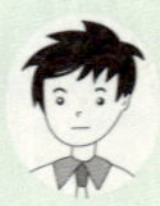

다른 약도 있나요?

**有其它的药吗?** Yǒu qítā de yào ma

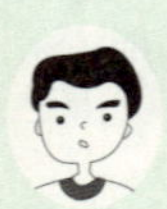

씨알리스, 레비트라, 두 종류가 있어요. 그러나 처방전 없이는 팔 수 없어요.

**西力士和艾力达两种，但是没有处方的话，也不能卖给您。**

Xī lìshì hé àilìdá liǎngzhǒng, dànshì méiyǒu chǔfāng de huà, yě bùnéng màigěi nín

아시다시피 부작용도 있어요.

**众所周知，也有可能会产生副作用。**

Zhòngsuǒzhōuzhī, yě yǒu kěnéng huì chǎnshēng fùzuòyòng

DIALOGUE

그것들 말고 다른 약은 없나요?

还有其它的药吗? Háiyǒu qítā de yào ma

다른 약도 몇 가지 더 있습니다. 의사는 건강상태를 진찰한 후 적절한 약을 처방할 겁니다.

还有其他几种药。医生会根据您的身体状况做出诊断后，开些合适的药给您。

Háiyǒu qítā jǐzhǒng yào. yīshēng huì gēnjù nín de shēntǐ zhuàngkuàng zuòchū zhěnduàn hòu, kāi xiē héshì de yào gěi nín

이런 약들은 정력을 강하게 해주는 것이 아니라 일시적으로 음경으로 혈류를 증가시켜 발기하게 해 줍니다. 건강한 사람에게는 필요 없고 부작용만 생길 수 있습니다. 심혈관 환자, 간부전 환자, 신부전 환자, 중증 저혈압, 고혈압 환자, 뇌경색, 뇌출혈, 뇌졸중 또는 심근경색이 있었던 환자, 고령자, 당뇨병성 망막증 환자, 18세 이하, 여성 등은 사용하지 않는 것이 좋습니다.

这种药不是增强精力，而是暂时通过阴经的血流增加产生勃起。健康的人不需要使用，容易产生副作用。心血管患者，肝不全患者，有重症低血压，高血压的患者，脑梗塞，脑出血，脑中风和心肌梗塞的患者，高龄者，糖尿病性视网膜症患者，18岁以下，女性等最好不要使用。

Zhèzhǒng yào búshì zēngqiáng jīnglì, érshì zànshí tōngguò yīnjīng de xuèliú zēngjiā chǎnshēngbóqǐ. Jiànkāng de rén bùxūyào shǐyòng, róngyì chǎnshēng fù-zuòyòng. Xīnxuèguǎn huànzhě,gān bùquán huànzhě,yǒu zhòngzhèng dīxuèyā, gāoxuèyā de huànzhě, nǎo gěngsè, nǎochūxiě, nǎozhòngfēng hé xīnjīgěngsè de huànzhě, gāolíngzhě, tángniàobìngxìng shìwǎngmózhèng huànzhě, 18suì yǐxià, nǚxìng děng zuìhǎo búyào shǐyòng.

관련단어

勃起功能障碍bóqǐgōngnéngzhàng'ài발기부전 伟哥wěigē비아그라
充血chōngxiě충혈되다 西力士xīlìshì씨알리스 艾力达àilìdá레비트라

# 04 조루증 치료제

## 早泄症 治疗剂 Zǎoxiè zhèng zhìliáo jì

DIALOGUE

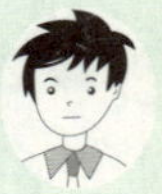

조루증에 신약이 나왔다면서요?

**有没有治疗早泄的新药?**

Yǒuméiyǒu zhìliáo zǎoxiè de xīnyào

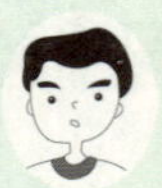

예, 프릴리지라는 약이 나왔습니다.

**有，出了叫Priligy的药。**

Yǒu, chūle jiào Priligy de yào

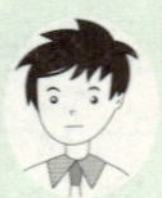

효과가 어떤가요?

**效果怎么样?**

Xiàoguǒ zěnmeyàng

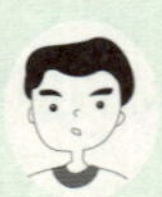

예, 사람에 따라 다르지만 보통 (사정하는데 걸리는 시간을) 두 배 정도 연장해 줍니다.

**根据人的不同情况一般可以延续2倍的时间。**

Gēnjù rén de bùtóng qíngkuàng, yìbān kěyǐ yánxù 2bèi de shíjiān

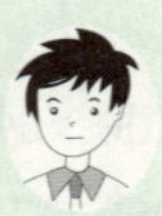

어떻게 먹죠?

**怎样吃的?**

Zěnyàng chī de

DIALOGUE

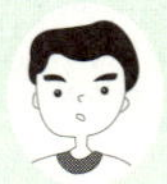

1시간 전에 1정을 복용합니다.

**1小时前 服用一粒。**

1xiǎoshí qián fúyòng yílì

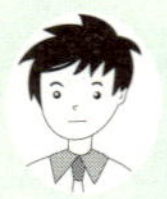

비아그라가 발기부전에 좋은 약이고, 이제 조루증 치료제 프릴리지도 나왔으니 남성에게는 좋은 세상이군요.

**伟哥是勃起的好药，现在还出了早泄治疗剂，对男性是最好的消息。**

Wěigē shì bóqǐ de hǎo yào, xiànzài hái chūle zǎoxiè zhìliáojì, duì nánxìng shì zuìhǎo de xiāoxī

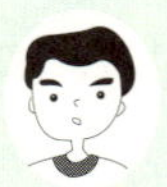

맞아요. 그런 신약들이 도움이 됩니다.
그러나 남용하지 마시고 평소에 체력단련을 하세요.

**对. 那些新药是可以提供帮助的，但是不能滥用，为了增强体能最好还是运动。**

Dui. Nàxiē xīnyào shì kěyǐ tígōng bāngzhù de, dànshì bùnéng lànyòng, wèile zēngqiáng tǐnéng zuìhǎo háishì yùndòng

행복하게 오래 사세요.

**祝你幸福长寿。**

Zhù nǐ xìngfú chángshòu

관련단어

早泄症治疗剂zǎoxièzhèng zhìliá jì조루증 치료제　早泄zǎoxiè조루증　新药xīnyào신약　一般yìbān보통　延续yánxù연장하다

# 05 전립선비대

## 前列腺肥大 Qiánlièxiànféidà

DIALOGUE

어디가 안 좋으신가요?
**你哪儿不舒服?** Nǐ nǎer bù shūfu

7, 8 개월 전부터 소변보기가 힘들어요.
**我过去七八个月来一直在开始排尿时感到很吃力。**
Wǒ guòqù qībāgè yuè lái yìzhí zài kāishǐ páiniào shí gǎndào hěn chīlì

제가 왜 그런거죠?
**我怎么了?** Wǒ zěnme le

전립선비대인 것 같아요.
**我想你恐怕得了前列腺肥大。**
Wǒ xiǎng nǐ kǒngpà déle qiánlièxiànféidà

나이 든 남자에게 많고 배뇨곤란으로 나타나는 증세이구요.
**它能引起大多数老年男性有排尿不畅的症状。**
Tā néng yǐnqǐ dàduōshù lǎonián nánxìng yǒu páiniào búchàng de zhèngzhuàng

적당한 성관계나 사정이 전립선 비대 예방에 도움이 되나요?
**适当的性关系或射精可以预防前列腺肥大吗?**
Shìdàng de xìngguānxì huò shèjīng kěyǐ yùfáng qiánlièxiànféidà ma

예. 그렇습니다.
**对啊。** Duì a

DIALOGUE

## 전립선 치료 前列腺治疗

1. 절제수술로 전립선 조직을 제거하는 가장 흔히 사용하는 시술입니다.
   摘除手术是摘除前列腺组织，是治疗前列腺最常见的方法。

2. 전립선 조직을 제거하는 대신 방광 요도를 넓히는 것입니다.
   替代切除前列腺组织的方法是扩张膀胱尿道。

3. 전립선에 열을 가하는 방법으로 지나치게 자란 조직을 파괴할 수 있습니다.
   그러나 전립선이 완전히 막혀 있다면 수술이 불가피합니다.
   给前列腺加热的方法会破坏过度生长的组织。
   但是前列腺完全堵住的话不得不手术。

## 요로결석 예방 기본원칙 预防尿路结石的基本原则

우선 결석형성하는 각종 원인을 없애주어야 합니다.
예를 들어 요로가 막히지 않게 하면 결석을 감소시 킬 수 있습니다.
평소에 물을 많이 마셔서 오줌이 많아지면 염류 성분 배출이 순조로워 집니다.
그 다음으로 비뇨기감염과 칼슘, 인 대사에 영양을 주는 갑상선기능 항진증등을 예방 치료해야 합니다.
고뇨산 혈증을 적극적으로 치료해야 하고 비타민A를 섭취해야 합니다.
장기적으로 병상에 누워있는 환자는 운동을 시켜야 합니다.
首先，要注意消除形成结石的各种因素。
如解除尿路梗阻，可能减少结石的发生。
平时多喝水，增加尿量，有利于尿中盐类成分的排出。
其次，积极防治泌尿系感染及影响钙，磷代谢的疾病如甲亢。
积极治疗高尿酸血症,注意补充维生素A。
长期卧床患者，要给患者活动活动。

관련단어

前列腺肥大qiánlièxiànféidà전립선비대　排尿不畅páiniào búchàng배뇨불량　排尿páiniào배뇨
很吃力hěnchīlì힘들다　适当shìdàng적당하다　预防yùfáng예방　性关系xìngguānxì성관계

# 06 치질

## 痔疮 Zhìchuāng

DIALOGUE

치질 때문에 어젯밤에 잠을 잘 수가 없었어요.
**因为痔疮，昨天晚上没睡好。**
Yīnwèi zhìchuāng, zuótiān wǎnshàng méi shuì hǎo

직장에 통증과 출혈이 있나요?
**有没有出血或直肠疼痛？**
Yǒuméiyǒu chūxiě huò zhícháng téng tòng

예, 다 있어요.
**都有。** Dōuyǒu

이 좌약은 통증과 출혈을 경감시켜줄 겁니다.
**这塞剂是可以减轻痛苦和出血的。**
Zhè sāi jì shì kěyǐ jiǎnqīng tòngkǔ hé chūxiě de

항문에만 쓰는 약이니 먹으면 안 되요.
**用在肛门的药，不能口服。**
Yòng zài gāngmén de yào, bùnéng kǒufú

처음엔 약간 힘들지만 한번 하고 나면 쉬워집니다.
**刚开始使用塞剂会有点困难，经过一次之后，就会容易一点。**
Gāng kāishǐ shǐyòng sāi jì huì yǒudiǎn kùnnan, jīngguò yícì zhīhòu, jiù huì róngyì yìdiǎn

알았습니다. 친절한 설명에 감사합니다.
**知道了，谢谢你给我说明。** Zhīdàole, xièxie nǐ gěi wǒ shuōmíng

관련단어

痔疮zhìchuāng치질　塞剂sāijì좌약　肛门gāngmén항문

# 07 수면제

## 安眠药 Ānmiányào

DIALOGUE

어제 밤에 잠을 설쳤어요. 깊이 자고 싶어요. 수면제 있나요?

昨天晚上没睡好，我想睡个好觉。有没有安眠药?

Zuótiān wǎnshàng méi shuì hǎo, wǒ xiǎng shuìgè hǎojiào. yǒuméiyǒu ānmiányào

네. 이 약이 유용할 겁니다.

有，这药很有用的。

Yǒu, zhè yào hěn yǒuyòng de

하루에 몇 시간 자는 게 적당한가요?

一天中我们应该睡多少小时呢?

Yìtiān zhōng wǒmen yīnggāi shuǐ duōshǎo xiǎoshí ne

몇 시간을 자야 되는 지는 느낌으로 정하는 게 좋아요. 자고나서 개운하다면 충분한 수면을 취한 것입니다.

每天应该睡几个小时是按自己对睡眠时间的需求。如果你醒来精神振奋，就说明睡眠时间够了。

Měitiān yīnggāi shuì jǐgè xiǎoshí shì àn zìjǐ duì shuìmián shíjiān de xūqiú. Rúguǒ nǐ xǐnglái jīngshén zhènfèn, jiù shuōmíng shuìmián shíjiān gòule

전문가들이 보는 불면증이란?

专家是如何给“失眠”下定义的呢?

Zhuānjiā shì rúhé gěi shīmián xià dìngyì de ne

관련단어

安眠药 ānmiányào 수면제　失眠 shīmián 불면

DIALOGUE

만성적이고 계속해서 잠들기 힘들고 밤에 깨고 나서 잠을 들 수가 없거나 새벽에 너무 일찍 깨는 경우 등을 말합니다.

**失眠被定义为慢性的、持续的入睡困难，表现为夜间醒后难以继续入睡，或早上醒的很早。**

Shīmián bèi dìngyìwéi mànxìng de, chíxù de rùshuì kùnnan, biǎoxiànwéi yèjiān xǐng hòu nányǐ jìxù rùshuì huò zǎoshang xǐng de hěn zǎo

### 술과 수면제 酒和安眠药

불면증의 원인은 정신적인 스트레스 외에도 여러 가지가 있습니다.
잠을 자기 위해 술을 자주 마시면 알코올중독이 될 수 있습니다.
또 잠을 자기 위해 수면제를 먹으면 의존성이 생기게 되고 계속 먹다 보면 잘 듣던 수면제도 효과가 반감되어 더 많은 양을 먹어야 합니다.
술과 수면제는 모두 불면증에 좋은 방법이 아닙니다..
적당한 일광욕과 많이 걷기는 불면증치료에 도움이 됩니다.

不眠症的原因除了神经性压力以为，还有许多其他原因。
为了睡觉而喝酒的话，可能会酒精中毒。
为了睡觉而吃安眠药的话，会产生依赖性，
长期吃的话再好的安眠药效果也会减半，使得药量不断增加。
不论是酒还是安眠药，对失眠都不是好的方法。
适当的晒日光和多走路更有助于治疗失眠症。

술과 수면제 동시복용은 정상적인 호흡을 멈추게 해 사망할 수 있습니다.

酒和安眠药一起服用的话，阻碍正常呼吸容易引起死亡。

# 08 흡연

## 吸烟 Xīyān

DIALOGUE

흡연은 해로운가요?

吸烟对人体有害吗?

Xīyān duì réntǐ yǒuhài ma

사람한테 흡연은 젊은 사람이나 나이 든 사람이나 모두 해롭고 폐기종, 심장병이 있거나 혈압이 높은 노인은 더욱 위험합니다.

抽烟对于人来说，无论青年人还是老年人都是十分有害的。特别是对患有肺气肿，心脏病和高血压的老龄患者来说危害更大。

Chōuyān duìyú rén láishuō , wúlùn qīngniánrén háishì lǎoniánrén dōushì shífēn yǒuhài de. Tèbié shì duì huànyǒu fèiqìzhǒng. xīnzàngbìng hé gāoxuèyā de lǎolíng huànzhě láishuō wēihài gèng dà

좀 더 자세히 실명해주시겠어요?

你能说的详细点吗?

Nǐ néng shuō de xiángxì diǎn ma

흡연은 가끔 식욕부진, 오심, 호흡촉박, 가슴뜀을 유발합니다

吸烟有时会引起食欲不振，恶心，呼吸急促，心律不齐。

Xīyān yǒushí huì yǐnqǐ shíyù búzhèn, ěxīn, hūxījícù, xīnlǜ bù qí

DIALOGUE

담배를 피우지 않는 사람이 피우는 사람에 비해 폐암, 인후암, 설암 걸릴가능성이 적다는 것이 사실인가요?

不吸烟者同吸烟者相比，患肺癌，咽喉，舌部癌症的可能性都小，这是真的吗？

Bù xīyānzhě tong xīyānzhě xiāngbǐ, huànfèi'ái, yānhóu, shé bù áizhèng de kěnéng xìng dōu xiǎo, zhè shì zhēn de ma

많은 연구자료에 의해 이 같은 사실이 증명되었습니다.

大量资料统计证明这是真的。

Dàliàng zīliàotǒngjì zhèngmíng zhè shì zhēn de

흡연은 서서히 자신을 죽이는 행위입니다..

의학계에서도 지나친 흡연을 완만한 자살행위로 간주합니다.

吸烟是一种慢性自杀行为。
医学界也认为过度的吸烟是慢性自杀的行为。

Xīyān shì yìzhǒng mànxìngzìshā xíngwéi.

Yīxuéjiè yě rènwéi guòdù de xīyān shì mànxìngzìshā de xíngwéi

관련단어

吸烟 xīyān 흡연　心律不齐 xīnlǜbùqí 가슴뛰　呼吸急促 hūxījícù 호흡촉박
肺癌 fèi'ái 폐암　咽喉 yānhóu 인후　舌部癌症 shébùáizhèng 설암

# 09 금연약

## 戒烟药 Jièyān yào

DIALOGUE

아직 담배를 피우세요? 여기는 금연 구역입니다.

你还抽烟吗？这里是禁止吸烟区域。

Nǐ hái chōuyān ma? zhèli shì jìnzhǐ xīyān qūyù

끊으려고 노력하는데 쉽지 않습니다.

很努力的去戒，但不容易。

Hěn nǔlì de qù jiè, dàn bùróngyì

흡연은 건강에 아주 나쁘다는 것을 아시잖아요?

您也知道吸烟危害身体健康吧。

Nín yě zhīdào xīyān wēihài shēntǐ jiànkāng bā

금연약이 나왔다고 하는데 정말인가요?

都说有戒烟的药，但是真的有吗？

Dōu shuō yǒu jièyān de yào, dànshì zhēn de yǒu ma

예, 맞습니다. 세계적으로 유명한 제약회사에서 금연약을 만들었습니다.

是的，在世界上最有名的制药公司，制造了戒烟药。

Shì de,  zài shìjiè shàng zuì yǒumíng de zhìyào gōngsī, zhìzàole jièyān yào

위험하지 않은가요?

不危险吗？

Bù wēixiǎn ma ?

## DIALOGUE

예, 지금까지 나왔던 수 많은 금연 치료제 중에서
가장 믿을만 하고 확실한 금연 효과가 있습니다.

**是，现有的许多戒烟治疗剂中这是最可信的，效果也最好。**

Shì, xiànyǒu de xǔduō jièyān zhìliáojì zhōng zhèshì zuì kěxìn de, xiàoguǒ yě zuìhǎo

먹는 약 인가요?

**是吃的药吗?**

Shì chī de yào ma

예, 2주간 먹는데 처음 일주일은 담배를 피우면서 먹고 그후 부터는 완전히 금연하면서 일주일 더 먹으면 됩니다.

**对，要吃两个星期，第一个星期边抽烟边吃，然后另一个星期是要完全不吸烟并吃药。**

Duì, yào chī liǎnggè xīngqī, dìyīgè xīngqī biān chōuyān biān chī, ránhòu lìngyī gè xīngqī shì yào wánquán bù xīyān bìng chīyào

드디어 금연하겠네요. 감사합니다.

**终于可以戒烟了，谢谢。**

Zhōngyú kěyǐ jièyānle, xièxie

관련단어

抽烟chōuyān흡연하다　有名yǒumíng유명한　可信kěxìn믿다

# 10 일사병

## 日晒病 Rìshài bìng

DIALOGUE

지구 기후변화로 올해 여름은 기록적으로 가장 더웠다. 연일 폭염경보가 발령되었다. 거리에 달리던 차가 불타기도 하고, 과일과 곡식은 뜨거운 태양열 때문에 타 들어 갔다.

因全球气候变化，今年夏天是有史以来最炎热的。连日来发布了酷暑警报。街上行驶的车辆被烧焦了，水果和粮食也因太阳光太强而烧糊了。

(오늘 기온이 40℃ 넘었다. 두 여자가 약국에 들어왔는데 한 여자는 다른 한 여자를 부축하고 있었다.)

（今天的气温40几度。有两名女士走进药店，一名女士扶着另一名女士）

Jīntiān de qìwēn40 jǐdù. yǒu liǎngmíng nǚshì zǒujìn yàodiàn, yìmíng nǚshì fúzhe ling yī míng nǚshì

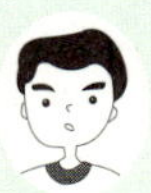

안녕하세요. 저분에게 무슨 이상 이 있나요?

你好请问那位女士怎么了?

Nǐhǎo qǐngwèn nà wèi nǚshì zěnme le

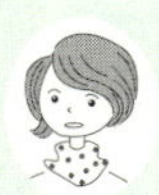

우리는 이 곳을 여행하는 사람들입니다. 너무 더워서 더위 먹은 것 같아요.

我们是来这旅游的人，因为天气的炎热　她好像中暑了。

Wǒmen shì lái zhè lǚyóu de rén, yīnwèi tiānqì de yánrè tā hǎoxiàng zhòngshǔ le

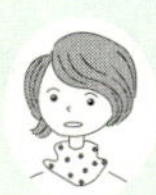

숨을 몰아쉬고 어지러워했어요, 혼자 서지도 못했어요

喘不过气，头晕，一个人站不住。

Chuǎn búguòqì, tóuyūn, yígè rén zhànbúzhù

걱정 말아요, 곧 좋아질 겁니다.
식염정제와 알콜을 사 가지고 호텔에 돌아가셔서 창문을 모두 열어 공기를 맑게 하고 알콜로 머리를 비비세요.

**别担心，很快就好。你去买食盐片和酒精。回到旅店打开所有的窗户通风，并用酒精擦头。**

Bié dānxīn , hěn kuài jiù hǎo. Nǐ qù mǎi shíyán piàn hé jiǔjīng. huídào lǚdiàn dǎkāi suǒyǒu de chuānghu tōngfēng, bìng yòng jiǔjīng cā tóu

그 밖에는요?

**还有吗?** Háiyǒu ma?

선풍기나 에어컨을 켜세요.

**打开风扇 和空调。** Dǎkāi fēngshàn hé kōngtiáo

이 친구가 혼자 걸을 수 있을 때까지 여기서 머물면 안될까요?

**我可以在这儿呆到朋友能够自己行走为止吗?**

Wǒ kěyǐ zài Zhèer dāi dào péngyou nénggòu zìjǐ xíngzǒu wéizhǐ ma

물론 되죠.

**当然可以。** Dāngrán kěyǐ

감사합니다.

**谢谢。** Xièxie

천만에요.

**不客气。** Búkèqi

관련단어

日晒病rìshài bìng일사병　食盐片shíyán piàn식염정제　酒精jiǔjīng알코올　风扇fēngshàn선풍기　空调 kōngtiáo에어컨

# 11 차멀미

## 晕车 Yùnchē

DIALOGUE

그녀는 툭하면 차멀미를 합니다. 버스를 타면 그는 두통과 어지러움을 느끼며 그는 주위 모든 물건이 돌아가는 것처럼 느낍니다.

他经常晕车，乘坐公交车时，他感觉头痛和恶心，他感到周围的东西都在打转。

Tā jīngcháng yùnchē，chéngzuò gōngjiāochē shí, tā gǎnjué touting hé ěxīn Tā gǎndào zhōuwéi de dōngxi dōu zài dǎzhuàn

우리는 오늘 차로 여행하려고 합니다. 그래서 멀미가 걱정인데 무얼 권하고 싶으세요?

今天我们要坐车去旅游. 所以担心晕车，有什么好的药吗？

Jīntiān wǒmen yào zuòchē qù lǚyóu. Suǒyǐ dānxīn yùnchē, yǒu shénme hǎo de yào ma

여기 Metoclopramide 성분의 약이 있습니다. 이 약은 효과가 빠르고 부작용도 적어요.

这是含有甲氧氯普胺成分的药，见效快，副作用也小。

Zhè shì hányǒu(jiǎyanglǜpǔ'àn) chéngfèn de yào, jiànxiàokuài, fùzuòyòng yě xiǎo

어떻게 먹나요?

怎么吃 Zěnme chī

한알 내지 두알을 차타기 30분 전에 복용합니다. 졸릴 수가 있으니 참고 하세요

坐车前30分钟服用1-2颗. 要参考吃药会犯困的。

Zuòchē qián 30fēnzhōng fúyòng1-2 kē. Yào cānkǎo chīyào huì fàn kùn de

고마워요

谢谢。 Xièxie

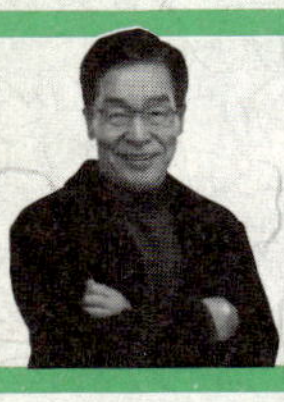

# 약에 대한 이해 对于药的理解

세균은 태초부터 있었고 인간과 함께 공존해왔습니다.
흙 바닥에 넘어져 피부가 까지고, 나무 가지에 긁히기도 하며,
가시에 찔릴 때도 미생물과 접촉해 왔습니다.
인류는 거친 자연에 적응하며 스스로 생존 능력을 키워왔습니다.
细菌是从太初时起，就跟人类一起共存。
在土地上摔倒擦伤皮肤，或被树枝刮伤，
或被刺扎到都要与微生物接触。
人类在大自然中不断的提高生存适应能力。

살균 치료법만이 근본적인 해결책이 아닙니다.
좋은 약이란 생존능력을 축적한 인체를 손상시키지 않고 질병을 치료할 수 있어야 합니다.
생명을 구해주는 고마운 항생제일지라도 인류의 미래를 위해 절대 남용해서는 안됩니다.
오랜 세월 동안 투약 현장에 있었던 약사 입장에서 보면 안타깝게도 약 먹기를 거부 하여
스스로 병을 악화시키는 사람이 있고, 약을 과신하여 남용하는 사람들은 더욱 많다는 사실입니다.
只是依靠杀死细菌的治疗方法是解决不了根本的问题。
好药不能对具有生存能力的人体有任何伤害，并能治疗疾病。
虽然我们应感谢能够救命的抗生素，但是为了人类的未来千万不要滥用。
对于长年累月在投药现场的药剂师来说，常能见到拒绝吃药
而使自己的病情进一步恶化的情况，还有很多过分的相信而滥用药物的人更多。

Hot spring in Yellowstone NP of U.S

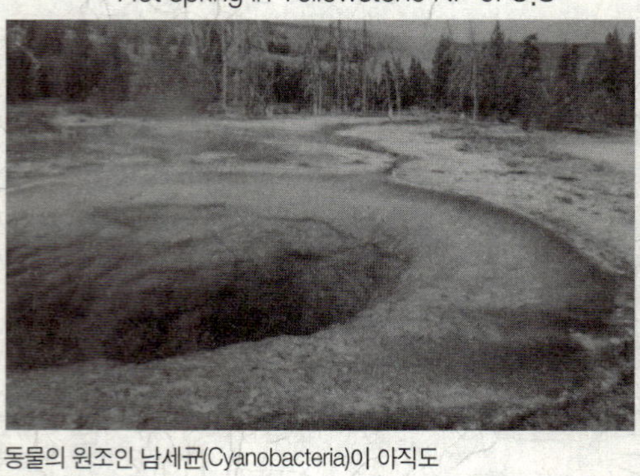

동물의 원조인 남세균(Cyanobacteria)이 아직도
(지구 초창기 조건인) 이 곳에 살고 있습니다.
直到现在动物的始祖蓝细菌还存活在这里。

항생제와 세균 抗生素和细菌

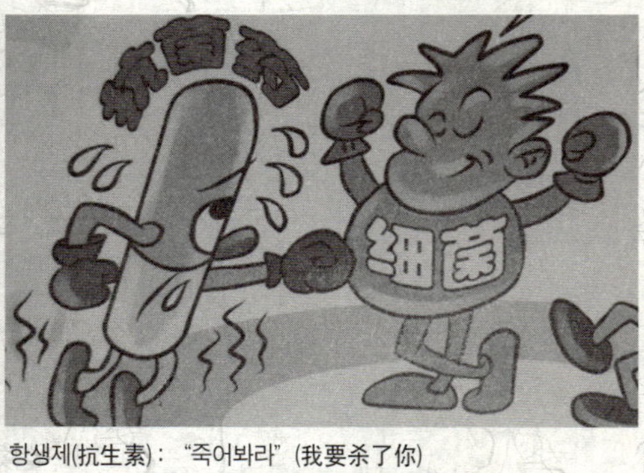


항생제(抗生素): "죽어봐라" (我要杀了你)
세균(细菌): "하나도 안 무서워 하하" (一点都不害怕。哈哈)

Medical Chinese

# 11

# 각 진료과별 관련 회화

## 各种诊疗科类的相关对话

# 01 이비인후과

## 耳鼻咽喉科 Ěrbíyānhóukē

DIALOGUE

귀울림이 일주일 이상 계속 되고 있습니다.
耳鸣已经持续一个多星期了。
Ěrmíng yǐjīng chíxù yígè duō xīngqī le

귀 속의 혈액순환이 나쁜 것 같군요.
耳内的血液循环不是很好。
Ěrnèide xuèyèxúnhuán búshì hěnhǎo

이비인후과 의사에게 가 보시는 게 어떻겠어요?
去耳鼻喉科看医生如何?
Qù ěrbíhóukē kàn yīshēng rúhé

의사와 모레 가기로 예약을 했습니다.
和医生约好后天去。 Hé yīshēng yuēhǎo hòutiān qù

이명증인 것 같아요.
好像是患上了耳鸣症。 hǎoxiàng shì huànshàngle ěrmíng zhèng

어떤 소리가 납니까?
会发出什么声音? Huì fāchū shénme shēngyīn

윙윙대기도 하고 휘파람소리, 방울소리, 가느다란 소리, 크게 울리는 소리도 있습니다.
嗡嗡叫, 哨音, 铃声, 丝丝声或吼声等。
wēngwēngjiào, shàoyīn, língshēng, sīsī sheng huò hǒushēng děng

## DIALOGUE

이런 소리는 외부로부터 들리는 것이 아닙니다.
这声音不是从外面传进来的。
Zhè shēngyīn búshì cóngwàimiàn chuán jìnlái de

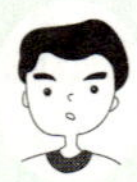

원인이 뭐죠?
是什么原因?
Shì shénme yuányīn

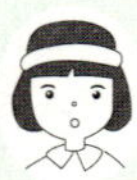

이명에는 여러 가지 원인이 있지요. 과로하면 이명이 나타날 수 있습니다.
耳鸣有多种原因，劳累过度的时候也会发生耳鸣症。
Ěrmíng yǒu duōzhǒng yuányīn, láolèiguòdù de shíhou yě huì fāshēng ěrmíng zhèng

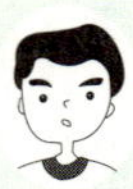

어떻게 하죠?
那该怎么办呢?
Nà gāi zěnmebànne

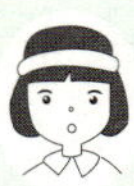

그 때 한약 보약을 복용 할 수 있습니다. 그러면 효과가 좋지요.
可以服用中药滋补一下，有很好的效果。
Kěyǐ fúyòng zhōngyào zībǔ yíxià, yǒu hěnhǎo de xiàoguǒ

관련단어

耳鼻咽喉科ěrbíyānhóukē이비인후과　耳鸣ěrmíng귀울림　耳鸣症ěrmíng zhèng이명증　哨音shàoyīn휘파람소리
铃声língshēng방울소리　滋补zībǔ보충하다

# 02 이명이란?

## 耳鸣 Ěrmíng

DIALOGUE

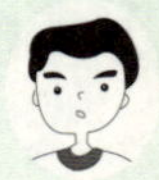

이명이 뭐죠?

**什么是耳鸣?**

Shénme shì ěrmíng

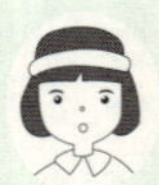

환자가 귀속에서 크거나 작은 소리가 나는 것을 느끼면 그것을 이명이라고합니다.

**患者自觉耳腔里发出高调或低调的声音即所谓的耳鸣。**

Huànzhě zìjué ěr kōng lǐ fāchū gāodiào huò dīdiào de shēngyīn, jí suǒwèi de ěrmíng

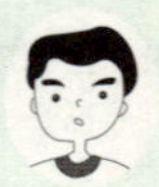

이명의 원인은 무엇이죠?

**耳鸣的原因是什么?**

Ěrmíng de yuányīn shì shénme

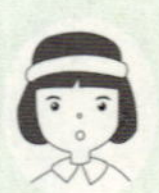

이명을 일으키는 원인도 많아 중년, 노년의 사람들은 고막에 병이 생겨 굳어지거나 기타 많은 병에 의해 이명을 초래합니다.

**引起耳鸣的原因很多, 中老年人鼓膜病变, 骨硬化及其他多种疾病等, 均可导致耳鸣。**

Yǐnqǐ ěrmíng de yuányīn hěnduō, zhōnglǎoniánrén gǔmó bìngbiàn, gǔ yìnghuà jí qítā duōzhǒng jíbìng děng, jūnkě dǎozhì ěrmíng

DIALOGUE

이명도 병인가요?

**耳鸣也是病么?**

Ěrmíng yě shì bìng me

이명도 흔한 병으로 귀질환과 관련이 있고 내과 외과. 신경정신병에도 기인합니다.

**耳鸣为常见症状，与耳病有关，但也可能是内科, 外科或神经精神病所引起的。**

Ěrmíng wéi chángjiàn zhèngzhuàng, yǔ ěr bìng yǒuguān, dàn yě kěnéng shì nèikē, wàikē huò shénjīng jīngshén bìng suǒ yǐnqǐ de

듣기 능력과 상관이 있나요?

**与听力有关吗?**

Yǔ tīnglì yǒuguān ma

환자 85~90%는 듣기 능력이 떨어집니다.

**患者85~90%有听力减退。**

Huànzhě85~90% yǒu tīnglì jiǎntuì

심신이 탈진되었을 때도 이명이 나타날 수 있습니다.

**身体虚弱或者精疲力竭的时候会发生耳鸣。**

Shēntǐ xūruò huòzhě jīngpílìjié de shíhou huì fāshēng ěrmíng

관련단어

神经精神shénjīng jīngshen신경정신

# 03 귀염증

## 耳炎症 Ěryánzhèng

DIALOGUE

어떻게 오셨죠?

**为什么来呀?** Wèishénme lái yā

그저께 귀막이 없이 수영 갔다가 왔더니 왼쪽 귀에 염증이 생긴 것 같은데 지금 많이 아파요.

**前天游泳时我忘带耳塞了，左耳可能发炎了，现在挺疼的。**

Qiántiān yóuyǒng shí wǒ wàng dài ěrsāi le zuǒ'ěr kěnéng fāyánle xiànzài tǐng téng de

어디 봅시다!

**让我看看是哪里!**

Ràng wǒ kànkàn shì nǎlǐ

그리 심하진 않지만 제때 치료 받지 않으면 심해질 겁니다.

**还不算严重，如果得不到及时治疗，则会加重病情。**

Hái búsuàn yánzhòng, rúguǒ débúdào jíshí zhìliáo, zé huì jiāzhòng bìngqíng

무슨 약이 좋은가요?

**什么药比较好?** Shénme yào bǐjiào hǎo

크로르마이신은 세균에 의한 결막염이나 외이도염에 주로 사용됩니다.

**氯霉素（Chloramphenicol）主要用于敏感菌引起的结膜炎，外耳道炎等。**

lǜméisù zhǔyào yòngyú mǐngǎnjūn yǐnqǐ de jiémóyán, wài'ěrdào yán děng

DIALOGUE

## 점이제(귀에 넣는 약) 사용법 滴耳剂使用法

1. 수 분 동안 손 또는 겨드랑이에 넣어 따뜻하게 합니다. 절대로 뜨거운 물에 하지 마세요.
2. 머리를 한쪽으로 기울이되 넣을 귀를 위로
3. 적당히 약을 넣고
4. 5분 후 다른 귀도 합니다.
5. 탈지면으로 귀를 막으면 됩니다.
6. 귀약은 뜨끔거리거나 자극이 있을 수 있으나 길어야 수 분 정도입니다.

1. 用手或腋窝将滴耳剂温暖几分钟。 严禁使用热水。
2. 把头偏向一侧， 使患耳向上。
3. 挤出适量的药液滴入。
4. 5分钟后换另一只患耳。
5. 使用药棉塞住耳道。
6. 滴耳剂产生的灼烧或刺痛感会持续几分钟。

여름철에 수영할 때 수영장 물에 있는 세균이 귀에 침입하면 귀에 염증이 생깁니다.
점이제는 이런 세균 감염 치료를 위한 항생제를 함유하므로 의사의 처방이 필요합니다.
점이제는 귀 속에 떨어뜨리는 외용액으로 귀지의 연화 목적으로도 사용 됩니다.

夏季，游泳时泳池水中的细菌进入耳朵使耳朵发炎。
滴耳剂含有治疗这类细菌感染的抗生素，但是需要医生的处方。
滴耳剂是滴在耳朵里的外用液，可以软化耳屎。

관련단어

耳炎症ěryánzhèng귀염증 耳塞ěrsāi 귀마개 结膜炎jiémóyán결막염 外耳道炎wài'ěrdàoyán외이도염

# 04 노인성 난청

## 老年性听力障碍 Lǎoniánxìng tīnglì zhàng'ài

DIALOGUE

(한 남자가 귀에서 윙윙소리가 난다고 합니다.)

他说耳朵嗡嗡作响。

Tā shuō ěrduo wēngwēng zuòxiǎng

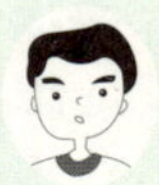

아마 나의 오른 쪽 고막이 감염 된 것 같습니다.

可能我的右耳鼓被感染了。

Kěnéng wǒ de yòu ěrgǔ bèi gǎnrǎnle

최근 귀가 조금 아팠습니다.

近来耳朵有点痛。 Jìnlái ěrduo yǒudiǎn tòng

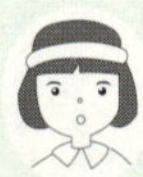

의사에게 가 보았나요?

您看过医生了吗? Nín kànguò yīshēng le ma

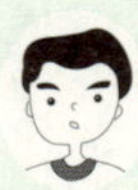

아뇨. 아직 안갔어요.

没有，还没去看。 Méiyǒu, hái méi qù kàn

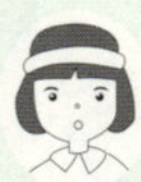

상태가 심한가요?

严重吗? Yánzhòng ma

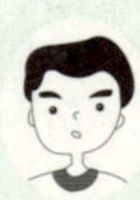

네. 귀가 잘 안들려요.

听不清楚。 Tīng bù qīngchǔ

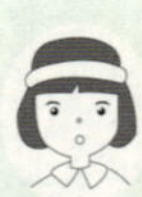

귀가 먹은 것 같군요.

好像耳聋。 Hǎoxiàng ěrlóng

DIALOGUE

(한 노인이 얼굴을 찡그리고 약국에 들어왔습니다.)

（一个老人皱着脸走进药店）

Yígè lǎorén zhòuzhe liǎn zǒujìn yàodiàn

이명이 있어요.

有耳鸣。 Yǒu ěrmíng

그래요?

是吗？ Shì ma

원인은 뭐죠?

原因是什么？ Yuányīn shì shénme

노인이나 시끄러운 소리에 지속적인 노출되면 이명이 될 수 있고 귀의 감염, 고혈압, 약물 등도 이명을 야기합니다.

老人或经常受到一些噪音的人会导致耳鸣。
耳感染，高血压，药物等也会引起耳鸣。

Lǎorén huò jīngcháng shòudào yìxiē zàoyīn de rén huì ěrmíng.
Ěr gǎnrǎn, gāoxuèyā，yàowù děng yě huì yǐnqǐ de ěrmíng

병원에 가야 될까요?

要去医院吗？ Yào qù yīyuàn ma

지금 당장 빨리 병원에 가세요.

现在马上就去医院。 Xiànzài mǎshàng jiù qù yīyuàn

DIALOGUE

의사는 고막을 진찰할 겁니다.
医生会检查耳膜的。
Yīshēng huì jiǎnchá ěrmó de

좋은 약을 좀 추천해주시겠어요?
可以介绍一些好的药吗?
Kěyǐ jièshào yìxiē hǎo de yào ma

은행잎 추출물인 약을 써보세요. 이 약은 귀속의 혈액 순환을 도와주며 이명, 만성 두통, 치매 같은 질환에 좋은 효과가 있습니다.
你可以试试用银杏叶抽取液制成的药。这药可以帮助内耳血的流通。对耳鸣，慢性头痛，痴呆症等有很好的效果。
Nǐ kěyǐ shìshì yòng yínxìng yè chōuqǔ yè zhìchéng de yào. Zhè yào kěyǐ bāngzhù nèi'ěr xuè de liútōng. Duì ěrmíngmànxìng, tóutòng, chīdāizhèngděng yǒu hěnhǎo de xiàoguǒ

이비인후과 의사에게 가시는 게 어떻겠어요?
最好去五官科看看。 Zuìhǎo qù wǔ guān kē kànkàn

모레 가기로 의사와 예약을 했습니다.
和医生约好了，后天去。 Hé yīshēng yuēhǎo le, hòutiān qù

관련단어

耳聋ěrlóng귀먹다 受到견디다shòudào 银杏叶yínxìngyè은행잎 后天hòutiān모레 五官科wǔ guān kē이비인후과

# 05 안과

## 眼科 Yǎnkē

DIALOGUE

눈의 증상 眼睛的症状。 yǎnjing de zhèngzhuàng

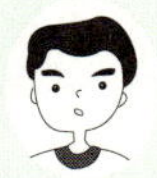

눈이 아파요.

眼睛疼。

Yǎnjing téng

눈에 뭔가 들어 간 것 같아요.

眼里好象进什么东西了。

Yǎn lǐ hǎoxiàng jìn shénme dōngxīle

눈이 잘 안 보여요.

眼睛看不清楚。

Yǎnjing kàn bù qīngchǔ

눈꼽이 껴요.

有眼屎。 Yǒu yǎnshǐ

눈이 가려워요.

眼睛发痒。 Yǎnjing fāyǎng

결막이 충혈 됩니다.

眼角膜充血。 Yǎnjiǎomó chōngxiě

눈이 멀어요.

眼睛会瞎。 Yǎnjing huì xiā

## DIALOGUE

시력이 떨어졌어요.

**视力下降了。**

Shìlì xià jiàngle.

눈이 아프고 가려워요.

**我的眼睛又痛又痒。**

Wǒ de yǎnjing yòu tòng yòu yǎng

〈의사의 언급〉

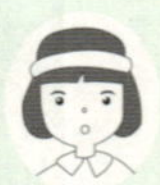

이 안약을 권하는데 항 알러지 안약입니다.

**我建议您买这种眼药水，这是抗过敏眼药水。**

Wǒ jiànyì nín mǎi zhè zhǒng yǎnyàoshuǐ, zhè shìkàng guòmǐn yǎnyàoshuǐ

부작용이 비교적 적습니다.

**它的副作用比较少。**

Tā de fùzuòyòng bǐjiào shǎo

그녀는 물건이 2개로 보입니까?

**她的视线有双重影子吗?**

Tā de shìxiàn yǒu shuāngchóng yǐngzi ma

이 물 안약이 당신의 시력을 좋게 할 것입니다.

**这种眼药水可以保护您的视力。**

Zhè zhǒngyǎn yàoshuǐ kěyǐ bǎohù nín de shìlì

# 06 안약 眼药 Yǎnyào

DIALOGUE

(일요일 아침 보슬비 내리는 날 눈이 아픈 학생이 약국에 들어왔다.)

星期天早上下小雨，有个学生来药房
他眼睛不舒服。

Xīngqītiān zǎoshang xià xiǎoyǔ, yǒugè xuésheng lái yàofáng. tā yǎnjing bù shūfu

안녕하세요, 눈약을 사려고요.

你好，我要买眼药水。 Nǐhǎo, wǒ yào mǎi yǎnyàoshuǐ

아프고 가려워요.

眼睛即痛又痒。 Yǎnjing jí tòng yòu yǎng

언제부턴가요?

从什么时候开始的? Cóng shénme shíhòu kāishǐde

이틀 됐어요.

有两天了。 Yǒu liǎng tiān le

이 눈약을 써보세요. 항알러지 안약인데, 부작용이 적어요.

你试一下这眼药水，这是抗过敏眼药水，副作用也少。

Nǐ shìyíxià zhèyǎnyàoshuǐ, zhè shì kàngguòmǐn yǎnyàoshuǐ, fùzuòyòng yě shǎo

정기적으로 눈에 넣으면 눈이 가렵지도 아프지도 않을 겁니다.

定期滴眼药的话，眼睛就不会痒，也不会痛。

Dìngqī dī yǎnyào de huà, yǎnjing jiù búhuì yǎng, yě búhuì tong

## DIALOGUE

타올은 다른 사람과 같이 쓰지 마세요.
毛巾不能和别人一起用。
Máojīn bùnéng hé biérén yìqǐ yòng

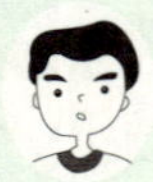

잘 알았습니다. 고맙습니다.
知道了，谢谢。 Zhīdàole, xièxie

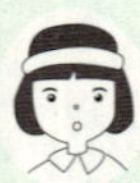

천만에요.
不客气。 Búkèqi

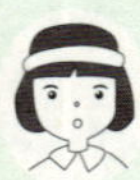

물건이 잘 안 보이나봐요?
是看不清楚东西吗?
Shìkànbùqīngchǔdōngxima

최근 스트레스를 크게 받았나요?
最近压力大吗?
Zuìjìn yālì dà ma

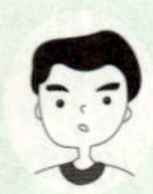

예, 요즘 시험기간이라 잠을 못 잤어요.
是，最近因考试期睡不好。
Shì, zuìjìn yīn kǎoshì qī shuì bùhǎo

관련단어

眼科 yǎnkē 안과　眼屎 yǎnshǐ 눈곱　发痒 fāyǎng 가렵다　眼角膜 yǎnjiǎomó 각막　眼药 yǎnyào 안약

## 히알루론산 透明质酸

체내에서 합성되는 천연 탄수화물인데 표피, 연골, 안구액내에 존재하므로 인공누액으로 사용됩니다.
* 피부 보습작용, 관절 윤활작용을 합니다.
* 상처치유, 염증조절, 조직을 치유합니다.
* 콜라겐 생성 촉진하여 피부를 매끄럽게 하고 탄력을 높혀 주며 세균과 독성물질이 피부에 침투하지 못하게 함.
* 눈물 점액질의 주성분으로 안구를 촉촉하고 부드럽게 하고 각막에 영양을 공급하며 노폐물 배출을 도와줍니다.
* 같은 성분이라도 결막 상피장애용일 경우는 전문 의약품이고 습윤목적일때는 일반의약품입니다.

人体内合成的天然碳水化合物存在于表皮，软骨，眼球内液，用于人工眼药水。
* 皮肤保湿作用，关节润滑作用。
* 治疗伤口，调节炎症，组织治愈。
* 促进胶原蛋白生长使皮肤光滑，有弹性，使细菌等有害物质难以渗透。
* 眼泪粘液的主成分使眼球润滑，给眼角膜提供营养，排除垃圾。
* 即使是相同的成分，治疗结膜上皮障碍时是处方药，而以浸湿为目的时则是非处方药。

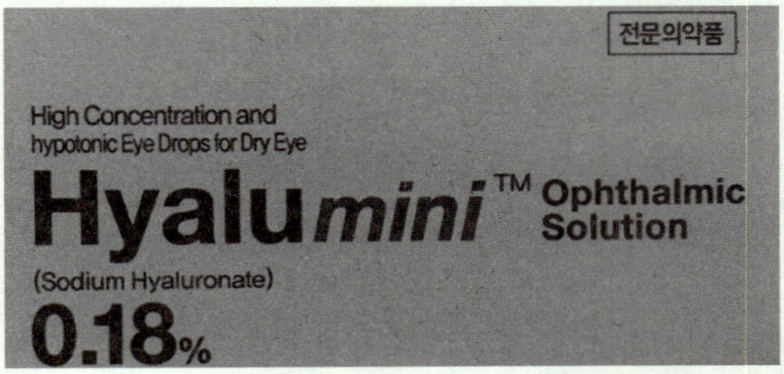

# 07 안약 사용방법

## 眼药的使用方法 Yǎnyào de shǐyòng fāngfǎ

DIALOGUE

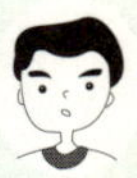

비싼가요?
**贵不贵?**
Guì bú guì

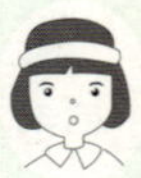

아뇨, 비교적 싼 편이에요.
**不贵，比较便宜的。**
Bú guì, bǐjiào piányi de

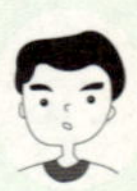

그럼 한 개 주세요. 하루 몇 번 넣나요?
**那给我一个，一天滴几次眼药?**
Nà gěi wǒ yígè, yìtiān dī jǐcì yǎnyào

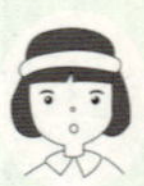

하루에 두 세 번 넣으세요.
**一天滴2~3次。**
Yìtiān dī èr~sān cì

1시간 책 본 후 눈을 쉬게 하세요.
**看一个小时书以后要休息。**
Kàn yígè xiǎoshí shū yǐhòu yào xiūxi

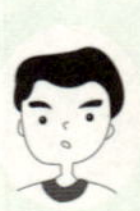

잘 알겠습니다.
**知道了。**
Zhidàole

## 인공누액 人工泪液

렌즈를 사용하는 경우에는 방부제가 들어있는 인공누액을 사용하면 안 됩니다

* 포비돈(Povidone) 인공누액 - 소독약 포비돈과는 전혀 다르게 습기를 유지하며 눈물이 빨리 증발하는 것을 막아줍니다.
* 여러 가지 안약을 사용할 때는 인공누액은 막을 형성하여 흡수를 방해하기 때문에 마지막으로 사용합니다.
* 각막을 깍아내는 수술 후에는 인공누액이 꼭 필요하고 이 경우 방부제 없는 인공누액이 좋습니다.

带隐形眼镜的时候不能用有防腐剂的人工眼药水。

* 聚维酮人工泪液与消毒聚维酮不同的是含有人工泪液的聚维酮可以防止眼泪蒸发保持湿度。
* 人工眼药水会防止其他眼药水的吸收所以要最后使用。
* 眼角膜摘除术后需要人工眼药水但要用没有防腐剂的眼药水。

## 안약 사용방법 眼药使用方法

### 1. 안약(물약) 眼药

① 손을 씻는다.
② 안약 병 입구를 만지지 않는다.
③ 눈은 위를 향한다.
④ 눈꺼풀을 밑으로 내려 도랑을 만든다.
⑤ 안약을 최대한 가까이 댄다. 단 안약 병이 눈에 닿지 않게 한다.
⑥ 도랑에 적당량을 떨어뜨린다.
⑦ 2분정도 눈을 감는다. 단 너무 꼭 눈을 감을 필요는 없다.
⑧ 넘쳐 흐른 안약은 얇은 휴지로 닦는다.
⑨ 만약 2가지 이상을 동시에 써야 할 경우는 한 가지 한 약 넣고 적어도 5분 후 다른 약을 넣는다.
⑩ 안약이 따갑게 할 수 있는데 오래 가지는 않는다. 만약 계속 따가우면 의사나 약사에게 문의한다.

DIALOGUE

① 洗净双手。
② 不要接触眼药瓶的开口。
③ 眼睛向上看。
④ 将下眼睑向下拉形成“沟状”
⑤ 尽量使眼药靠近眼睑“沟”，但不要让它们之间有接触。
⑥ 按处方剂量滴入眼睑“沟”中。
⑦ 闭眼两分钟，但不用使劲的闭眼。
⑧ 眼中流出的多余药液可用簿纸巾擦除。
⑨ 若同时使用几种滴眼剂，滴不同药液时， 至少要间隔5分钟。
⑩ 眼药也许会产生灼烧感，但不会持续时间过长。若灼烧感持续时间过长，请咨询医生或药师。

## 2. 안연고 眼膏剂

① 손 씻고
② 연고 입구에 다른 것이 묻지 않게 하고
③ 머리를 약간 뒤로 젖히고
④ 한 손에 연고 다른 손은 눈꺼풀을 당겨 도랑 만들고
⑤ 연고를 최대한 가까이 눈에 대고
⑥ 짜서 눈에 넣는다.
⑦ 2분 정도 눈을 감고
⑧ 휴지로 넘친 연고를 닦고
⑨ 다른 휴지로 튜브 끝을 깨끗이 닦는다.

① 洗净双手。
② 不让管尖接触别的东西。
③ 将头稍向后倾斜。
④ 一手拿轮管，另一手拉下眼睑使成“沟状”。
⑤ 将管尖尽量靠近眼睑“沟”处。
⑥ 挤出处方量的眼膏抹入。
⑦ 闭眼2份中。
⑧ 用簿纸巾拭去过量的眼膏。
⑨ 用另一簿纸巾清洁管尖。

# 08 피부

## 皮肤 Pífū

DIALOGUE

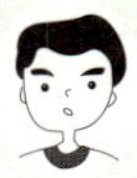

습진 연고 사려고 합니다.

想买湿疹软膏药。

Xiǎng mǎi shīzhěn ruǎn gāoyao

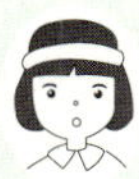

어디에 왜 바르려고 하시나요?

你要涂在哪个部位，为什么用?

Nǐ yào tú zài nǎgè bùwèi, wèishénme yòng

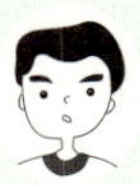

이유 없이 온 몸이 가려워요.

没有原因的全身瘙痒。

Méiyǒu yuányīn de quánshēn sàoyǎng

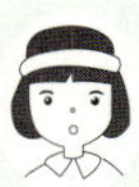

온 몸에 연고를 바른다고요?

全身都涂软膏药吗?

Quánshēn dōu tú ruǎn gāoyao ma

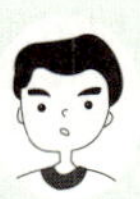

아니에요. 다리에 바르려고 합니다.

不是，要涂在腿上。

Búshì, yào tú zài tuǐ shàng

관련단어

皮肤pífū피부　软膏药ruǎn gāoyao연고　擦cā바르다. 비비다　涂tú 바르다　传染chuánrǎn전염시키다.

DIALOGUE

여기 있어요. 크림 제제입니다.

给你，这是药膏。

Gěi nǐ, zhè shì yàogāo

다리에 부드럽게 문질러 바르십시오

在腿上轻轻的擦擦。

Zài tuǐ shàng qīngqīng de cācā

다른 사람에게 옮나요?

会传染给别人么？

Huì chuánrǎn gěi biérén mē

습진은 전염성이 아닙니다.

湿疹不是传染性疾病。

Shīzhěn búshì chuánrǎnxìng jíbìng

## 습진이 뭐죠?
## 什么是湿疹？ Shénme shì shīzhěn?

피부염의 70%는 습진이고 증상은 홍반, 가려움증이 주 증상이고 때로는 수포, 진물 등입니다° 습진을 때로는 피부염이라고 부르며 모든 연령층에 나타나는 피부병입니다. 아토피 습진, 알러지성 피부염, 접촉성 피부염, 지주성 피부염, 화폐상 습진 등이 있습니다. 습진은 전염성질환이 아닙니다. 습진 원인과 병의 정도와 상태도 다를 수 있습니다. 가벼운 증상일 때는 피부가 건조하고 열나거나 가렵습니다. 심한 상태일 때는 갈라지고 벗겨지거나 피가 납니다.

치료방법은 Steroid와 Anti-Histamine으로 급성은 3일, 만성은 3주간 치료하면 됩니다.

皮肤炎的70%是湿疹。主要症状有红斑，瘙痒，带有水泡，坏疽等。湿疹又简称皮肤炎。

湿疹是每个年龄层都可能出现的皮肤炎症。

分为 特应性的湿疹，过敏性皮肤炎，接触性皮肤炎，性皮炎，货币状湿疹等。

湿疹不是传染性疾病，湿疹的原因不同，患者的病情也不同。

病的状态也不同。
轻微的时候皮肤会干燥，发烧，痒。
严重的时候会皮肤裂开，脱皮，流血等。
治疗方法有Steroid和Anti-Histamine 急性3天，慢性3周

## Steroid의 부작용 类固醇的副作用

장기간 복용하면 다음과 같은 부작용이 나타날 수 있습니다.
1. Moon face - (얼굴이 보름달처럼) 부종을 유발함
2. 당뇨병 - 혈당이 높은 사람은 특히 조심해야 함
3. 골다공증 - 조금 충격 받아도 골절될 수 있음
4. 위장 장애 - 위궤양 등을 유발함
5. 불면증 - 잠이 안 올 수가 있음
6. 식욕증진 - 비정상적으로 식욕이 왕성해짐.
7. 심한 염증유발 - 결핵의 경우, 확 곪아서 생명이 위독해질 수 있음
8. 고혈압 - 혈압이 올라가므로 고혈압환자는 주의해야 함
长时间服用的话会出现以下副作用
1. 月亮脸 - 会浮肿
2. 糖尿病 - 血糖过高的人要特别的小心
3. 骨质疏松症 - 受到小小碰撞都会骨折
4. 肠胃障碍 - 引发胃溃疡等
5. 失眠症 - 睡不着觉
6. 食欲增进 - 不正常地食欲增进
7. 引发严重的炎症 - 加快化脓有结核的话会有生命危险
8. 高血压 - 高血压患者要注意

외용 연고로 사용할 경우에도 피부의 저항력을 저하시켜
피부에 염증을 유발시킬 수 있습니다.
外用软膏 - 皮肤抵抗力下降，会导致皮肤发炎

# 09 주부습진

## 主妇湿疹 Zhǔfù shīzhěn

DIALOGUE

맨손으로 직접 화학물질이나 자극이 있는 물질을 만지지 마십시오.

不要轻易用手直接触摸化学物质或刺激性东西。

Búyào qīngyì yòng shǒu zhíjiē chùmō huàxué wùzhì huò cìjīxìng dōngxi

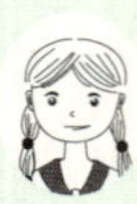

안녕하세요. 선생님

你好，医生。

Nǐhǎo, yīshēng

제 손바닥 좀 보세요. 심하게 화끈거리고 가려워요.

请看看我的手，发烫而且非常痒。

Qǐng kànkàn wǒ de shǒu, fātàng érqiě fēicháng yǎng

겉이 모두 빨개졌구요.

手的皮肤都红了。

Shǒu de pífū dōu hóng le

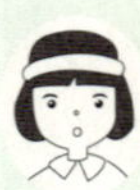

주부습진인 것 같군요.

好像是主妇湿疹。

Hǎoxiàng shì zhǔfù shīzhěn

집안일 한 후에 매번 이 로션을 바르세요.

做完家务后，每次要涂这乳膏。

Zuòwán jiāwù hòu, měicì yào tú zhè rǔ gāo

DIALOGUE

장갑을 끼지 않고 맨손으로 화학물질이나 자극성 물질을 만지지 않도록 명심하여야 합니다.

你一定要注意的是，在不戴手套的情况下，不能用手摸化学性物质或带有刺激性的东西。

Nǐ yídìng yào zhùyì de shì, zài búdài shǒutào de qíngkuàng xià, bùnéng yòng shǒu mō huàxué xìng wùzhì huò dàiyǒu cìjīxìng de dōngxi.

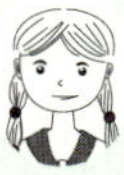

그럼 치료될 수 있을까요?

那可以治疗吗?

Nà kěyǐ zhìliáo ma

전 오랫동안 이 피부염으로 고생해 왔는데 지금은 너무 힘들어요.

因很长时间的皮肤炎症的困扰现在非常难受。

Yīn hěncháng shíjiān de pífū yánzhèng de kùnrǎo xiànzài fēicháng nánshòu

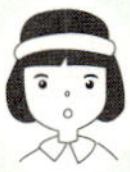

손에 직접화학물질 접촉을 하지 않는다면 6개월 정도 치료하면 완치됩니다.

如果不用手直接碰化学性物质的话，大概在6个月左右可以完全治好皮肤炎症。

Rúguǒ búyòng shǒu zhíjiē pèng huàxué xìng wùzhì de huà, dàgài zài liù gè yuè zuǒyòu kěyǐ wánquán zhì hǎo pífū yánzhèng

관련단어

湿疹shīzhěn습진　主妇湿疹zhǔfù shīzhěn주부습진　化学物质huàxué wùzhì화학물질　乳膏rǔ gāo로션　手套shǒutào장갑

## 피부염 환자 4가지 금기사항
## 皮炎患者4忌

1. 함부로 긁으면 안된다.
긁으면 피부가 자극되어 피부를 더 두껍게 하고 심지어 감염을 일으킨다. 환자는 긁으면 가렵고 가려우면 더 긁게 되는 악순환이 되어 병이 더 오래 간다.
2. 뜨거운 물로 씻지 말아야 한다.
뜨거운 물로 씻거나 담그면 빨갛게 부어 더 심해지며 온수로 씻는 게 좋다. 뜨거운 물에 담그고 세게 비비면 안된다.
3. 비누로 씻지 마세요.
특히 알카리성이 강한 비누는 피부에 화학적 자극을 주어 피부염, 습진을 더 심하게 한다.
4. 자극성 음식을 피해야 한다.
고추, 술, 커피 등 자극성 식품은 더 가렵게 한다.

1. 忌搔抓
搔抓可使皮肤不断受刺激而变厚，甚至引起感染。患者愈搔愈痒，愈痒愈抓，形成恶性循环，病程因而延长。
2. 忌热水烫洗
用热水烫洗或浸泡，红肿加重，加重病情。宜用温水淋浴，切忌在热水，内浸泡和用力搓擦。
3. 忌肥皂洗
特别是碱性大的肥皂，对皮肤是一种化学性刺激，可使皮炎，湿疹加重。
4. 忌刺激性食物
辣椒，酒，咖啡等刺激性食物，可使瘙痒加重。

# 10 무좀

## 脚气 Jiǎoqì

DIALOGUE

무좀 연고 있나요?
有脚气软膏吗? Yǒu jiǎoqì ruǎngāo ma

이 크림을 권합니다. 하루에 두 번 환부에 바르세요.
推荐这个药膏。患处一天涂抹2次。
Tuījiàn zhège yàogāo. huànchù yìtiān túmǒ liǎng cì

치료될 수 있을지 모르겠어요.
不知道能不能根治。 Bùzhīdào néngbùnéng gēnzhì

무좀은 곰팡이 감염입니다.
脚气是通过霉菌传染的。
Jiǎoqì shì tōngguò méijūn chuánrǎn de.

보통 발가락 사이에서 시작 하지만 쉽게 다른 발가락이나 피부로 번지지요.
一般从脚趾间开始,但是很容易传染到其他脚趾或皮肤。
Yìbān cóng jiǎozhǐ jiān kāishǐ, dànshì hěn róngyì chuánrǎn dào qítā jiǎozhǐ huò pífū.

심하게 가렵고 염증이 생기고 전염성이 있고 재발하지요.
会瘙痒,有炎症,带传染性,还有可能复发。
Huì sàoyǎng, yǒu yánzhèng, dài chuánrǎnxìng, háiyǒu kěnéng fùfā

일상의 발 관리와 사전예방이 가장 중요한 일입니다.
最主要的是要经常对足部护理和预防。
Zuì zhǔyào de shì yào jīngcháng duì zú bù hùlǐ hé yùfáng

관련단어

脚气Jiǎoqì무좀 患处huànchù환부 霉菌méijūn곰팡이 脚趾jiǎozhǐ발가락

DIALOGUE

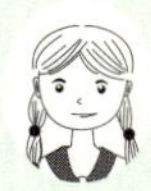

어떻게 발을 매일 관리하여야 하나요?

每天要怎么护理足部?

Měitiān yào zěnme hùlǐ zú bù

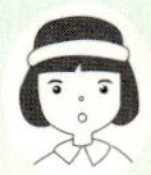

무좀은 곰팡이성 피부병이고 발가락 사이에 주로 발생 합니다.

脚气是一种霉菌性皮肤病，主要在脚趾中间引起。

Jiǎoqì shì yìzhǒng méijūnxìng pífūbìng, zhǔyào zài jiǎozhǐ zhōngjiān yǐnqǐ

매일 발을 닦아 청결을 유지하고 양말과 구두를 자주 바꾸세요.

每天洗脚并保持清洁,袜子和鞋子常常要换一下。

Měitiān xǐjiǎo bìng bǎochí qīngjié, wàzi hé xiézǐ chángcháng yào huàn yíxià

그리고 조석으로 크림을 바르는 것을 명심하세요.

还有，记得早晚要涂抹药膏。

Háiyǒu jìdé, zǎowǎn yào túmǒ yàogāo

## Cytochrome 细胞色素

먹는 무좀약과 고지혈증약을 같이 복용하면 항문 근육이 녹아 버리는 부작용이 나타날 수 있는데 이는 대사과정에 관여하는 Cytochrome 때문입니다.
Cytochrome은 주로 간과 소장, 위장에 존재하며 약물을 산화시킵니다.
Cytochrome이 약물을 대사할 때 방해하는 약물을 저해제(inhibitor), 촉진시키는 물질을 촉진제(inducer)라고 하는데 2가지 이상 약을 먹을 경우 여기에 해당되는 지를 살펴야합니다.
상호작용 중에서 대표적인 촉진제가 고지혈제와 무좀약 Itraconazole(이트라코나졸)입니다.

同时口服脚气药和高血脂药，会有肛门肌肉溶解的副作用，这是因为参与代谢的细胞色素。
细胞色素主要存在于肝脏，小肠，胃，会氧化药物。
细胞色素药代谢时，Inhibitor是妨碍剂, Inducer是促进剂。两种以上的药一起服用时要了解两个药之间是妨碍作用还是促进作用。
相互作用中的代表性促进剂是 高血脂剂和脚气药伊曲康唑。

# 11 여드름이 무엇인가요?

## 粉刺是什么? Fěncì shì shénme?

DIALOGUE

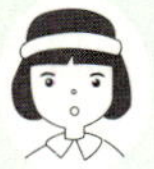

여드름은 일반적으로 얼굴, 목덜미, 가슴, 등, 어깨나 팔의 위쪽까지 납니다.

**粉刺一般在脸, 颈部, 胸部, 背, 肩膀上或胳膊上会出现。**

Fěncì yìbān zài liǎn, jǐngbù, xiōngbù, bèi, jiānbǎng shàng huò gēbo shàng huì chūxiàn

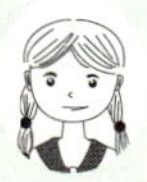

얼굴에 구진이 나서 짜증이 납니다.

**脸上起了粉刺闹心。**

Liǎn shàng qǐle fěncì nào xīn

도움 될 만한 약이 있나요?

**能给我推荐管用的药吗?**

Néng gěi wǒ tuījiàn guǎnyòng de yào ma

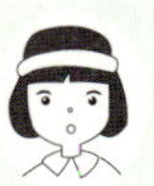

여드름인가 봅니다.

**是粉刺。**

Shì fěncì

크림과 액제가 있습니다.

**有软膏和液剂。**

Yǒu ruǎngāo hé yè jì

## 여드름과 음식 粉刺与食物

1. 혈당이 올라가면
2. 인슈린 농도 증가. IGF-1 농도 증가
3. 남성홀몬 증가, 피부에 지방 증가
4. 각질 과잉생성, 표피 과잉 증식
5. 모낭 폐쇄, 지방질이 고여 썩게 됩니다.
6. 썩은 지방 덩어리가 여드름이 됩니다.

*저혈당식을 하는 파라과이 사람들은 여드름이 없습니다.

1. 如果血糖增加
2. 胰岛素浓度增高。IGF-1浓度增高
3. 因此男性荷尔蒙增加，皮肤脂肪增加
4. 角质和表皮过量增加
5. 毛囊闭合使脂肪积累，会腐蚀
6. 腐蚀的脂肪肿块变成粉刺。

＊ 低糖饮食的巴拉圭人没有粉刺

### 〈여드름 대화〉

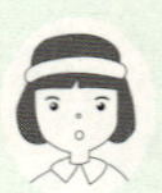

뭘 도와드릴까요?

**您需要帮忙吗?** Nín xūyào bāngmáng ma

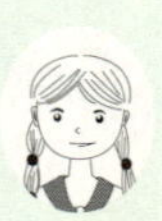

우리 아들이 여드름으로 너무 부끄러워합니다.

**我儿子因粉刺很害羞。** Wǒ érzi yīn fěncì hěn hàixiū

어쩌면 좋죠?

**怎么办才好呢?** Zěnmebàn cái hǎo ne

관련단어

粉刺fěncì 여드름　脸liǎn얼굴　颈部jǐngbù목덜미　胸部xiōngbù가슴　背bēi등
肩膀 jiānbǎng어깨　胳膊gēbo팔　香皂xiāngzào세수비누　香味xiāngwèi향기

DIALOGUE

여드름이야 아주 흔한 거지요. 아시다시피 여드름은 11살에서 30살 사이에 백 명 중 80명 가량이 언젠가는 나지요.

粉刺是很普遍的。你也知道，11岁到30岁的人，100个中就有80个左右的人会有粉刺。

Fěncì shì hěn pǔbiàn de。nǐ yě zhīdào,11suì dào 30 suì de rén,100 gè zhōng jiùyǒu 80 gè zuǒyòu de rén huì yǒu fěncì

심하지 않다면 여드름 로션과 비누를 권해 드릴 수 있어요.

没那么严重，我推荐粉刺霜和香皂给您用用。

Méi nàme yánzhòng, wǒ tuījiàn fěncì shuāng hé xiāngzào gěi nín yòng yòng

우리 아들은 여러 가지 약을 써 봤는데 소용이 없었어요.

我儿子也用过很多种药品，可是没什么用。

Wǒ érzi yě yòng guò hěnduōzhǒng yàopǐn, kěshì méishénmē yòng

그렇다면 더 악화하기 전에 피부과 의사와 상담하는 게 좋겠네요.

我看情况变得更严重之前 你应该去皮肤科找医生看一下。

Wǒ kàn qíngkuàng biàn de gèng yánzhòng zhīqián nǐ yīnggāi qù pífūkē zhǎo yīshēng kàn yíxià

얼굴을 깨끗이 하는 것이 가장 중요하다고 말해주세요.

告诉他最重要的是要把脸洗干净。

Gàosu tā zuì zhòngyào de shì yào bǎ liǎn xǐgānjìng

향기 없는 비누로 하루 두 번 이상 여드름 부위를 닦아야 합니다.

用不带有香味的香皂一天洗2次以上。

Yòng bú dàiyǒu xiāngwèi de xiāngzào yìtiān xǐ 2cì yǐshàng

# 12 알러지성 피부

## 过敏性皮肤 Guòmǐnxìng pífū

DIALOGUE

아들이 피부염으로 하루 종일 긁어요.
儿子得了皮肤炎整天抓痒。
Érzi déle pífū yán zhěngtiān zhuā yǎng

아토피성 피부염인가 봅니다.
好像是过敏性皮肤炎。
Hǎoxiàng shì guòmǐnxìng pífū yán

흔한 증상의 하나가 가려움증이지요.
主要的症状是骚痒。
Zhǔyào de zhèngzhuàng shì sāo yǎng

보통 참기 어렵습니다.
一般很难忍受。
Yìbān hěn nán rěnshòu.

피부과 의사에게 가시지 그러세요?
怎么没带他去看皮肤科医生?
Zěnme méi dài tā qù kàn pífūkē yīshēng

관련단어

过敏性皮肤guòmǐnxìngpífū알러지성피부　难受nánshòu참기 어렵다

# 13 발 뒤굼치가 갈라져요

## 脚后跟分裂 Jiǎohòugēn fēnliè

DIALOGUE

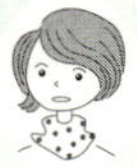

발 뒤굼치가 겨울이 되면 갈라지고 각질화되어 아파요.

**一到冬天脚后就会裂开，角质化了所以疼。**

Yí dào dōngtiān jiǎo hòu jiù huì lièkāi, jiǎozhì huàle suǒyǐ téng

겨울이 되면 피부가 건조하고 특히 혈액순환이 잘 안 되는 사람은 증세가 심해집니다.

**冬天皮肤就更干燥。特别是血液循环不好的人更加严重。**

Dōngtiān pífū jiù gèng gānzào. tèbié shì xuèyèxúnhuán bùhǎo de rén gèngjiā yánzhòng

심할 때는 피가 나고 걷기도 힘들어요. 무슨 좋은 치료방법이 있나요?

**严重的时候有出血现象，走路也困难 有什么好的治疗办法？**

Yánzhòng de shíhou yǒu chūxuèxiànxiàng, zǒulù yě kùnnán yǒu shénme hǎo de zhìliáo bànfǎ

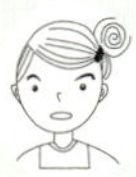

우선 잠자리 들기 전에 더운 물로 반신욕을 하세요. 1개월간 매일 반신욕 후에 우레아 연고를 바르세요.

**首先在临睡前用热水泡半身浴。一个月内每天泡半身浴然后抹上尿素药膏。**

Shǒuxiān zài lín shuì qián yòng rè shuǐpào bànshēn yù。yígè yuè nèi měitiān pào bànshēn yù ránhòu mǒ shàng niàosù yàogāo

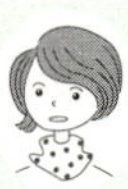

고맙습니다.

**谢谢。** Xièxie

관련단어

脚后跟jiǎohòugēn발뒷꿈치 裂开lièkāi갈라지다 角质jiǎozhì각질 干燥gānzào건조하다
血液循环xuèyèxúnhuán혈액순환 半身浴bànshēnyù반신욕

# 14 두피용품

## 头皮用品 Tóupíyòngpǐn

DIALOGUE

민머리에 좋은 것 찾는데요. 뭐 있나요?

有没有防止秃头的药呢?

Yǒu méi yǒu fángzhǐ tūtóu de yào ne

몇 가지 샴푸와 비누가 있습니다. 탈모를 예방하고 모발의 성장을 도와주는 겁니다.

有好几种洗头水和香皂，是预防脱发和有助于毛发生长的。

Yǒu hǎo jǐzhǒng xǐtóu shuǐ hé xiāngzào, shì yùfáng tuōfà hé yǒu zhù yú máofà shēngzhǎng de

보여드릴까요?

给你看看? Gěi nǐ kànkàn

예, 보여 주세요. 하나 사야겠어요.

好的，想买一个。 Hǎo de, xiǎng mǎi yígè

여기 세 가지가 제품이 있어요. 이 제품을 추천합니다.
많은 소비자들이 이것을 써보고 효과가 좋다고 합니다.

这儿有3种产品，给您介绍这个。因为很多消费者都用它，说效果很好。

Zhèr yǒu sān zhǒng chǎnpǐn, gěi nín jièshào zhège. Yīnwèi hěnduō xiāofèizhě dōu yòng tā, shuō xiàoguǒ hěnhǎo

관련단어

头皮用品tóupíyòngpǐn두피용품　洗头水xǐtóushuǐ샴푸

# 15 비듬

## 头皮屑 Tóupíxiè

DIALOGUE

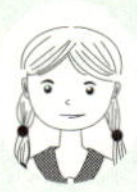

저는 머리에 비듬이 심해요.

**我的头皮屑很多。**

Wǒ de tóupíxiè hěnduō.

비듬약을 사고 싶어요.

**想买去头皮屑的药。**

Xiǎng mǎi qù tóupíxiè de yào

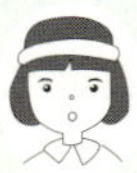

여기 니조랄 샴푸가 있어요.

**这是Nizoral洗发水吧。**

Zhè shì Nizoral xǐfàshuǐ bā

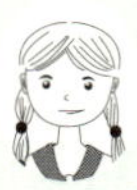

효과가 좋은가요?.

**效果很好吗?**

Xiàoguǒ hěnhǎo ma

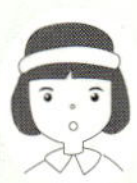

네. 좋습니다.

**是的，很好。**

Shì de, hěnhǎo

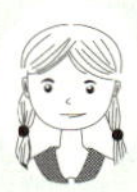

사용법은요?

**如何使用呢?**

Rúhé shǐyòng ne

DIALOGUE

일주일에 두 번 사용합니다.

一周使用两次就可以。

Yìzhōu shǐyòng liǎngcì jiù kěyǐ

주의사항 있나요?

有注意事项吗?

Yǒu zhùyìshìxiàng ma

긁지 마세요.

不要挠。

Bùyào náo

얼마나 걸리나요?

需要多长时间?

Xūyào duō cháng shíjiān

6개월 사용하면 좋아집니다

使用六个月后就会好的。

Shǐyòng liùgè yuè hòu jiù huì hǎo de

관련단어

头皮屑tóupíxiè비듬　挠náo긁다　使用shǐyòng사용　一周yìzhōu일주일　注意事项zhùyìshìxiàng주의사항

## 비듬头 皮屑

비듬은 주로 두피에 나타나며 두피 건조감 및 가려움증을 흔히 동반합니다.
비듬의 원인으로는 여러 가지가 있으나 진균이 가장 일반적인 원인으로 알려져 있습니다.
비듬은 외부요인, 현대사회의 스트레스와 같은 신경요인에 의해 생길 수도 있습니다.
비듬이 심하면 탈모로 발전할 가능성이 있습니다.
비듬치료에는 피지를 녹여주는 타르, 셀레닌 성분과 항진균제가 들어 있는 샴푸를 사용합니다.
头皮屑主要出现在头皮上，还经常伴有头皮干燥及瘙痒等症状。
产生头皮屑的原因多种多样，但一般是由真菌引起的。
头皮屑也可能由外部原因，现代社会压力等神经诱因引起。
头皮屑严重的话，会引起脱发。
头皮屑治疗可以使用含有溶解皮脂的焦油, 硒和抗真菌剂成分的洗发水。

## 비듬과 샴푸 사용법 头皮屑和洗发精的使用方法

비듬은 죽은 피부가 떨어지며 생기는 현상. 지성피부상태가 대부분, 심한 비듬은 곰팡이의 과잉 성장에 의해 초래. 홀몬의 불균형과 탄수화물, 설탕 과잉섭취도 원인이고 비타민E, 요오드 함유 비타민, 달맞이꽃 종자유가 좋습니다.
머리 감을 때 절대로 긁지 말아야 하고 비듬 샴푸인 니조랄 샴푸로 주2 회 감되 15분정도 거품 낸 상태로 기다렸다가 물로 깨끗이 행구세요.

头皮屑是死的皮肤掉下来而出现的现象。大部分是油性皮肤，严重的头皮屑是因霉菌过多的生长而导致的激素的不均衡，碳水化合物，砂糖的过量摄取也是原因之一， 维生素E，含有碘的维生素， 赏月花种子的油对去头屑好。
洗头的时候绝对不可以搔头，并用Nizoral洗发水来洗头，一周洗两次，但每次洗头时要在泡沫状态下等15分钟以后，再用水冲洗干净。

# 16 화상

## 烧伤 Shāoshāng

DIALOGUE

끓는 물에 데었습니다.

被开水烫伤了。 Bèi kāishuǐ tàngshāngle

어디죠?

哪里？ Nǎlǐ

손가락에 화상을 입었습니다.

手指被烧伤了。

Shǒuzhǐ bèi shāoshāngle.

데어서 물집이 생겼습니다.

因烫伤起水泡了。

Yīn tàngshāng qǐ shuǐpàole.

화상연고가 필요합니다.

需要烧伤软膏。

Xūyào shāoshāng ruǎngāo

물집을 일부러 터뜨리지 마세요.

水泡不要随便弄破。

Shuǐpào búyào suíbiàn nòng pò

여기 실바딘 연고가 있습니다.

这是Silvadin软膏。

Zhè shì Silvadin ruǎngāo

관련단어

烧伤shāoshāng화상 烫伤tàngshāng끓는 물에 데이다 水泡shuǐpào물집

# 17 (머릿)이 虱子 Shīzi

DIALOGUE

6살 우리아이가 머리에 이가 있어요.
**我家6岁的孩子 头发长虱子了。**
Wǒjiā6suì de háizi tóufa zhǎng shīzi le

유치원에서 아이들끼리 옮는 답니다.
**被幼儿园的孩子传染了。** Bèi yòu'éryuán de háizi chuánrǎnle

어떻게 하죠?
**怎么办呢？** Zěnmebàn ne

이 약은 crotamiton 성분의 연고입니다.
**这是含有优乐散成分的软膏。**
Zhè shì hányǒu yōulèsǎn chéngfèn de ruǎngāo

1일 2회 3일만 바르면 충분합 니다.
**1天2次，连续使用3天就可以。**
1tiān2cì, liánxù shǐyòng 3tiān jiù kěyǐ

주의사항 있나요?
**有没有注意的事项？** Yǒuméiyǒu zhùyì de shìxiàng

내의는 삶고 침구는 햇빛에 말리고 침대주위에는 살충제를 뿌리세요.
**内衣要用开水洗，被褥要晒太阳，床的周围要喷杀虫剂。**
Nèiyī yào yòng kāi shuǐxǐ, bèi rù yào shài tàiyáng, chuáng de zhōuwéi yào pēn shāchóngjì

관련단어

虱子shīzi이 幼儿园yòu'éryuán유치원 连续liánxù계속해서 晒shài햇빛에 말리다 周围zhōuwéi주위

# 18 모기에 물렸어요

被蚊子给咬了。 Bèi wénzi gěi yǎole.

DIALOGUE

지난 밤에 모기 물려서 긁느라고 한 잠도 못 잤어요.
昨晚被蚊子给咬了，挠了一晚上一觉也没睡好。
Zuówǎn bèi wénzi gěi yǎole, náole yìwǎnshàng yíjiào yě méi shuì hǎo

뭐 좀 줄 수 있나요?
能给我点什么吗？ Néng gěi wǒ diǎn shénme ma

아직도 가려운가요?
现在还痒吗？ Xiànzài hái yǎng ma

예, 가려워 죽겠어요. 당장 뭐 좀 주세요.
恩，痒死了。赶紧给点什么吧。
Ēn, yǎng sǐ le。gǎnjǐn gěi diǎn shénme bā

여기 있습니다.
给你。 Gěi nǐ

크림을 가려운 곳에 바르세요.
把药膏涂抹在患处。 Bǎ yàogāo túmǒ zài huànchù

긁으면 안돼요. 不可以挠。 Bùkěyǐ náo

상처가 커지고 염증도 생기거든요.
否则伤处会变大并感染的。
Fǒuzé shāng chù huì biàn dà bìng gǎnrǎn de

알겠습니다.
知道了。 Zhīdàole

관련단어

蚊子wénzi모기 伤处shāngchù상처 赶紧gǎnjǐn당장 药膏yàogāo크림 涂抹túmǒ바르다
患处huànchù환부 否则fǒuzé그렇지않으면

# 19 파스

## 膏药 Gāoyào (贴剂 Tiē jì)

DIALOGUE

붙이는 파스 좀 주세요

**请给我膏药。**

Qǐng gěi wǒ gāoyào

어떤 걸 드릴까요?

**要什么样的?**

Yào shénmeyàng de

적당히 주세요.

**你建议我用哪个。**

Nǐ jiànyì wǒ yòng nǎgè

파스도 약입니다. 아무거나 쓰면 안돼요

**膏药也是药，你不能随便用膏药。**

Gāoyào yě shì yào, nǐ bùnéng suíbiàn yòng gāoyào

소염진통제가 들어있는 파스는 관절통에 사용합니다

**含有消炎镇痛剂的膏药用于关节痛。**

Hányǒu xiāoyánzhèntòngjì de gāoyào yòngyú guānjié tòng

DIALOGUE

근육이완 효과 있는 일반파스는 근육통에 사용하며 고추딩크가 들어 있는 핫파스는 신경통에 사용합니다 .

具有放松肌肉效果的一般膏药用于缓解肌肉疼痛，含有辣椒酊的膏药用于神经痛。

Jùyǒu fàngsōng jīròu xiàoguǒ de yìbān gāoyao yòngyú jīròuténgtòng , hányǒu làjiāo ding de gāoyao yòngyú shénjīngtòng

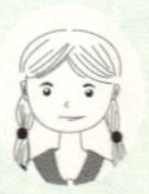

파스는 아무렇게나 써도 되는 줄 알았어요.

我以为膏药怎么用都可以呢。

Wǒ yǐwéi gāoyao zěnmeyòng dōu kěyǐ ne

감사합니다.

谢谢。 Xièxie

---

퇴행성관절염에 파스가 좋을까요? 退行性关节炎用膏药好吗？

퇴행성관절염의 경우는 파스로 일시적으로 통증을 완화시킬 수는 있어도 근본적인 치료 효과를 기대하기 어렵습니다. 정상 체중을 유지하고 관절에 무리가 가지 않는 걷기, 수영으로 관절 주변 근육과 인대를 강화해야 합니다.

退行性关节炎的情况，虽然可以用膏药暂时的缓解疼痛，但很难从根本产生治疗效果。保持正常的体重，不过分使用关节，游泳要强化关节周边的肌肉

관련단어

膏药gāoyao파스　含有hányǒu함유하다　肌肉jīròu근육

# 20 피임약

## 避孕药 Bìyùnyào

DIALOGUE

피임약을 주세요.
**给我避孕药。** Gěi wǒ bìyùnyào

다시 말씀해 주시겠어요? 못 들었습니다.
**请你在说一遍，刚才听不清楚。**
Qǐng nǐ zài shuō yíbiàn, gāngcái tíng bù qīngchǔ

피임약을 사려구요.
**我想买避孕药。** Wǒ xiǎng mǎi bìyùnyào

오, 피임약요. 복용하던 제품명을 말씀해 주시겠어요?
**好的，有没有吃过的药名？**
Hǎo de, yǒuméiyǒu chī guò de yàomíng

어떤 약 이름도 모릅니다. 처음 먹으려고 하는 겁니다.
**不知道什么药名，这是第一次服用。**
Bùzhīdào shénme yàomíng, zhè shì dì yīcì fúyòng

알았어요, 가장 잘 팔리는 미니보라를 권합니다.
**知道了，那就用最常用的那种吧。叫 minibora。**
Zhīdàole, nà jiù yòng zuì chángyòng de nàzhǒng bā. jiào minibora

여기 있습니다.
**在这。** Zàizhè

# 21 임신테스트기

## 验孕棒 Yàn yùn bàng

DIALOGUE

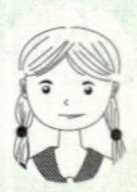

걱정입니다.

我很担心。 Wǒ hěn dānxīn

진단키트가 있나요?

有验孕棒吗? Yǒu yàn yùn bàngma

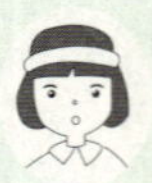

임신진단용 키트세트를 말 하는 거지요?

你说的是诊断怀孕的验孕棒吗?

Nǐ shuō deshì zhěnduàn huáiyùn de yàn yùn bàng ma

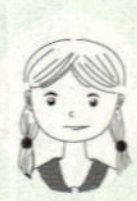

이 키트가 어떻게 효과를 발휘하는 지요?

这验孕棒是怎么发挥作用呢?

Zhè yàn yùn bàng shì zěnme fāhuī zuòyòng ne

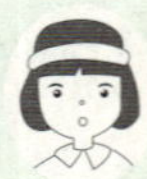

오, 예. 이 키트는 여성이 임신하였을 때만 소변에 존재하는 특별한 홀몬을 찾아냅니다.

哦，是，这验孕棒只在女性怀孕时，才能找到小便里存在的特质的激素。

Ò, shì, zhè yànyùnbàng zhǐzài nǚxìng huáiyùn shí, cáinéng zhǎodào xiǎobiàn lǐ cúnzài de tèzhì de jīsù

이 홀몬은 HCG이며, 임신홀몬이라고 말하기도 합니다.

这激素是HCG，也说成怀孕激素。

Zhè jīsù shìHCG, yě shuō chéng huáiyùn jīsù

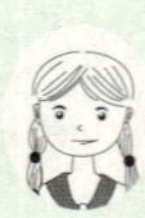

사용법을 알려주세요.

能告诉我使用方法么。 Néng gàosu wǒ shǐyòng fāngfǎ mē

DIALOGUE

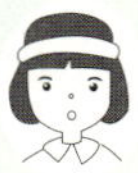

이 키트를 홈 임신진단키트라고 합니다.
첫째는, 깨끗한 컵에 소변을 담아 스틱의 흡수막대를 10초 이상 담그세요.

**这测试棒叫验孕棒。第一，先把小便放在干净的杯子里，然后要把验孕棒的吸收部分浸在小便中10秒以上。**

Zhè cèshì bàng jiào yàn yùn bàng. dìyī, xiān bǎ xiǎobiàn fàngzài gānjìng de bēizi lǐ, ránhòu yào bǎ yàn yùn bàngde xīshōu bùfen jìn zài xiǎobiàn zhōng 10miǎo yǐshàng

그 후 판정을 합니다.

**之后你判断一下儿。** Zhīhòu nǐ pànduàn yíxiàer

둘째로는, 흐르는 소변줄기에 10초이상 흡수막대를 놓고 나서 결과를 보는 것입니다. 많은 사람들이 하는 편리한 방법입니다. 결과로서, 막대에 붉은 색 한 줄 또는 두 줄의 표시가 나타납니다.

**第二，要把验孕棒放在流动的小便上10秒钟以后查看结果。这是很多人用的便利的方法。结果是在验孕棒上出现一行或两行的红色线。**

Dì'èr, yào bǎ yàn yùn bàngfàngzài liúdòng de xiǎobiàn shàng 10miǎozhōng yǐhòu chákàn jiéguǒ. zhè shì hěnduō rén yòng de biànlì de fāngfǎ. jiéguǒ shì zài yàn yùn bàng shàng chūxiàn yìháng huò liǎng háng de hóngsè xiàn

두 붉은 줄이 나타났으면 임신입니다.

**如果出现两道杠那就是怀孕了。**

Rúguǒ chūxiàn liǎngdào gàng nà jiùshì huáiyùnle

관련단어

避孕药bìyùnyào피임약　验孕棒yàn yùn bàng임신테스트기　激素jīsù호르몬　浸jìn담그다

### 임신 중에 약을 먹어도 되나요? 怀孕期可以吃药吗?

임신 중 약 복용에 대하여는 독단적으로 결정하지 마십시오. 임신 중이라면 또는 임신할 가능성이 있다면 어떤 약이라도 복용하기 전에 의사, 약사와 상의토록 하십시오.

妊娠期的时候吃药不能自己一个人决定。妊娠期服药时，应该向药师或医生咨询一下。

### 임산부는 약 먹을 때 어떤 주의를 해야 하나요? 孕妇用药要注意什么?

임산부가 약을 먹으면 본인만 부작용의 피해를 보는 것이 아니라, 많은 약물이 태반을 통해 들어가 태아가 성장 하는데 해를 끼치게 됩니다. 그래서 긴급히 악을 쓸 때도 병을 확인하고 반드시 의료진의 의견을 충분히 듣고 엄격하게 규정된 용법용량을 준수해야 합니다.

孕妇用药，不仅本人可能会受到药品不良反应的影响，不少药物还可能通过胎盘进入胎儿体内，损害胎儿的生长发育。所以，如孕妇病情紧急需要用药，一定要充分听取医务人员的意见认真选择严格遵守规定的用法用量。

### 어떠한 약들이 태아의 건강에 영향을 미칠까요? 哪些药可能影响胎儿的健康?

대부분 약물이 태아의 건강에 영향을 미치는데 예를 들어 바비탈 류 수면제, 비바비탈 류 리브리움, 혈압을 낮추는 이뇨약, 해열진통제 아스피린 등이 있습니다.

许多药物都可能影响胎儿的健康，如吧比妥类安眠药，非吧比妥类利眠宁, 利眠宁，降压利尼尿药，解热镇痛药阿司匹林等。

# 22 생리연장

## 生理延长 Shēnglǐ yáncháng

DIALOGUE

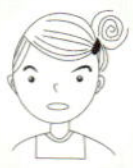

제주도로 일주일 동안 여행을 가려고 계획 중이라 생리를
일 주일 정도 미루고 싶습니다.

**我打算去济洲岛玩一个星期，所以想推迟月经一个星期。**

Wǒ dăsuan qù jĭ zhōu dăo wán yígè xīngqī, Suǒyĭ xiăng tuīchí yuèjīng yígè xīngqī

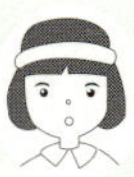

생리 시작일은 몇 일인가요?

**上一次月经是什么时候开始的?**

Shàng yícì yuèjīng shì shénmeshíhòu kāishĭ de

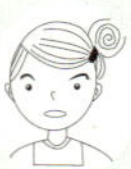

오, 생리가 불규칙해 날짜를 모르겠는데요.

**因为不是很正常，没有准确的日子。**

Yīnwèi búshì hěn zhèngcháng, méiyǒu zhǔnquè de rìzi

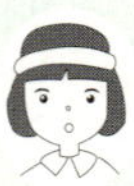

날짜를 알아야 하는데요, 그래야 생리를 시작하기 3일 전부터 약을 먹게 되거든요.

**一定要知道日子，这样的话才可以在来月经前3天服用。**

Yídìng yào zhīdào rìzi, zhèyàng de huà cá kěyĭ zài lái yuèjĭng qián 3tiān fúyòng

관련단어

生理延长shēnglǐyáncháng생리연장　推迟tuīchí뒤로미루다　延长yáncháng연장하다　月经期yuèjīngqī생리기간　初期chūqī초기

DIALOGUE

매일 1정 1회 복용합니다. 만일 약을 중단하면 3일후에
생리가 시작됩니다.

每天一次吃一片，断药3天后就开始月经。

Měitiān yícì chī yípiàn, duàn yào 3tiān hòu jiù kāishǐ yuèjīng

약은 일반 피임약입니다.

药是一般避孕药。 Yào shì yìbān bìyùnyào

그러니까 부작용이 있어요.

所以会有副作用。 Suǒyǐ huì yǒu fùzuòyòng

절대로 7일 이상 생리연장하지 마세요.

绝对不可以延长7日以上。

Juéduì bùkěyǐ yáncháng 7rì yǐshàng

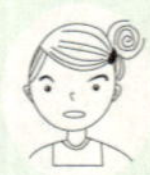

잘알겠습니다.

我知道了。

Wǒ zhīdàole

---

피임약 복용방법

避孕药的方法。

Bìyùnyào fúyòng fāngfǎ

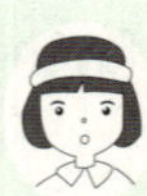

처음 복용한다면 생리주기 첫날(24시간)에 복용을 시작하여야 합니다.

初次服用的时候应该是月经期第一日（24小时内）开始服用。

Chūcì fúyòng de shíhou yīnggāi shì yuèjīng qī dìyī rì (24 xiǎoshí nèi) kāishǐ fúyòng

DIALOGUE

매일 같은 시간에 약을 복용하는 것이 가장 중요하다는 것을 기억하시기 바랍니다.

最重要的是每天都要同一时间服用。

Zuì zhòngyào de shì měitiān dōu yào tóngyìshíjiān fúyòng

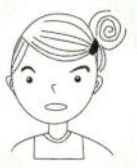

약 복용을 잊었을 때는 어떻게 하나요?

如果忘记了吃的话怎么办?

Rúguǒ wàngjìle chī de huà zěnmebàn

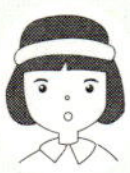

한 번 복용을 잊었다면, 12시간 내에 기억나자마자 그 한 정을 복용하세요.

忘记吃一次的话，12小时内一定要服用。

Wàngjì chī yícì de huà, 12 xiǎoshí nèi yídìng yào fúyòng

그리고 나머지 한 정은 정해진 시간에 복용하세요.

还有一粒要在确定的时间服用。

Háiyǒu yílì yào zài quèdìng de shíjiān fúyòng

이 말은 하루에 두 정을 복용하여도 된다는 말입니다.

即是一天吃两粒也没关系。

Jíshì yìtiān chī liǎnglì yě méiguānxì

## 임신구토는 어떻게 예방할까요? 如何预防妊娠呕吐?

이 병의 원인은 정확하게 잘 모릅니다. 최근 내분비와 정신, 신경과 관계가 있다고 봅니다. 임산부는 평온한 심리를 유지해야 하고 흥이 나는 취미생활을 많이 즉 음악듣기, 산보 등을 하고 영양이 풍부하고 담백하고 소화 잘 되는 음식을 조금씩 자주 먹는 것이 좋습니다. 보통 2~3시간마다 1번씩 먹고 심호흡을 하고 적당한 휴식, 충분한 수면도 취해야 합니다.

这个病确切地病因尚不清楚，目前认为与内分泌因素和精神, 神经因素有关。孕妇应保持平静的心态，多参加一些感兴趣的活动，多听音乐，多在户外散步等；应吃些营养丰富，可口清淡的食物，以便消化吸收；进餐以少食多餐为好。一般每2~3小时1次，进食后做深呼吸运动；注意适当卧床休息，保证足够的睡眠。

# 23 임신 초기는 각별히 주의하세요.

## 怀孕初期要小心注意。 Huáiyùn chūqī yào xiǎoxīn zhùyì

DIALOGUE

임신초기 3개월안에 약물복용은 태아에게
심각한 영향을 줄 수 있습니다.

**怀孕初期3个月之内药物会严重影响胎儿。**

Huáiyùn chūqī 3gè yuè zhīnèi yàowù huì yánzhòng yǐngxiǎng tāier

실례합니다만 제게 무슨 약이 처방되었는지 가르쳐 주시겠어요?

**请问，我开的是什么药?**

Qǐngwèn, wǒ kāi de shì shénme yào

피부과 약과 가려움증 없애는 약입니다.

**是皮肤专用的药和止痒的。**

Shì pífū zhuānyòng de yào hé zhǐ yǎng de

문제가 있나요?

**有什么问题吗?**

Yǒu shénme wèntí ma

저, 지금 임신 중이라 걱정되서요.

**因为我现在是孕妇。有点担心。**

Yīnwèi wǒ xiànzài shì yùnfù. yǒudiǎn dānxīn

임신 얼마나 되었는지요?

**怀孕几个月了?**

Huáiyùn jǐgè yuè le

DIALOGUE

임신 3개월입니다.
3个月了。 3gè yuè le

의사에게 이야기 했나요?
跟医生说了吗? Gēn yīshēng shuōle ma

아뇨. 안 했어요
不。还没说呢。 Bù. hái méi shuō ne

약물은 임신초기에는 태아에게 영향을 줄 수 있어서 반드시 주의하셔야 합니다.
在怀孕初期用药一定要小心，因为会影响胎儿的。
Zài huáiyùn chūqī yòngyào yídìng yào xiǎoxīn, yīnwèi huì yǐngxiǎng tāier de

당장 산부인과의사에게 연락을 하세요. 제가 연락을 할까요?
应该问妇产科医生，我帮你联系好吗?
Yīnggāi wèn fùchǎnkē yīshēng, wǒ bāng nǐ liánxì hǎo ma

도움에 감사 드립니다.
谢谢你的帮忙。
Xièxie nǐ de bāngmáng

관련단어

影响yǐngxiǎng영향을 주다　痒yǎng가렵다　小心xiǎoxīn조심하다　联系liánxì연락하다

# 24 분만 临盆 Línpén

DIALOGUE

선생님! 애가 나올 것 같아요.
医生，我觉得孩子要出来了。
Yīshēng, wǒ juéde háizi yào chūláile

언제부터 진통이 시작되었나요
多久以前开始阵痛?
Duōjiǔ yǐqián kāishǐ zhèntòng

대략 두 시간 전예요
大约2小时前。 Dàyuē 2 xiǎoshí qián

얼마만에 한번씩 오나요
阵痛隔多久一次? Zhèntòng gé duōjiǔ yícì

5분마다 옵니다
每5分钟一次。 Měi5fēnzhōng yícì

등에서 배로 아파옵니까?
你开始感觉到痛由背后转到前腹吗?
Nǐ kāishǐ gǎnjué dào tòng yóu bèihòu zhuǎndào qián fù ma

그래요
有。 Yǒu

바로 병원에 오세요
马上来医院吧。 Mǎshàng lái yīyuàn bā

DIALOGUE

(병원에 도착해서) 到达医院 Dàodá yīyuàn

양수가 터졌어요

羊水破了。Yángshuǐ pòle

걱정마세요. 다리 벌리고 무릎은 굽히고 몸은 풀고 긴장하지 마세요

放心，把两腿张开，膝盖屈下，放松身体，不要紧张。

Fàngxīn, bǎ liǎng tuǐ zhāngkāi, xīgài qū xià, fàngsōng shēntǐ, búyào jǐnzhāng

(검사 후) 检查后

산방에 보내드릴게요.

我们现在就送你入产房。

Wǒmen xiànzài jiù sòng nǐ rù chǎnfáng

간호사가 우선 제모할 겁니다.

但护士首先会替你剃毛。

Dàn hùshi shǒuxiān huì tì nǐ tì máo

(산방에서) 在产房 Zàichǎnfáng

진통제 좀 주시고, 절개 수술할 건가요?

请给我一些药来消除痛苦，我需要剖腹产吗?

Qǐng gěi wǒ yìxiē yào lái xiāochú tòngkǔ, wǒ xūyào pōufùchǎn ma

아녜요. 양도가 좁긴한데 주사 맞으면 안 아플거예요.

不用，你阴道比较狭窄。但会没事的，我们会给你打一支针，之后你不会感觉到痛楚的。

Búyòng, nǐ yīndào bǐjiào xiázhǎi. Dàn huì méishì de, wǒmen huì gěi nǐ dǎyìzhīzhēn, zhīhòu nǐ búhuì gǎnjué dào tòngchǔ de

DIALOGUE

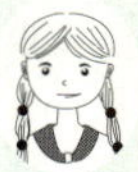

애기가 다치지 않을까요?

但这会不会伤害到小孩?

Dàn zhè huìbúhuì shānghài dào xiǎohái

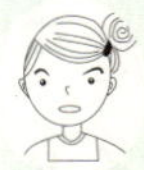

아녜요. 걱정마시고 힘을 주며 밀어 주세요.

不会的，请放心。用力推……

Búhuì de, qǐng fàngxīn   Yònglì tuī

됐어요. 애가 나와요... 남자예요.

孩子出来了……是男孩！

Háizi chūláile   shì nánhái

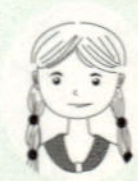

남자애를 낳았다구요?

我生了个男孩? Wǒ shēngle gè nánhái

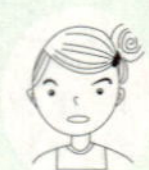

맞아요

是的。shìde

모자가 모두 OK 입니다.

母子平安。Mǔzǐ píng'ān

지금 태반이 나오고 있어요.

现在胎盘出来了。

Xiànzài tāipán chūláile

관련단어

妇产科fùchǎnkē산부인과 临盆línpén분만 阵痛zhèntòng잠깐 동안의 통증이 계속 반복됨 羊水yángshuǐ양수 张开zhāngkāi벌리다, 열다 放松fàngsōng긴장을 풀다 剖腹产pōufùchǎn제왕절개 분만 狭窄 xiázhǎi좁다 阴道yīndào양도 伤害shānghài다치다 用力yònglì힘을 쓰다 推tuī밖으로 밀다 胎盘tāipán태반

## 여성이 요로 감염 잘 걸리는 이유
## 女性容易发生尿路感染的原因

여성 요로 감염 발병률은 남성보다 10배고, 어린이와 중년여성이 더 쉽게 걸리는 데 이것은 여성 비뇨기구조와 관계가 있습니다.

1. 여성 요도는 짧다. 3~5cm로 곧고 넓으며 요도 괄약근이 약하여 세균이 쉽게 침투합니다.
2. 여성 요도, 질, 항문의 거리가 가깝고 생리혈은 세균이 잘 자랄 수 있는 배양액입니다.
3. 만약 질 밖의 청결에 부주의하면 쉽게 세균에 감염됩니다.
4. 산부인과 염증, 예를 들어 질염, 자궁염, 골반 내 염증, 부속기염의 세균은 임파를 경과하거나 요로를 오염시켜 염증을 유발합니다.
5. 임신 중 또는 폐경 후 홀몬의 변화, PH의 변화로 쉽게 염증을 유발합니다.
6. 여성 방광은 남성처럼 완전하지 않아 소변 잔량이 많습니다. 장시간 방광내 뇨액이 남아 있으면 쉽게 세균이 발생합니다.
7. 출산 후의 질, 자궁에 상처, 감염, 저항력 감소, 등이 요로 감염을 쉽게 합니다.
8. 갱년기 후 요도 점막이 변질, 유기산 분비가 줄어 국부적으로 항균능력이 줄게 되어 감염률이 높아집니다.

女性尿路感染的发病率约为男性的10倍, 且易发于儿童及婚育期妇女, 这与女性尿路的生理结构有关。

1. 女性尿道短，只有3~5cm，且直而宽，尿道括约肌薄弱，细菌易上行侵入膀胱。
2. 女性尿道口距阴道，肛门近。月经血也是细菌良好的培养液。
3. 如不注意外阴清洁则细菌容易孳生。
4. 妇科炎症如阴道炎, 宫颈炎, 盆腔炎及附件炎，其细菌均可经淋巴分泌污染尿道，引起尿路感染。
5. 妊娠期或绝经后，由于雌激素变化及pH值改变也容易发生感染。
6. 女性膀胱与男性不同, 尿液在膀胱内停留时间过长，有利于细菌孳生。
7. 产后由于阴道及子宫创伤, 感染, 全身抵抗力降低等因素，也易引起尿路感染。
8. 更年期后尿道黏膜发生退行性变，有机酸分泌减少，居部抗菌能力减退，故感染率高。

# 25 질 좌약 사용법

## 阴道坐药使用方法 Yīndào zuòyào shǐyòng fāngfǎ

먼저 손과 질 주위를 깨끗이 닦으십시오. 쭈그리고 앉아 검지와 중지사이에 좌약을 잡거나 검지 끝에 좌약을 놓고 가능한 깊이 넣으십시오. 하루에 한번이면, 취침전에 하여야 빠져 나올 위험이 없습니다. 어느 경우라도 좌약을 넣은 다음 20~30분 동안 심한 운동을 피해야 합니다.

首先清洗手和阴道附近，用拇指和中指拿着药，用拇指把坐药放进去。一天一次睡觉前也不会漏出来。
不管在什么情况下，坐药放进去20-30分之间都要避免剧烈运动。

### 여성은 약을 정확하게 사용해야 합니다. 女性应正确用药

남녀의 생리활동은 어릴 때는 같지만, 성년이 된 여성은 생리상, 생리, 임신, 분만, 수유 등 남자와 다른 특징을 나타내므로 약을 사용할 때도 이런 점들에 유의해야 합니다. 약은 모두 적용 범위가 있으므로 여성은 반드시 의사의 지도하에 약을 써야지 함부로 약을 쓰면 절대로 안됩니다.

男女的生理活动在幼年基本相同，但成年女子在生理上具有月经、妊娠、分娩、哺乳等不同于男子的特点，所以在用药时就要根据不同生理时期的特点加以注意。由于药品都有一定的适用范围，所以女性一定要在医师指导下使用药品，切忌胡乱用药。

# 26 노인
## 老年 Lǎonián

### 노인은 약 먹을 때 무엇을 주의해야 하나요?
### 老年人用药应该注意什么?

일반적으로 노인은 장기기능이 퇴화되고 신진대사도 줄어 약 부작용이 쉽게 나타납니다. 노인들은 대체로 각종 질병에 시달리고 약 외에도 약이 포함된 건강식품을 먹고 있어서 약을 쓸 때 신중해야 하며 부작용 많은 약은 먼저 안 쓰고 용량을 적게 하며 장기복용도 피하고 상호작용에 의한 부작용도 피해야 합니다.

一般来说，老年人脏器功能退化，新陈代谢减慢，容易发生药品不良反应。老年人往往身患多种疾病，除药品外有些老年人还服用一些含药保健品，所以，老年人用药要特别慎重，不要选用不良反应多的药，适当降低用药剂量。避免长期用药，还要尽量避免不良的药物相互作用。

### 노인에게 약 쓸 때 금기가 많은가요?
### 老年人用药有很多禁忌吗?

노인은 체내 장기의 생리조절기능이 감퇴하여 약에 대한 반응도 약해지므로 치료량과 중독량 사이의 안전범위가 좁아집니다. 게다가 노인은 간, 신장기능도 떨어져 배설이 느려지기에 중독이나 부작용도 쉽게 나타날 수 있어 일반적으로 노인은 젊은 사람이 약을 쓸 때보다 주의해야 하고 자신이 금기사항, 주의사항, 합리적인 용법을 지켜야 병이 있더라도 오래 살 수 있습니다.

由于老年人体内各脏器生理储备能力弱，对药物的反应也变得脆弱，药物的治疗程度与中毒程度之间的安全范围变小。加之老年人肝肾功能减退，排泄变慢，故容易发生中毒或不良反应。一般来说，老年人用药应注意其与年轻人的用药差别及禁忌，注意安全, 合理用药，让自己在疾病治疗中也能延年益寿。

## 노인냄새 老人气味

노인에게서 나는 특이하고 기분 나쁜 냄새는 신진대사가 잘 되지 않고 노폐물 분해가 활발하지 못하기 때문입니다. 피하지방 중 지방산이 과산화지질로 산화되어 냄새가 납니다. 또한 잇몸질환, 틀니, 요실금 등도 원인이 될 수 있습니다. 따라서 목욕을 자주 하고 운동도 열심히 하여 혈액순환이 잘 되게 해야 하고 노화를 방지해 주는 항산화영양제를 복용하면 좋습니다.

从老人身上发出来的特殊而心情不快的气味是因新陈代谢进行得不顺畅，并且老废物的分解不能活泼地进行而导致的。皮下脂肪之中的脂肪酸酸化成过氧化脂质而发出气味的。
并且齿龈疾患，假牙，尿失禁等也可以成为其中的原因之一。于是得经常洗澡，积极地做运动让血液循环顺畅，然后最好服用防止老化的抗酸化营养素。

## 노인 치매 老年痴呆 lǎoniánchīdāi

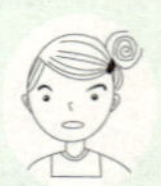

노인치매가 뭐죠?
**什么是老年痴呆?**
Shénme shì lǎonián chīdāi

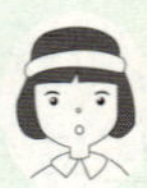

노인치매는 뇌기능 상태저하를 말하는데 특히 기억력상실을 말합니다.
**老年性痴呆是指脑功能下降的一种状态，特别是记忆力下降。**
Lǎoniánxìng chīdāi shìzhǐ nǎo gōngnéng xiàjiàng de yìzhǒng zhuàngtài, tèbié shì jìyìlì xiàjiàng

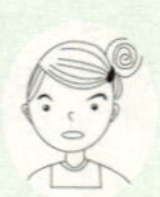

알츠하이머병은 뭐죠?
**什么是阿尔兹海默症?**
Shénme shì ā ěr zī hǎi mò zhèng

## DIALOGUE

알츠하이머병은 치매의 가장 흔한 형태입니다.

阿尔兹海默症是最普通的一种痴呆症。

Ā ěr zī hǎi mò zhèng shì zuì pǔtōng de yìzhǒng chīdāizhèng

치료 효과는요?

这种治疗的效果如何?

Zhèzhǒng zhìliáo de xiàoguǒ rúhé

치매(痴□) 글자는 앎(知)이 병(病)든 기저귀 찬 노인을 말합니다

痴呆两个字是有认知疾病的带着尿不湿的老人的意思。

Chīdāi liǎnggè zì shì yǒu rènzhī jibing de dàizhe niàobùshī de lǎorén de yìsi.

일상생활 능력과 행위 증상이 눈에 띄게 좋아 질 수 있습니다.

治疗结果表明患者的日常能力和行为症状得到了明显改善。

Zhìliáo jiéguǒ biǎomíng huànzhě de rìcháng nénglì hé xíngwéi zhèngzhuàng dé dào le míng xiǎn gǎishàn

치매치료약이 파킨슨씨병을 유발하거나 악화시킬 수 있나요?

老年痴呆的药会诱发帕金森氏病或使其恶化吗?

Lǎonián chīdāi de yào huì yòufā pàjīnsēnshì bìng huò shǐ qí èhuà ma

예. 그렇습니다.

是的，会。

Shì de, huì

관련단어

老年痴呆lǎoniánchīdāi노인치매　脑功能nǎogōngnéng 뇌기능　记忆力jìyìlì기억력

尔兹海默症ā ěr zī hǎi mò zhèng알츠하이머병　帕金森氏病pàjīnsēnshìbìng파킨슨병

# 27 소아과

## 小儿科 Xiǎoérkē

DIALOGUE

아기가 아프면 정신이 없어요.

孩子如果疼的话就会没有精神。

Háizi rúguǒ téng dehuà jiù huì méiyǒu jīngshen

어떻게 하죠?

那要怎么办?

Nà yào zěnmebàn

아기 질병에 당황할 필요는 없습니다. 아기가 병이 나면 특히 유아는 말을 못해서 표현하지 못합니다. 그래서 어른의 관찰과 의사의 진찰이 필요한데 병을 알아보고 약을 먹이는 것은 어른에 비해 어려울 뿐만 아니라 약을 쓸 때도 특별히 조심해야 합니다. 아기 병에 약을 쓰는 것은 어려운 학문에 속하므로 반드시 의사 지도하에 해야 합니다.

小孩儿疾病不用惊慌失措。小孩生了病，尤其是婴幼儿，不会说话，更没有表达能力。 这些都要靠大人的观察和医生的检查诊断。因此，小孩看病，吃药都比大人难，用药也特别小心。小儿疾病时用药是一种高深学问，必须在医生指导下进行。

잘 알겠습니다. 감사합니다.

知道了，谢谢。

Zhīdàole xièxie

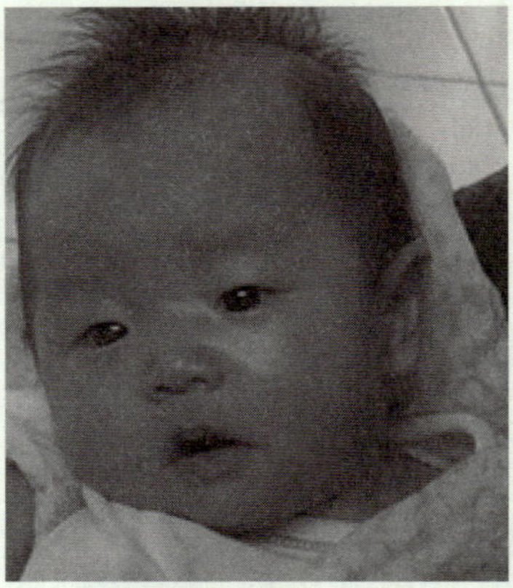

DIALOGUE

여기 이소이 아기의 약 나왔습니다.

这是李昭怡孩子的药。

Zhè shì lǐ so yǐ háizi de yào

수고하셨습니다.

辛苦你了。

Xīnkǔnǐle

이 약은 해열제인데 필요할 때 먹이는 시럽입니다.

这是解热止痛剂，需要时吃的糖浆。

Zhè shì jiěrè zhǐtòngjì, xūyào shí chī de tángjiāng

열이 없으면 먹이지 말까요?

不发烧的话不用吃吗?

Bù fāshāo de huà búyòng chīmā

당연하죠.

当然了。

Dāngrán le

이 흰색 항생제 시럽은 꼭 냉장고에 보관하시고 용법대로 먹이세요.

这个白色的抗生素糖浆一定要放在冰箱保存，按照用法用量服用。

Zhège báisè de kàngshēngsù tángjiāng yídìng yào fàngzài bīngxiāng bǎocún, ànzhào yòngfǎ yòngliàng fúyòng

알겠습니다.

知道了。

Zhīdàole

DIALOGUE

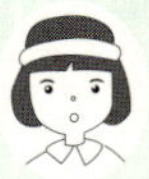

이 가루약은 시럽에 타서 같이 먹이시면 됩니다.

**这个粉状药与糖浆混合后服用就可以。**

Zhège fěnzhuàng yào yǔ tángjiāng hùnhé hòu fúyòng jiù kěyǐ

## 아이에게 해열진통제는 언제 먹이죠?
## 解热止痛片应该什么时候给小孩吃?

체온을 정확하게 재는 것은 쉽지 않습니다.
아이가 힘들어 할 때  해열진통제를 먹이세요.
무열무통이라는 말이 있습니다.
바꾸어 말하면 아이가 열이 아주 높으면 반드시 아프기 때문에 힘들어하거나 보채게 됩니다.
보챌 때만 먹이는 것이 남용하지 않는 좋은 방법입니다

准确测量体温特别的困难。
只有孩子痛苦时，才能吃解热镇痛药。
有一种说法，是无热无痛。
换句话来说，孩子发热时会因疼痛而哭闹，
因此，退热止痛片是孩子哭闹时候吃，不能乱吃，这样来判断是很好方法。

## 어린이 약 용량 小儿剂量

*나이, 체중, 체표면적 등을 고려하여 성인 용량에서 환산
根据年龄，体重，体表面积及成人剂量换算

| 年龄 (연령) | | 折合成人剂量 (성인 용량의) |
|---|---|---|
| 출생 ~ 1개월 | 初生~1个月 | 1/18~1/14 |
| 1개월 ~ 6개월 | 1~6个月 | 1/14~1/7 |
| 6개월 ~ 1세 | 6个月~1岁 | 1/7~1/5 |
| 1세 ~ 2세 | 1~2岁 | 1/4~1/3 |
| 2세 ~ 4세 | 2~4岁 | 1/3~2/5 |
| 4세 ~ 6세 | 4~6岁 | 2/5~1/2 |
| 9세 ~ 10세 | 9~14岁 | 1/2~2/3 |
| 14세 ~ 18세 | 14~18岁 | 2/3~全量(성인량) |

# 28 가루약을 우유와 함께 먹여도 될까요?

## 药粉可以和牛奶一起服用吗?

Yàofěn kěyǐ hé niúnǎi yìqǐ fúyòng ma ?

DIALOGUE

아기 약 조제해주세요.

请帮我调配一下孩子的药。

Qǐng bāng wǒ diàopèi yíxià háizi de yào

예. 알겠습니다.

好的，知道了。

Hǎo de, zhīdàole

잘 아시다시피 가루약을 만들고 시럽도 만들어야 하니 시간이 좀 걸립니다.

您知道的，因为有粉状药还有糖浆所以时间会长一些。

Nín zhīdào de, yīnwèi yǒu fěnzhuàng yào háiyǒu tángjiāng suǒyǐ shíjiān huìcháng yìxiē

예. 당연하죠. 기다리겠습니다.

当然了，我会等待的。

Dāngrán le　wǒ huì děngdài de

이제 약 다 조제했습니다.

现在药已经都配好了。

Xiànzài yào yǐjīng dōu pèihǎole

수고하셨습니다.

辛苦了。

Xīnkǔle

DIALOGUE

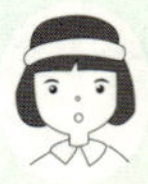

시럽은 세 가지인데 같이 먹이셔도 됩니다.

有3种糖浆，一起服用就可以。

Yǒu3zhǒng tángjiāng yìqǐ fúyòng jiù kěyǐ

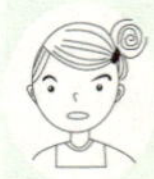

가루약을 우유와 함께 먹여도 될까요?

药粉可以和牛奶一起服用吗？

Yàofěn kěyǐ hé niúnǎi yìqǐ fúyòng ma ?

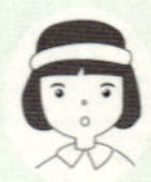

우유와 약을 함께 섞으면 이상한 맛이 될 수 있어 아이가 우유를 싫어하게 됩니다. 더구나 우유를 전부 먹지 않으면 약도 전부 먹지 못하게 됩니다.

牛奶和药混在一起吃味道怪怪的，因此孩子会不喜欢喝牛奶。而且牛奶无法全部喝完的话，药也没法全部吃掉。

Niúnǎi hé yào hùnzàiyìqǐ chī wèidào guàiguài de, yīncǐ háizi huì bù xǐhuan hē niúnǎi. Érqiě niúnǎi wúfǎ quánbù hē wán de huà, yào yě méifǎ quánbù chīdiào

---

아기에게 시럽을 많이 먹이면 위험합니다. 孩子多吃糖浆药很危险。

아이에게 시럽을 먹일 때 약국에서 받아온 유아용 용기 대신 무심코 밥숟가락으로 먹이는 부모가 있는데 이는 자칫 큰 위험을 초래할 수 있습니다. 밥숟가락을 사용하면3배가 훌쩍 넘는 양을 먹일 수도 있게 됩니다. 또 관리소홀로 부모가 안보는 사이에 아이가 시럽을 많이 먹는 경우가 있습니다. 실제로 이로 인해 미국에서는 매년 수천 명의 아이가 응급실에 실려갑니다.

孩子在吃糖浆药的时候，有些父母无心的用饭勺代替药店给的幼儿服药容器直接让孩子服用，这可能造成极大的危险。使用饭勺会让服用量一下子超过幼儿用量的三倍。另外，由于父母不注意，而使孩子服用很多糖浆的情况也很多。实际上，因为这个原因美国每年有数千名孩子被送进急救室。

# 29 아기 약에 주스나 우유를 타서 먹여도 되나요?

DIALOGUE

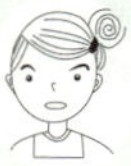

아기 약에 주스나 우유를 타서 먹여도 되나요?

**孩子的药和果汁或者牛奶一起吃可以么?**

Háizi de yào hé guǒzhī huòzhě niúnǎi yìqǐ chī kěyǐ mē

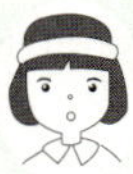

아기들이 먹기 좋게 가루약이나 물약에 과일쥬스나 우유를 섞어 먹이면 유아가 설사를 하게 되므로 같이 먹이면 안 됩니다.

**为了让孩子吃的方便，把粉剂与果汁和牛奶等溶剂搭配一起吃，但容易引起婴儿腹泻所以不易放在一起用。**

Wèile ràng háizi chī de fāngbiàn, bǎ fěnjì yǔ guǒzhī hé niúnǎi děng róngjì dāpèi yìqǐ chī, dàn róngyì yǐnqǐ yīng`er fùxiè, suǒyǐ búyì fàngzài yìqǐ yòng

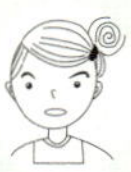

아기가 배가 부를 때 약을 먹여도 되나요?

**孩子吃饱后吃药可以么?**

Háizi chībǎo hòu chīyào kěyǐ mē

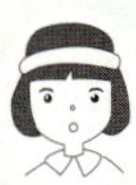

어떤 엄마들은 아기에게 먹을 것을 먹인 후 약을 먹이려고 하는데 그러면 배가 불러 약을 못 먹게 됩니다.

그러므로 아기들이 공복 시 또는 식전에 복용시켜야 합니다.

**有的妈妈给孩子吃东西后孩子饱了就吃不下药了。因此，孩子吃药应该空腹或饭前服用。**

Yǒude māma gěi háizi chī dōngxi hòu háizi bǎo le jiù chībúxià yào le. yīncǐ, háizi chīyào yīnggāi kōngfù huò fànqián fúyòng

관련단어

小儿科xiǎoérkē소아과　解热止痛剂jiěrè zhǐtòngjì해열진통제　发烧fāshāo열나다　按照ànzhào~에 따르다　用法yòngfǎ 용법
粉状药fěnzhuàng yào가루약　糖浆tángjiāng시럽　空腹kōngfù공복　急性肠炎jíxìngchángyán급성장염

# 30 우리 아기가 설사를 해요

## 我的孩子腹泻了 Wǒ de háizi fùxièle

DIALOGUE

우리 아기가 설사를 해요. 걱정됩니다.

我的孩子腹泻了，我很担心。

Wǒ de háizi fùxièle, wǒ hěn dānxīn

설사는 보통 "배탈"이라 하여 대부분 급성장염 때문이고 어린이에게서 흔히 보는 병입니다.

腹泻俗称“拉肚子”，多为小儿急性肠炎, 是儿童的常见病。

Fùxiè súchēng lādùzǐ, duōwéi xiǎo'er jíxìngcháng yán, shì értóng de chángjiànbìng

음식이 불결하거나 잘 못 먹거나 또는 소화불량이 설사를 일으킵니다.

饮食不洁，饮食不当，消化不良等原因均可引起腹泻。

Yǐnshí bù jié, yǐnshí búdàng, xiāohuàbùliáng děng yuányīn jūnkě yǐnqǐ fùxiè

---

어린이 설사는 상태에 따라 보통 2가지로 나누는데 소화성 설사는 탈수 현상은 없고 중독증상도 없습니다. 세균성 설사는 대변이 썩는 냄새에 탈수 현상도 있을 수 있습니다.

根据小儿腹泻的病状可分为2类：消化性腹泻。细菌性腹泻。消化性腹泻无脱水, 无中毒症状。细菌性腹泻大便有腐烂的味道也有脱水的症状。

DIALOGUE

1. 소화성일 경우는 어린이 소화제를 먹이고 1~2끼 굶기면 호전됩니다.

消化性时先让孩子服用儿童消化剂，
不吃一两顿饭就能好转。

2. 세균성설사는 즉시 병원에 가서 처방을 받아야 합니다.

细菌性腹泻的话，尽快去医院开处方药服用。

3. 소화성 설사도 방치하면 2일 후 세균성 설사로 변할 수 있습니다.

消化性腹泻不治疗的话，
两天后会变成细菌性腹泻。

어린이 설사를 크게 둘로 나누면 小儿腹泻有两大类

1. 세균성 - 색깔은 노르스름. 썩는 냄새. 모양은 곱똥.

细菌性--颜色是淡黄色的，具有腐臭味，模样呈脓便状。

2. 소화성 - 색깔은 푸르스름. 시큼한 냄새. 모양은 몽올 몽올

消化性—颜色是淡蓝色的，具有酸臭味，模样是结成团状的。

# 31 수두 水痘 Shuǐdòu

DIALOGUE

수두 치료는 어떻게 하죠?

如何治疗水痘?

Rúhé zhìliáo shuǐdòu

우선 다음 3가지를 명심하세요.

首先要铭记以下3点。

Shǒuxiān yào míngjì yǐxià 3(sān) diǎn

1. 생선 새우등 해산물 먹이지 마세요.

   不能给患儿进食鱼虾等海鲜食物。

2. 스테로이드 홀몬제 먹이지 말고 스테로이드 홀몬제 연고도 바르지 말아야 합니다. 그렇지 않으면 병이 심해져 심지어는 뇌염도 일으킬 수도 있습니다.

   不能服用肾上腺皮质激素类药物，外用药也要禁用，不然会加重病情，甚至引发脑炎。

3. 바늘로 수두를 터뜨리면 안 됩니다. 그렇게 하면 피부감염을 일으키고 괴사, 흉터자국을 쉽게 남기게 되어 특히 여자어린이는 마음의 상처도 남기게 됩니다. 그냥 놔두면 스스로 없어지며 자국도 남지 않습니다. 바늘로 수두를 찌르는 방법은 조심하지 않으면 폐혈증도 유발 할 수 있습니다. 수두가 저절로 터지고 나서 그냥 약을 바르면 됩니다.

   不能用针状物挑破水痘。这样会引起皮肤感染和坏死，并容易留下伤疤。尤其是会给小女孩儿的心灵留下不必要的伤害。如果让水痘自己消退恢复正常，则完全有可能不留下任何瘢痕的残迹。同时，这种挑破水痘的方法，稍有不慎，还会诱发败血症。如水痘自己破裂，则可用药水涂之即可。

# 32 볼가리 腮腺炎 Sāixiànyán

DIALOGUE

우리 아이가 갑자기 턱밑에 밤알만한 덩어리가 생겼어요.
**我的孩子腮下长了栗子那么大的圆形的肿瘤。**
Wǒ de háizi sāi xià zhǎngle lìzi nàmedà de yuánxíng de zhǒngliú

볼가리이군요.
**是腮腺炎。** Shì sāixiànyán

볼가리가 뭐죠?
**什么是腮腺炎？** Shénme shì sāixiànyán

세균이나 Virus에 의한 귀밑 이하선염인데 열이 나고 붓고, 4~5세에 많고, 잠복기간은 5~7일입니다.
**因细菌或病毒所引起耳下腺炎，发热肿胀4～5岁居多，潜伏期为5～7天。**
Yīn xìjūn huò bìngdú suǒ yǐnqǐ ěr xià xiànyán, fārè zhǒngzhàng 4～5 suì jūduō, qiánfúqī wéi 5~7 tiān

어떻게 치료하나요?
**要怎么治疗？** Yào zěnme zhìliáo

단기간, 대량 소염제와 항생제가 필요합니다.
**需要大量消炎药和抗生素。**
Xū yào dà liàng xiāoyán yào hé kàng shēng sù

관련단어

腮腺炎sāixiànyán볼가리 腮sāi턱 肿瘤zhǒngliú덩어리 潜伏期qiánfúqī잠복기간

# 33 성형외과

## 整形外科 Zhěngxíngwàikē

DIALOGUE

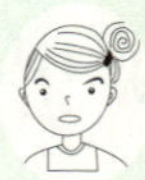

저희 병원은 30년 이상 쌓인 경험과 노하우를
바탕으로 차별화된 최고의 의료 서비스를 제공합니다

**我们的医院具有30年以上的经验和技术
提供差别化的顶级医疗服务。**

Wǒmen de yīyuàn jùyǒu30nián yǐshàng de jīngyàn héjìshù
tígōng chābié huà de dǐngjí yīliáo fúwù

저희 병원에서 진료를 받으신다면 그동안 받은 마음의 상처까지
깨끗하게 치료됩니다.

**如果在我们医院治疗的话，在那期间受到的心灵创伤也能被彻底的治愈。**

Rúguǒ zài women yīyuàn zhìliáo de huà，zài nà qījiān shòudào
de xīnlíngchuāngshāng yě néng bèi chèdǐ de zhìyù

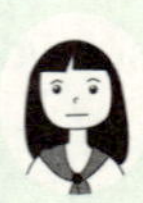

이 병원에서는 어떤 시술을 하나요?

**这个医院做什么手术呢？**

Zhège Yīyuàn zuòshénme shǒushù ne

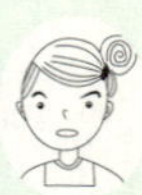

눈, 코, 흉터, 얼굴 등의 부위 시술을 합니다

**可以做眼睛，鼻子，伤疤，脸等部位的手术。**

Kěyǐ zuò yǎnjing, bízi, shāngbā, liǎn děng bùwèi de shǒushù

DIALOGUE

눈은 첫 인상을 결정합니다.

眼睛决定第一印象。

Yǎnjing juédìng dìyī yìnxiàng

반짝이고 아름다운 눈은 사람의 마음을 사로잡아요

即闪亮又美丽的眼睛更容易抓住人心。

Jì shǎnliàng yòu měilì de yǎnjing gèng róngyì zhuāzhù rénxīn

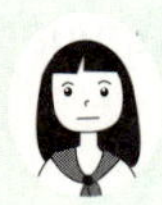

얼굴의 움푹 꺼진 팔자 주름을 없애고 싶어요.

我想消除脸部凹陷的八字纹。

Wǒ xiǎng xiāochú liǎnbù aoxiàn de bāzì wén

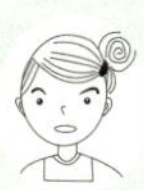

연애인들이 가장 선호하는 필러수술을 권합니다.

建议你做艺人们最喜欢的玻尿酸填充物手术

Jiànyì nǐ zuò yírén men zuì xǐhuan de bō niàosuān tiánchōngwù shǒushù

히알루론산 성분이라 안전합니다.

因为是透明质酸成分所以很安全。

Yīnwèi shì tòu míng zhì suan chéngfèn suǒyǐ hěn ānquán

시술 후 30분이면 세안과 메이크업이 가능합니다.

手术后30分钟就可以洗脸和化妆。

Shǒushù hòu30fēn zhòng jiù kěyǐ xǐliǎn hé huàzhuāng

# 34 흉터수술

## 疤痕手术 Bāhén shǒushù

DIALOGUE

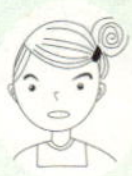

흉터부위를 잘라내고 섬세하게 봉합하는 수술입니다.

**疤痕手术是驱除伤疤并细致的缝合伤口的手术。**

Bāhén shǒushù shì qūchú shāngbā bìng xìzhì de fénghéshāngkǒu de shǒushù

수술비용은 얼굴은 1 cm에 30만원, 다른 부위는 1cm에 20만원입니다.

**脸部的手术费1cm30万韩元，其他部位1cm20万韩元。**

Liǎnbù de shǒushùfèi 1cm 30wàn hányuán, qítā bùwèi 1cm 20wàn hányuán.

수술이 힘든 경우에는 레이저 치료를 합니다.

**在手术困难的情况下可以做激光治疗。**

Zài shǒushù kùnnan de qíngkuàng xià kěyǐ zuò jīguāng zhìliáo

### 흉터연고 사용법 祛疤药膏的用法

수술 후 대개 1~2주 정도에 실밥을 뽑고 2~3 개월 후 상처가 완전히 아문 뒤, 흉터가 남아있으면 흉터연고가 좋습니다. 흉터 부위를 깨끗이 씻고 하루 수 회 마사지하듯 잘 문질러 바르되 충분한 기간 동안 바르면 좋습니다.

**术后大概1~2周左右拆线，伤口在2~3个月后会完全愈合，如果留下的疤痕，可以使用去疤膏。清洗好疤痕部位，一天多次像按摩一样仔细按压涂抹，并要长期涂抹。**

Shù hòu dàgài 1~2 zhōu zuǒyòu chāixiàn, shāngkǒu zài 2~3 gè yuè hòu huì wánquán yùhé, rúguǒ liúxià de bāhén, kěyǐ shǐyòng qù bā gāo.Qīngxǐ hǎo bāhén bùwèi, yìtiān duōcì xiàng ànmó yíyàng zǐxì ànyā túmǒ, bìng yào chángqī túmǒ

# 35 화상흉터

## 烫伤疤痕 Tàngshāng bāhén

DIALOGUE

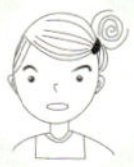

2도화상이나 3도화상은 흉터가 남는데
크지않으면 잘라내고 봉합합니다.

**2度烧伤或3度烧伤的伤疤，
如果不大的话就会切除并缝合。**

2dù shāoshāng huò 3 dù shāoshāng de shāngbā, rúguǒ búdà de huà jiù huì qiēchú bing fénghé

화상범위가 넓으면 흉터부위를 절제하고 피부이식으로 덮어줍니다.
그러면 화상흉터는 없어지지만 피부이식흉터가 생깁니다.

**如果烧伤面积较大，可以移植皮肤。
这样烧伤的伤疤虽然消失了，
但是会有移植伤疤。**

Rúguǒ shāoshāngmiànjī jiàodà, kěyǐ yízhí pífū.
Zhèyàng shāoshāng de shāngbā suīrán xiāoshīle,
dànshì huì yǒu yízhí shāngbā

### 화상의 경우 烧伤的情况

1. 물집은 터트리지 말고
2. 찬물에 10분쯤 식히고 병원에 가야 되며
3. 화상이 심하면 큰 병원 응급실로 가야 됩니다.

1. 不要弄破水泡
2. 将伤口放在冷水下冲10分钟，然后去医院。
3. 如果烧伤很严重的话，要去大医院的急救室。

# 36 치과 牙科 Yákē
## 소아관련대화 小儿关联对话 Xiǎo'er guānlián duìhuà

DIALOGUE

충치는 무엇인가요?

什么是虫牙？ Shénme shì chóngyá ?

치아의 경조직이 녹아서 파괴되는 현상을 충치라고 합니다.

牙齿硬质的部分融化被破坏的情况就是虫牙。

Yáchǐ yìngzhìde bùfen rónghuà bèi pòhuài de qíngkuàng jiùshì chóngyá

충치는 왜 생기나요?

为什么会有虫牙？ Wèishénme huì yǒu chóngyá

음식물 찌꺼기와 입안의 균이 작용하여 산을 형성하고 이 산이 치아의 딱딱한 조직을 녹여 충치가 됩니다

食物残渣和细菌作用后产生酸，这个酸使得牙齿硬质的部分融化所以形成虫牙。

Shíwù cánzhā hé xìjūn zuòyòng hòu chǎnshēng suān , zhège suān shǐde yáchǐ yìng zhì de bùfen rónghuà suǒyǐ xíngchéng chóngyá

충치가 생긴 경우 무엇으로 치료하나요?

如果有虫牙怎么治疗呢？ Rúguǒ yǒu chóngyá zěnme zhìliáo ne

아말감, 레진, 금 등으로 파괴 된 부분을 채워줍니다

用汞合金，树脂，黄金等填充遭到破坏的部分。

Yòng gǒng héjīn, shùzhī, huángjīn děng tiánchōng zāodào pòhuài de bùfen.

불소와 실란트는 충치를 예방할 수 있나요?

氟和密闭剂能预防虫牙吗？

Fú hé mìbì jì néng yùfáng chóngyá ma

DIALOGUE

네, 예방이 됩니다. 그러나 더 중요한 것은 올바른 칫솔질입니다.

恩，可以预防虫牙。但是更重要的是使用正确的刷牙方法。

Ēn , kěyǐ yùfáng chóngyá。Dànshì gèngzhòngyào de shì shǐyòng zhèngquè de shuāyá fāngfǎ

유치는 언제쯤 빠지나요?

幼齿是什么时候脱落呢？ Yòu chǐ shì shénmeshíhòu tuōluò ne

6세경부터 아래턱 앞니가 빠지고 영구치가 나오기 시작합니다.

六岁左右从下面门牙开始脱落，并长出恒齿。

Liùsuì zuǒyòu cóng xiàmiàn ményá kāishǐ tuōluò, bìng zhǎngchū héngchǐ

소아에게도 신경 치료를 하나요?

小孩也可以接受神经治疗吗？

Xiǎohái yě kěyǐ jiēshòu shénjīng zhìliáo ma

신경 치료가 필요한 경우는 소아에게도 성인과 같은 신경치료를 합니다.

如果需要神经治疗的情况下，小孩也像大人一样要接受神经治疗。

Rúguǒ xūyào shénjīng zhìliáo de qíngkuàng xià, xiǎohái yě xiàng dàrén yíyàng yào jiēshòu shénjīng zhìliáo

몇 살부터 치과를 가야 하나요?

几岁开始需要去牙科呢？ Jǐsuì kāishǐ xūyào qù yákē ne ?

생후 6개월부터 치과에 검진을 받으러 가는 것이 제일 좋습니다.

最好是小孩出生六个月后就去牙科接受检查。

Zuìhǎo shì xiǎohái chūshēng liùgè yuè hòu jiù qù yákē jiēshòu jiǎnchá。

# 37 치아 교정 시 대화

## 牙齿矫正时的对话 Yáchǐ jiǎozhèng shí de duìhuà

DIALOGUE

교정 치료는 언제 시작하면 좋은가요?

**什么时候开始接受矫正治疗最好？**

Shénmeshíhòu kāishǐ jiēshòu jiǎozhèng zhìliáo zuìhǎo

환자 상태에 따라 적절한 치료 시기가 달라지므로 치과 의사와 상의하여 주세요.

**因为患者的情况不同，要与医生商议后决定。**

Yīnwèi huànzhě de qíngkuàng bùtóng, yào yǔ yīshēng shāngyì hòu juédìng

교정 치료 기간은 얼마나 걸리나요?

**矫正治疗要持续多久？**

Jiǎozhèng zhìliáo yào chíxù duōjiǔ

환자의 상태에 따라 다양하지만 보통 2년여 정도 걸립니다.

**患者的情况比较多样，一般需要两年左右。**

Huànzhě de qíngkuàng bǐjiào duōyàng, yìbān xūyào liǎngnián zuǒyòu

교정 치료를 하면서 주의할 점은 무엇인가요?

**如果接受矫正治疗要注意什么？**

Rúguǒ jiēshòu jiǎozhèng zhìliáo yào zhùyì shénme

구강 관리를 잘하고 치과 의사의 지시에 잘 따라야 합니다.

**要做好口腔管理，并且要好好遵守牙科医生的医嘱。**

Yào zuòhǎo kǒuqiāng guǎnlǐ, bìngqiě yào hǎohao zūnshǒu yákēyīshēng de yīzhǔ

# 38 발치 시 대화

## 拔牙时的对话 Báyá shí de duìhuà

DIALOGUE

전신 질환이 있으면 말씀하여 주세요

如果你有全身疾病请告诉我。

Rúguǒ nǐ yǒu quánshēn jíbìng qǐng gàosu wǒ

항생제 등 약에 대한 부작용이 있나요?

对抗生素等药物有过敏反应吗

Duì kàngshēngsù děng yàowù yǒu guòmǐnfǎnyìng ma

이 뽑을 때 아픈가요?

拔牙的时候疼吗？ Báyá de shíhou téng ma

국소 마취 하면 뻐근한 감은 있으나 아프지는 않아요.

局部麻醉的话虽然会酸疼发紧但是并不疼。

Júbùmázuì de huà suīrán huì suānténg fā jǐn dànshì bìng bù téng

사랑니가 아파요, 어떻게 하면 되죠?

智齿疼，要怎么办？ Zhìchǐ téng, yào zěnmebàn

X-ray 찍어보고 발치 여부를 결정합시다.

先照X光，然后决定是否拔掉。

Xiān zhào X guāng ránhòu juédìng shìfǒu bádiào

DIALOGUE

이를 뽑고 나서 주의 할 점은 무엇인가요?

拔牙后需要注意什么?

Bá yá hòu xūyào zhùyì shénme

지혈하기 위하여 1시간 정도는 거즈를 꼭 물고 있으세요.
감염 되지 않도록 주의하고 피곤한 운동은 피하세요.

为了止血要咬着纱布一个小时。
注意不要感染，不要做很累的运动。

Wèile zhǐxiě yào yǎozhe shābù yígè xiǎoshí.
Zhùyì búyào gǎnrǎn, búyào zuò hěn lèi de yùndòng

이를 뽑고 나서 얼마 후에 보철 치료를 하나요?

拔牙后多久可以接受补牙治疗。

Báyá hòu duōjiǔ kěyǐ jiēshòu bǔ yá zhìliáo

잇몸이 치유되는 시기인 통상적으로 3개월 후 정도에 보철을 시작합니다.

牙龈痊愈一般需要三个月，痊愈后进行补牙治疗。

Yáyín quányù yìbān xūyào sāngè yuè, quányù hòu jinxing bǔ yá zhìliáo

---

다음의 경우는 발치할 수 없습니다. 以下情况不可以拔牙

심근경색증. 협심증. 심장판막질환. 뇌 또는 관상동맥 장애가 일어날 우려가 있는 고혈압.
전신 혈액 질환. 혈당 조절이 안 되는 당뇨병. 투석 중인 신부전 환자. 임신 초기.
心肌梗塞症，心绞痛症，心脏瓣膜疾病，脑及冠状动脉障碍等引起的高血压，
全身血液疾病，无法调节血糖的糖尿病，在做透析治疗的肾不全患者，怀孕初期。

# 39 임플란트 시 대화

## 种植牙时的对话 Zhòngzhí yá shí de duìhuà

DIALOGUE

이를 뽑고 나서 얼마 후에 임플란트를 심나요?

**拔牙以后多久可以种牙？**

Báyá yǐhòu duōjiǔ kěyǐ zhǒng yá

보통은 3-4개월 정도 지나 잇몸뼈가 굳은 다음에 심는 것이 좋습니다.

**一般需要3-4个月，牙根坚硬以后进行治疗。**

Yìbān xūyào3-4 gè yuè, yágēn jiānyìng yǐhòu jìnxíng zhìliáo

임플란트 1개 하는데 금액은 얼마인가요?

**种一颗牙需要多少钱？**

Zhǒng yìkē yá xūyào duōshǎo qián

(시술하는) 의사, 병원, 재료 등에 따라 다릅니다.
보험에 해당되는 치료비는 개당 35만원입니다.

**根据医生，医院，材料的不同而不同。**
**使用医疗保险的情况下一颗牙需要35万韩元。**

Gēnjù yīshēng, yīyuàn, cáiliào de bùtóng ér bùtóng。

Shǐyòng yīliáobǎoxiǎn de qíngkuàng xià yìkē yá xūyào35wàn hányuán

임플란트 심는데 아픈가요?

**种牙的时候疼吗？**

Zhòng yá de shíhou téng ma

국소 마취 하에 안 아프게 시술합니다.

**局部麻醉后不疼。**

Júbùmázuì hòu bù téng

## DIALOGUE

임플란트를 하고 나서 몇 년을 쓸 수 있습니까?

**种植的牙可以使用几年？**

Zhòngzhí de yá kěyǐ shǐyòng jǐnián ?

환자의 잇몸 상태, 구강 관리, 식습관 등에 따라 다릅니다.

**与患者牙龈的状态，口腔的管理，吃东西的习惯等都有关系。**

Yǔ huànzhě yáyín de zhuàngtài, kǒuqiāng de guǎnlǐ, chī dōngxi de xíguàn děng dōu yǒu guānxi

임플란트 후 주의하여야 할 사항은 무엇인가요?

**种牙以后的注意事项有哪些？**

Zhòng yá yǐhòu de zhùyìshìxiàng yǒu nǎxiē

딱딱하고 질긴 음식은 가능한 한 피하는 것이 좋고
구강 관리 잘 하고 주기적인 검사가 필요합니다.

**尽量避免吃硬的或难以咀嚼的食物，
做好口腔管理并定期进行检查。**

Jǐnliàng bìmiǎn chī yìng de huò nányǐ jǔjué de shíwù,
zuòhǎo kǒuqiāng guǎnlǐ bìng dìngqījìnxíng jiǎnchá

또한 정기적인 스케일링을 받는 것이 좋고 흡연이나 과한 음주는 좋지 않습니다.

**另外，要定期洗牙，不要抽烟和过度饮酒。**

Lìngwài,yào dìngqī xǐyá,búyào chōuyān hé guòdù yǐnjiǔ

〈이상의 치과 한글 원고는 손흥규박사가 제공〉

# 40 치통약

## 牙痛药 Yátòng yào

DIALOGUE

한 여학생이 약국에 들어왔다. 그녀는 몹시 고통스러워 보였다.

一个女学生进药店。看起来她好像是很痛苦。

Yígè nǚxuéshēng jìn yàodiàn　kànqǐlái tā hǎoxiàng shì hěn tòngkǔ

어디가 아픈가요?

你哪儿不舒服? Nǐ nǎer bù shūfu

이가 무지하게 아파요. 진통제 있나요?

我牙很疼。有镇痛剂吗? Wǒ yá hěn téng。yǒu zhèntòngjì ma

언제부터 아팠나요?

从什么时候开始疼起来的?

Cóng shénmeshíhòu kāishǐ téng qǐlái de

4일 전부터요. 차거나 뜨거운 것이 입에 들어가면 아파요. 왜 그렇죠? 밤에 너무 아파 잠을 못 자겠어요.

4天前开始的。碰到冷或热的东西的话，就疼。
为什么疼啊?因晚上太疼而不能睡了啦。

Sì tiān qián kāishǐ de. pèngdào lěng huò rè de dōngxi de huà, jiù téng。
wèishénme téng a yīn wǎnshang tài téng ér bùnéng shuìle la

치과에 갔었나요?

你去过牙科吗? Nǐ qùguò yákē ma

DIALOGUE

아뇨.

没有。 Méiyǒu

이런 경우는 안전한 OTC 약을 권합니다. 한 알만 먹으면 돼요. 만약 그래도 아프면 병원에 가세요.

这样的情况我推荐OTC药。只吃一颗。还是疼的话，你就要去医院。

Zhèyàng de qíngkuàng wǒ tuījiàn OTC yào
zhǐ chī yìkē. háishì téng de huà, nǐ jiùyào qù yīyuàn

마이신(항생제) 주실 수 있어요?

能给我抗生素吗?

Néng gěi wǒ kàngshēngsù ma

미안해요. 처방전이 없으면 드릴 수 없어요.

不好意思，没有药方的话，就不能给你。

Bùhǎoyìsī, méiyǒu yàofāng de huà, jiù bùnéng gěi nǐ

그럼 진통제 좀 주세요.

那你给我镇痛剂吧。

Nà nǐ gěi wǒ zhèntòngjì bā

네. 여기 있습니다.

好的，给你。 Hǎo de, gěi nǐ

DIALOGUE

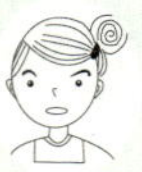

나는 치통이 심해요.
**我的牙痛得很厉害。**
Wǒ de yátòng de hěn lìhai.

잇몸에서 피가 나와요.
**牙龈出血。** Yáyín chūxiě.

앞니가 흔들려요.
**门牙松动了。** Ményá sōngdòngle

치아에 문제가 있습니다.
**牙齿有问题。** Yáchǐ yǒu wèntí

잇몸이 빨갛게 부었습니다.
**牙床红肿。** Yáchuáng hóngzhǒng

통증을 완화 시킬 수 있는 약 있나요?
**我吃些什么药才能缓解痛苦?**
Wǒ chī xiē shénme yào cáinéng huǎnjiě tòngkǔ

항생제 판매하시나요?
**您能不能卖我一些抗生素?**
Nín néng bù néng mài wǒ yìxiē kàngshēngsù

관련단어
牙痛yátòng 치통　牙yá치아　牙科yákē치과　牙床yáchuáng잇몸　虫牙chóngyá충치　\下巴 xiàba턱

# 41 치과 대화

## 牙科的对话 Yákē de duìhuà

DIALOGUE

이가 아파서 밤새 잠을 못 잤어요.

由于牙疼，一晚上没睡着觉。

Yóuyú yá téng, yìwǎnshàng méi shuìzháojiào

잇몸이 퉁퉁 부었어요.

牙齿肿得鼓鼓的。

Yáchǐ zhǒng de gǔgǔ de

어금니가 아파 입을 벌리기 힘들어요.

大牙疼得嘴都张不开了。

Dàyá téng dé zuǐ dōu zhāng bù kāile

이가 아플 때 진통제를 드세요.

您牙疼时，吃点止痛片。

Nín yá téng shí, chī diǎn zhǐtòngpiàn

페니시린 주사를 맞아야만 염증을 가라앉힐 수 있어요.

您只有注射青霉素，才能消炎。

Nín zhǐyǒu zhùshè qīngméisù, cái néng xiāoyán

입을 크게 벌리세요.

把嘴张开。

Bǎ zuǐ zhāngkāi

마취약 주사를 놓겠습니다.

现在给你打麻醉药。

Xiànzài gěi nǐ dǎ mázuì yào

DIALOGUE

입술이 저리지 않아요?
**您没感觉到嘴发麻吗?**
Nín méi gǎnjué dào zuǐ fāmá ma

오늘은 딱딱한 음식 먹지 마세요.
**今天别吃硬的食物。**
Jīntiān bié chī yìng de shíwù

두 시간 이후 음식을 먹을 수 있어요.
**两个小时后，可以吃东西。**
Liǎnggè xiǎoshí hòu, kěyǐ chī dōngxi

단 뜨거운 음식을 먹지 마세요.
**但不能吃太热的食物。**
Dàn bùnéng chī tài rè de shíwù

## 치통 牙痛

치통원인은 많습니다. 가장 많은 원인은 급성 치수염인데 통증이 갑자기 참기 힘들게 수시로 옵니다. 속담인 "치통은 병은 아니지만 죽을 정도로 아프다"는 이가 아플 때 얼마나 아픈지를 말해 줍니다. 가장 좋은 방법은 의사를 찾아가는 것이고, 안되면 따뜻한 물에 적당한 진통제를 먹으면 됩니다.
牙痛的原因很多，最常见的有因为急性牙髓炎引起的疼痛。这种疾病的疼痛来的突然，剧烈，常常难以忍受。我们俗语说的“牙痛不是病，痛起来要人命”就是指这时的疼痛。牙痛时最好是看医生，不能及时治疗时，根据情况用温水服用止痛药，并含温水。

관련단어
鼓鼓gǔgǔ퉁퉁 붓다　青霉素qīngméisù페니실린　麻醉药mázuìyào마취약

# 42 가글액 사용법

## 漱口剂的服用方法 Shùkǒu jì de fúyòng

DIALOGUE

이 물약은 먹는 약이 아니고 가글용입니다.

**这个药不是口服药，而是漱口的。**

Zhège yào búshì kǒufúyào, érshì shùkǒu de

가글제 사용 주의사항은요?

**使用漱口剂的注意事项？** Shǐyòng shùkǒu jì de zhùyìshìxiàng

물에 희석하여서 사용하는데 포장의 설명에 따라 우선 물을 타서 사용합니다.

**需要用水稀释后使用。并需要根据包装上的使用说明，首先用水稀释。**

Xūyào yòngshuǐ xīshìhòu shǐyòng. bìng xūyào gēnjù bāozhuāng shàng de shǐyòng shuōmíng, shǒuxiān yòngshuǐ xīshì

용법은요?

**用法呢？** Yòngfǎ ne

보통 하루에 3~4번 가글하십시오. 가능한 목안 깊이 넣어 가글하면 가장 효과적이며 삼키지 않도록 하여야 합니다 이상반응이 나타나면 사용을 중지하고 의사나 약사에게 상의 하십시오.

**一天最多使用三到四次。如果可以在嗓子深处含漱口水的话，效果会更好，但不要吞咽。发现不良反应，应及时向医生和药师咨询一下。**

Yìtiān zuìduō shǐyòng sān dào sìcì. Rúguǒ kěyǐ zài sǎngzi Shēnchù hán shùkǒushuǐ de huà, xiàoguǒ huì gènghǎo , dàn búyào tūnyàn. Fāxiàn bùliángfǎnyìng, yīng jíshí xiàng yīshēng hé yào shī zīxún yíxià

관련단어

漱口剂shùkǒujì가글액　稀释xīshì희석하다　不良反应bùliángfǎnyìng이상반응

# 43 치통인 줄 알았는데 삼차신경통이래요

## 以为是牙痛，原来是三叉神经痛

Yǐwéi shì yátòng，yuánlái shì sānchāshénjīngtòng

DIALOGUE

얼굴과 턱쪽이 아프다 안 아프다 하는데 치통인가요?.

**脸颊和下巴经常间歇性的疼痛，是牙痛吗?**

Liǎnjiá hé xiàba jīngcháng jiànxiēxìng de téngtòng, shì yátòng ma?

어떻게 아파요?

**怎么个疼法?** Zěnme gè téng fǎ?

1~2분동안 칼로 도려내는 것처럼 아프기도 하고 송곳으로 찌르는 것 같기도 하고 전기가 통하는 것처럼 심하게 아플 때도 있어요.

**疼痛一般是1～2分钟，有时候像被刀剜一样，有时候像锥子扎一样，有时候像通电了一样非常疼。**

Téngtòng yìbān shì1~2 fēnzhōng, yǒushíhòu xiàng bèi dāo wān yíyàng, yǒushíhòu xiàng zhuīzi zhā yíyàng, yǒushíhòu xiàng tōngdiànle yíyàng fēicháng téng.

치아에는 아무런 이상이 없으니 삼차신경통 같습니다. 삼차신경통은 대부분 원인불명입니다. 40세 이상에서 많고 여성이 남성보다 3:2로 많아요. 정확한 진단과 치료를 위해 대학병원에 가보세요.

**牙齿没有任何问题，应该是三叉神经痛。大部分三叉神经的发病原因尚不明确。多发于40岁以上的人群，发病的女性和男性比例大概在3：2。为了准确的诊断和治疗你应该去大医院看看。**

Yáchǐ méiyǒu rènhé wèntí, yīnggāi shì sānchāshénjīngtòng. Dàbùfèn sānchāshénjīng de fābìngyuányīn shàngbùmíngquè. Duō fā yú 40suì yǐshàng de rénqún,fābìng de nǚxìng hé nánxìng bǐlì dàgài zài 3:2. Wèile zhǔnquè de zhěnduàn hé zhìliáo nǐ yīnggāi qù dà yīyuàn kànkàn.

알겠습니다. **我知道了。** Wǒ zhīdào le

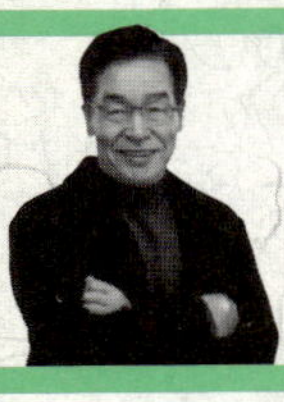

# 인류의 미래 人类的未来

인체는 유전자에 의해 생명과 형질이 전달되므로 곱게 후손에게 물려줄 보물입니다.
공자도" 신체발부수지부모" 라 했습니다. 즉 조상으로부터 물려받은 몸을 함부로 손상시키지 말고 후손에게 물려주라는 뜻입니다.
人体是由基因遗传生命和形态，因此这是留给后代的一个宝物。
孔子也说过"身体发肤受之父母"。 即,不要随意的伤害从祖先那里继承的身体，并将它传给后代。

오염, 공해는 생물 멸종과 질병 증가를 초래했습니다.
污染，公害导致了生物的灭绝和疾病的增加。

날이 갈수록 암환자와 난치성 질병이 증가하고 선천성 장애아, 기형아 출산도 증가하고 있습니다
癌症患者和患有不治之症的病人日益增多，先天障碍儿，畸形儿也在不断增多。

어쩌면 현재 우리는 인류 선조가 이룩해 놓은 중요한 생존능력을 조금씩 까먹으며 파멸의 길을 가고 있는 지도 모릅니다.
也许现在的人类渐渐遗失了从人类祖先那获得的生存能力，并走向了毁灭之路。

전염력이 강하기로 유명한 신종플루 바이러스의 경우, 환자들과 가까이 하면서도 정작 의사와 약사는 거의 걸리지 않는 이유는 무엇일까요? 격리나 항균약 사용이 근본적인 해결책일까요?
생명체 공유공간에서 스스로 면역을 키우는 것이 훨씬 더 중요하지 않을까요?.
有名的甲型流感病毒传染性很强， 可实际上和患者们近距离接触的医生和药师们却很少被传染。
这是为什么呢？隔离或使用抗菌药是根本的解决方法吗？生命体在共有空间增强自身免疫力是否更加重要呢？

물리학자 스티븐호킹 박사는 인공지능이 오히려 인류를 멸망시킬 것이라고 경고했습니다.
이미 춘추전국시대 노자도 인간의 가장 큰 잘못은 자연을 무시하는 인위적인 것이라고 했습니다.
物理学家斯蒂芬霍金博士警告说: "人工智能反而会毁灭人类"
春秋战国时期老子已经说了：人类最大的错误是无视自然的行为

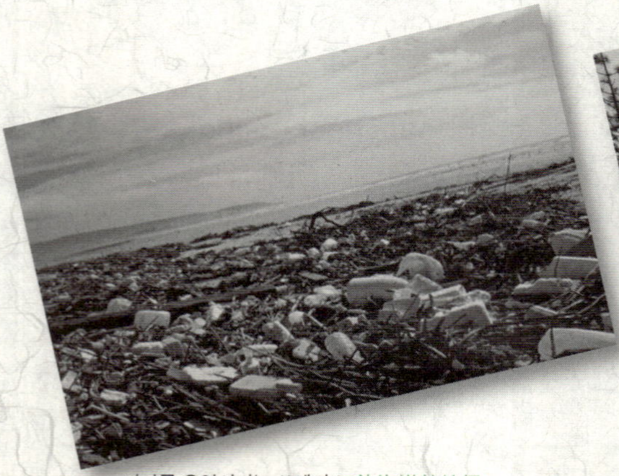

바다를 오염시키는 쓰레기 污染海洋的垃圾

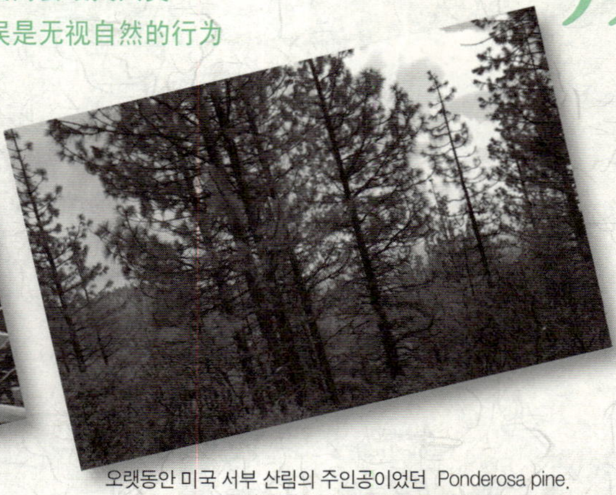

오랫동안 미국 서부 산림의 주인공이었던 Ponderosa pine.
그런데 최근 기후변화로 누렇게 죽어가고 있습니다. 식물계의 이 나무에 동물계의 인간을 대입해 보면 인류의 미래를 짐작할 수 있습니다.
西黄松长久以来作为美国西部山林的主人公。但是由于最近全球气候变化使得西黄松大面积死亡。
看到作为植物界的西黄松濒临灭绝，警醒人类作为动物界中的一员在未来也可能会灭亡。

M e d i c a l   C h i n e s e

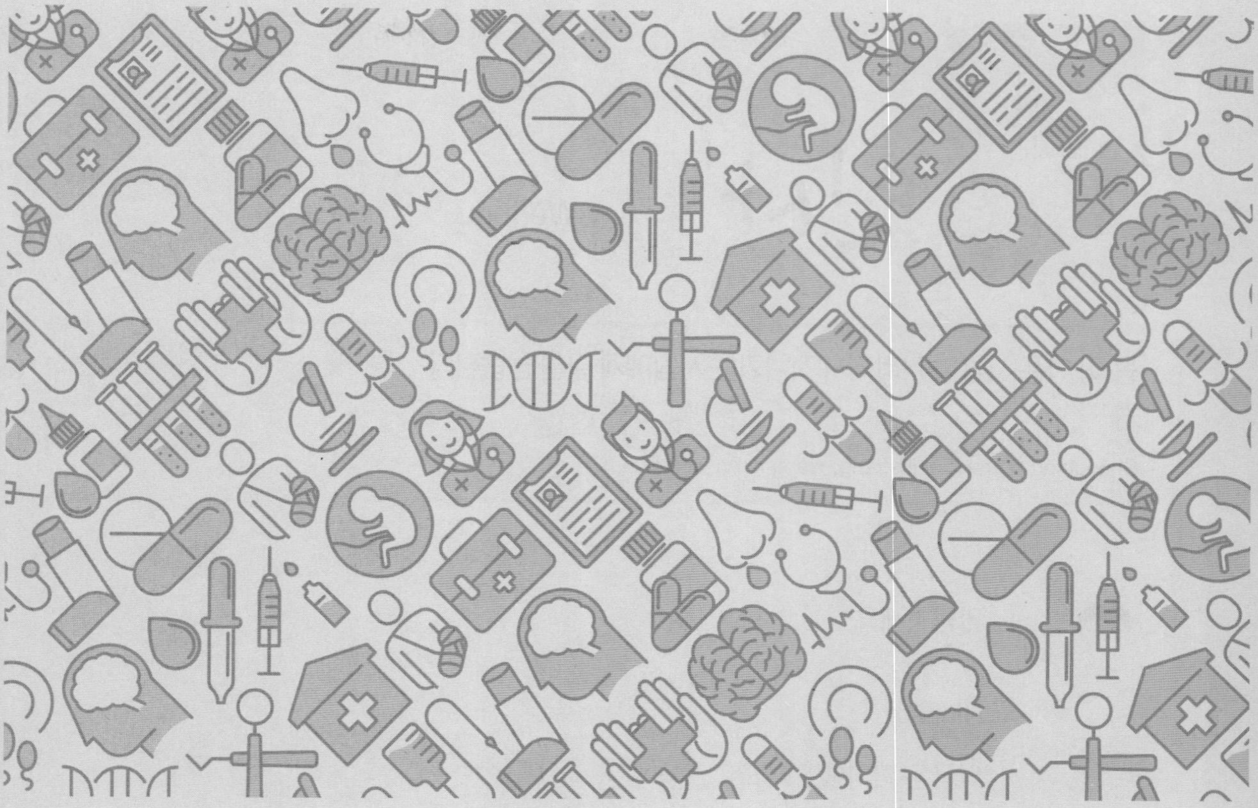

# 부록 1
# 기초중국어
# 基础中国语

이 책은 일반적인 중국어 교습서가 아니고 전문분야인 의료관련 중국어 학습서이므로 이 책을 배우시기 전에 기초 중국어 실력이 필요합니다.

# 기본 회화

외국어 공부의 지름길은 기본문장을 통째로 외우고
틈틈이 단어를 외우는 것입니다.

## 01 인사 问候 Wènhòu

몸 이 아픈 사람이 거리에서 지나가는 사람에게 길을 묻습니다
生病的人在路上，向路人问路。
Shēngbìng de rén zài lùshàng, xiàng lùrén wèn lù

DIALOGUE

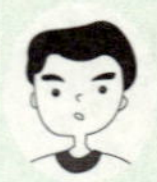

안녕하세요.
您好。
Nínhǎo

약국은 어디에 있나요?
请问药店在哪儿?
Qǐngwèn yàodiàn zài nǎr

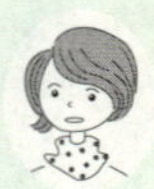

바로 왼쪽에 있습니다.
就在左边。
Jiùzài zuǒbian

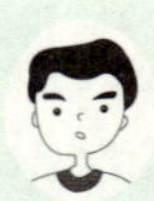

감사합니다.
谢谢。
Xièxie

관련단어

问候wènhòu인사　您好nínhǎo안녕하세요　请问qǐngwèn말씀 좀 여쭙겠습니다　药店yàodiàn (= 药局 yàojú)약국
在zài에/ 에서 있다　哪儿nǎr어디에?(의문대명사)　就在jiùzài바로~에 있다　左边zuǒbian왼쪽　谢谢xièxie감사합니다

# 인사말 问候语 Wènhòu yǔ

DIALOGUE

| | |
|---|---|
| 안녕! | 你好 nǐhǎo |
| 안녕하십니까! (존대) | 您好 nǐnhǎo |
| 여러분, 안녕! | 大家好 dàjiāhǎo |
| 아침 인사 | 早上好！ zǎoshanghǎo / 早安 zǎoān |
| 저녁 인사 | 晚上好！ wǎnshanghǎo / 晚安 wǎn'ān |
| 감사합니다. | 谢谢 xièxie (=多谢 duōxiè) |
| 별 말씀을요 | 不客气 búkèqi |
| 뵙게 되어 반갑습니다. | 认识你很高兴<br>(처음 만나는 사람) rènshi nǐ hěn gāoxìng |
| 만나서 반가워요 | 见到你很高兴 jiàndào nǐ hěn gāoxìng |
| 저도 만나 뵙게 되어 반갑습니다 | 见到你我也很高兴 jiàndào nǐ wǒ yě hěn gāoxìng |
| 오랜만이야 | 好久不见 hǎojiǔbújiàn |
| 요즘 어떻게 지냈어? | 最近过得怎么样?zuìjìn guòde zěnmeyàng |
| 잘 가 | 再见 zàijiàn |
| 내일 만나요(내일 만나자는 약속) | 明天见 míngtiānjiàn |
| 천천히 살펴 가세요. | 慢走 mànzǒu |
| 길이 미끄러우니 조심해요 | 小心路滑 xiǎoxīn lù huá |

DIALOGUE

| | |
|---|---|
| 수고하셨습니다. /수고하세요. | 辛苦了 xīnkǔle |
| 몸 조심 하십시오. (작별 시) | 请保重 qǐng bǎozhòng |
| 너도 몸조심 해. (회답) | 你也保重 nǐ yě bǎozhòng |
| 가는 길 평안하기를 빕니다. | 一路平安 yílù píng`ān |
| 배가 순풍 맞듯 가는 길이 평안하세요. | 一路顺风 yílù shùnfēng (비행기로 가는 사람에게는 쓰면 안됨) |
| 여보세요(전화 할 때, 받을 때 인사말) | 喂 wéi |
| 뵙게 되어 영광입니다. | 幸会幸会 xìnghuìxìnghuì |
| 왔구나 | 你来了 nǐláile |
| 환영합니다. | 欢迎欢迎 huānyínghuānyíng |
| 처음 뵙겠습니다. | 初次见面 chūcìjiànmiàn |
| 또 놀러 오세요 | 再来玩 zài lái wán |
| 귀찮게 해서 미안해요. | 麻烦你了 máfan nǐ le |
| 다음에 봅시다. | 改天见 gǎitiān jiàn |
| 대단히 감사해요. | 多谢 duōxiè |
| 초대해 주셔서 감사합니다. | 谢谢您的邀请 xièxie nín de yāoqǐng |
| 돌봐주셔서 감사합니다. | 谢谢您的照顾 xièxie nín de zhàogù |
| 도와주셔서 감사합니다. | 谢谢您的帮助 xièxie nín de bāngzhù |
| 또 오세요. | 欢迎您再来 huānyíng nín zài lái |
| 부인(애인) 건강하시죠? | 你爱人身体好吗? nǐ àiren shēntǐ hǎo ma |

DIALOGUE

| | |
|---|---|
| 제 대신 안부 좀 전해주세요. | 请替我问好 qǐng tì wǒ wènhǎ |
| 그 동안 어땠어? | 近来怎么样 jìnlái zěnmeyàng |
| 건강하지? | 你身体好吗? nǐ shēntǐ hǎo ma |
| 아주 좋아 | 很好 hěnhǎo(特别好/非常好) |
| 그런대로 좋아 | 还行 háixíng |
| 그저 그래 | 马马虎虎 mǎmǎhūhū |
| 미안합니다. | 对不起 duìbuqǐ |
| 죄송해요 | 抱歉 bàoqiàn |
| 괜찮아요. | 没关系 méiguānxi |
| 별 말씀을요. | 哪里哪里 nǎlinǎli |
| 별 말씀을요. | 不谢 búxiè |
| 별 말씀을요. | 不敢当 bùgǎndāng |
| 잘 부탁드립니다. | 请多多关照 qǐngduōduōguānzhào |

**친한 사이에는 경우에 따라 인사 대신 다음과 같이 정답게 말해도 됩니다**

| | |
|---|---|
| 뭐 해? | 做什么呢? zuò shénme ne |
| | /干什么呢? gàn shénme ne |
| 밥 먹었니? | 吃饭了吗? chī fàn le ma |
| 먹었어 | 已经吃了 yǐjīng chī le |

DIALOGUE

| | |
|---|---|
| 오늘 날씨 너무 좋아요! | 今天天气真好啊! jīntiān tiānqì zhēn hǎo a |
| 어디 가? (길 가다 만나면) | 你去哪儿? nǐ qù nǎr |
| 뭘 찾아? (뭘 찾고 있는 친구를 보면) | 找什么? zhǎo shénme |
| 뭐가 그리 바빠? (바쁘게 가는 친구한테는) | 忙什么? máng shénme |
| 뭘 샀는데? (뭘 사가지고 오는 친구에게는) | 买什么了? mǎi shénme le |
| 어제는 뭐했어? | 昨天做什么了? zuótiān zuò shénme le |
| 내일 일 나가? | 明天上班吗? míngtiān shàngbān ma |
| 집에 누구 있어? | 你家有人吗? nǐ jiā yǒu rén ma |
| 시간 있어? | 你有时间吗? nǐ yǒu shíjiān ma / 你有空吗? nǐ yǒu kòng ma |
| 영화나 볼까? | 要去看电影吗? yào qù kàn diànyǐng ma |
| 오시느라 수고하셨어요 | 你能来真是辛苦了 nǐ néng lái zhēnshì xīnkǔ le |
| 제가 소개해드리겠습니다. | 我帮你介绍一下 wǒ bāng nǐ jièshào yíxià |
| 경극을 보신 적 있나요? | 你看过京剧吗? nǐ kànguò jīngjù ma |
| 우리의 우정을 위해 건배 ! | 为了我们的友情干杯! wèile women de yǒuqíng gānbēi |

뭐 해? 나는 오늘 저녁에 너랑 같이 삼성아트홀로 뮤지칼을 보러 가고 싶어

干什么呢? 今晚我想跟你一起去三星艺术馆看音乐剧。
gàn shénme ne? jīnwǎn wǒ xiǎng gēn nǐ yìqǐ qù SānXīng yìshùguǎn kàn yīnyuèjù

# 02 주어 主语 Zhǔyǔ

DIALOGUE

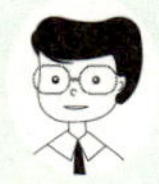

말씀 좀 여쭙겠습니다.
**请问一下。**
Qǐngwènyíxià

길 병원은 어떻게 갑니까?
**到吉医院怎么去?**
Dào jí yīyuàn zěnme qù

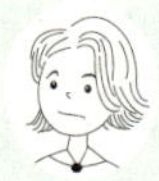

걸어서 갈겁니까?
**走着去吗?** Zǒuzhe qù ma

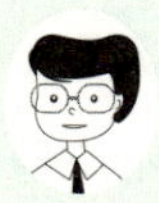

아뇨. 난 버스를 타고 갈 겁니다.
**不，我打算坐公交车去。**
Bù, wǒ dǎsuan zuò gōngjiāochē qù

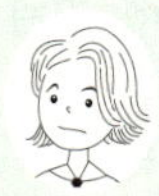

그럼 103번 버스를 타세요.
**那么坐103路车吧。**
Nàme zuò yìbǎi líng sān lù chē bā

---

一下yíxià좀~해보다. 到dào~까지. 怎么zěnme어떻게. 去qù가다. 吗ma ~입니까. 打算 dǎsuan하려고 하다
坐zuò타다 公交车gōngjiāochē버스 那么nàme그럼 从~cóng에서부터
最近zuìjìn가장 가까운, 최근 远yuǎn먼 近jìn가까운 有yǒu있다 没有méiyǒu없다
请问一下qǐngwènyíxià말씀 좀 묻겠습니다 等一下děngyīxià (=请稍候)잠깐 기다리세요
看一下吗 ? kàn yíxià ma좀 보시오(보시렵니까?) 看一下kàn yíxià좀 보다 医院yīyuàn병원

## 누가(주어)

我wǒ나 我们wǒmen우리 你nǐ너 你们 nǐmen 당신들 您nín 你의 존칭 他tā그
他们 tāmen그들 她tā그녀 她们tāmen그녀들 它tā그(동물, 물건일 때)

## 명사(사람)

医生yīshēng/大夫(dàifu)의사 护士(hùshi)간호사 药师yàoshī약사 学生xuésheng학생
中医师zhōngyīshī한의사 先生xiānsheng선생.~씨 老师lǎoshī선생님 室友shìyǒu룸메이트
青少年qīngshàonián청소년 同学tóngxué학우. 동창 同学tóngxué룸메이트 人rén사람 前辈qiánbèi선배
后辈hòubèi후배 朋友péngyou친구 人类rénlèi인류 民族mínzú민족 个人gèrén개인 父亲fùqīn아버지
母亲mǔqīn어머니 爸爸bàba아빠 妈妈māma엄마 哥哥gēge형, 오빠 弟弟dìdi남동생 姐姐jiějie누나, 언니
妹妹mèimei여동생 女儿nǚer딸 奶奶nǎinai할머니 爷爷yéye할아버지 阿姨āyí이모 姑姑gūgu고모
孙子sūnzi손자 侄子zhízi조카 弟兄dìxiong형제 叔叔shūshu삼촌. 아저씨 孩子háizi아이 儿子érzi아들
邻居línjū이웃 亲属qīnshǔ친척 小姐xiǎojie아가씨 太太tàitai부인 爱人àiren남편/부인/애인 恋人liànrén애인
少年shàonián소년 年轻人niánqīngrén젊은이 老年人lǎoniánrén노인 主人zhǔrén주인 客人kèrén손님
农夫nóngfū농부 商人shāngrén상인 会长huìzhǎng회장 老板(=董事长)lǎobǎn사장 经理jīnglǐ매니저
部长bùzhǎng부장 职员zhíyuán직원 服务员fúwùyuán종업원 出租车司机chūzūchē sījī택시기사
消防员xiāofángyuán소방관 主妇zhǔfù주부 志愿者zhìyuànzhě자원봉사자 播音员bōyīnyuán아나운서
银行职员yínháng zhíyuán은행원 厨师chúshī요리사 警卫员jǐngwèi yuán경호원 军人jūnrén군인
科长kēzhǎng과장 组长zǔzhǎng팀장 机长jīzhǎng기장 空姐kōngjiě스튜어디스 警察官jǐngchá guān경찰관
演奏家yǎnzòujiā연주자 记者jìzhě기자 法官fǎguān판사 神父shénfù신부 僧人sēngrén스님
牧师mùshī목사 教授jiàoshòu교수 作家zuòjiā작가 送餐员sòngcānyuán배달부 保安bǎo'ān경비원
歌手gēshǒu가수 保姆bǎomǔ가정부 演员yǎnyuán배우 画家huàjiā화가 翻译官fānyìguān통역(번역)

# 03 시간 时间 Shíjiān

DIALOGUE

응급환자가 급히 병원에 가야만 한다.
急诊患者需尽快去医院。 Jjízhěn huànzhě xū jìnkuài qù yīyuàn

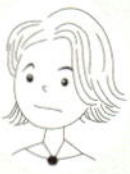

지금 급해요.
现在很紧急。
Xiànzài hěn jǐnjí

빨리 구급차를 불러 주세요.
快叫救护车。
Kuài jiào jiùhùchē

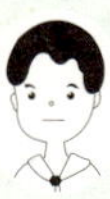

(종합병원은) 여기서 아주 멀어요.
离这里太远。
Lí zhèli tài yuǎn

구급차가 오기 전에는 절대 움직이지 마세요.
救护车来之前，千万别动。
Jiùhùchē lái zhī qián, qiānwàn bié dòng

관련단어

很hěn매우 紧急jǐnjí급하다 现在xiànzài지금, 현재 救护车jiùhùchē구급차 太tài너무
离 lí ~로부터 远yuǎn먼 别bié하지 마세요 来lái오다

DIALOGUE

## 언제 또는 시간

凌晨líng chén새벽 早上zǎo shang아침 上午shàng wǔ오전 中午zhōng wǔ점심

下午xià wǔ오후 晚上wǎn shang저녁 深夜shēn yè심야 前天qián tiān그저께

昨天zuó tiān어제 今天jīn tiān오늘 明天míng tiān내일 后天hòu tiān모레

前几天qián jǐ tiān며칠전 三天前sān tiān qián사흘전 三天后sān tiān hòu사흘뒤

过几天guò jǐ tiān며칠 뒤 那天nà tiān그 날 前年qián nián재작년 去年qù nián작년

今年jīn nián올해 明年míng nián내년 后年hòu nián후년 前几年qián jǐ nián몇 년전

三年前 sān nián qián삼년전 三年后sān nián hòu삼년뒤 几年后jǐnián hòu몇년뒤

那年nà nián그 해 一秒yìmiǎo일초 一分钟yìfēnzhōng일분 一小时yìxiǎoshí 한시간

一天yìtiān하루 一周yìzhōu 일주일 一月yīyuè한달 一年yī nián일년 时间shíjiān시간

星期一xīngqīyī월요일 星期二xīngqī'èr화요일 星期三xīngqīsān 수요일 星期四xīngqīsì목요일

星期五 xīngqīwǔ금요일 星期六xīngqīliù토요일 星期日xīngqīrì/星期天xīngqītiān일요일

春天chūntiān봄 夏天xiàtiān여름 秋天qiūtiān가을 冬天dōngtiān겨울

过去guò qù과거 现在xiànzài현재 眼前yǎnqián현재. 목전 未来wèi lái미래

最近xīnjìn/新近xīnjìn최근. 요즘 眼下yǎnxià현재. 지금 以往yǐwǎng이전

最初zuìchū최초 一辈子yíbèizi일평생 这会儿zhèhuìr이 때 终年zhōngnián일년 내내

一时yìshí불시에 终身zhōngshēn평생 昼夜zhòuyè주야 最后zuìhòu최후

平时píngshí평상시 起初qǐchū처음 清晨qīngchén이른 새벽 日夜rìyè밤낮

上旬shàngxún상순 生前shēngqián생전 事先shìxiān사전 同年tóngnián같은 해

往常wǎngcháng 평소 往年wǎngnián왕년. 옛날 前期qiánqī전기 清早qīngzǎo이른 아침

如今rújīn지금 深夜shēnyè심야 四季sìjì네 계절 同期tóngqī같은 시기

晚年wǎnnián만년. 노년 往后wǎnghòu뒷날. 앞으로 往日wǎngrì이전. 예전

# 04 장소 地点 Dìdiǎn

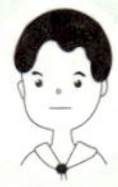

병원이 여기서 가까운가요?

**医院离这里近吗?**

Yīyuàn lí zhèli jìn ma

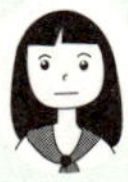

바로 옆에 있습니다

**就在旁边。**

Jiù zài pángbiān

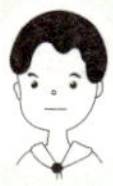

제일 가까운 약국은 어디 있어요?

**离这里最近的药局（药店）在哪儿?**

Lí zhèli zuìjìn de yàojú (yàodiàn) zài nǎr

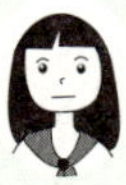

모퉁이 돌아 가면 있어요.

**拐个弯就有。**

Guǎigèwān jiù yǒu

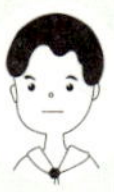

걸어서 얼마나 걸리나요?

**走路要多长时间?**

Zǒu lù yào duō cháng shíjiān

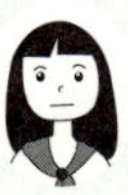

10분쯤 걸립니다.

**10分钟左右。**

Shí fēnzhōng zuǒyòu

관련단어

旁边pángbiān옆　最zuì제일, 최고로　近jìn가까운　哪儿nǎr어디　拐guǎi돌아 가다　要yào필요로 하다
长cháng길다　时间shíjiān시간　走路zǒulù걷다　分钟fēnzhōng분　左右zuǒyòu안팎, 쯤

## 어디서(장소 명사)

机场jīchǎng공항　公园gōngyuán공원　广场guǎngchǎng광장　家jiā가정　故乡gùxiāng고향

警察局jǐngchájú경찰서　火车站huǒchēzàn기차역　大学dàxué대학　动物园dòngwùyuán동물원

图书馆túshūguǎn도서관　城市chéngshì도시　村子cūnzi마을　美发厅měifàtīng/美发店měifàdiàn미용실

博物馆bówùguǎn박물관　房间fángjiān방　病房bìngfáng병실　房子fángzi집　办公室bàngōngshì사무실

百货商店bǎihuòshāngdiàn백화점　医院yīyuàn병원　超市chāoshì상점

补习班bǔxíbān/培训班péixùnbān학원　书店shūdiàn서점　报社bàoshè신문사　学校xuéxiào학교

药店yàodiàn약국　厕所cèsuǒ화장실　电影院diànyǐngyuàn극장　便利店biànlìdiàn편의점

面包店miànbāodiàn빵집　幼儿园yòu'éryuán유치원　车站chēzhàn정류장　地铁站dìtiězhàn지하철역

加油站jiāyóuzhàn주유소　办公室bàngōngshì사무실　操场cāochǎng운동장　厨房chúfáng주방

窗口chuāngkǒu창가　仓库cāngkù창고　茶馆cháguǎn찻집　饭店fàndiàn/酒店jiǔdiàn/宾馆bīnguǎn호텔

当地dāngdì현장　海滨hǎibīn해변　会场huìchǎng회의장　邮局yóujú우체국　银行yínháng은행

## 어디로(방향)

东边dōngbiān동쪽　西边xībiān서쪽　南边nánbiān남쪽　北边běibiān/北方běifāng북쪽

上边shàngbian /上面shàngmiàn위쪽　下边xiàbian/下面xiàmiàn아래쪽　下游xiàyóu(강)하류

左边zuǒbian좌측　右边yòubiān우측　两旁liǎngpáng양쪽　旁边pángbiān옆쪽

前方qiánfāng/前边qiánbiān/前头qiántou앞쪽　后边hòubian/后面hòu miàn/后头hòutou뒤쪽

外边wàibian /外头wàitou바깥쪽　里边lǐbian /里头lǐtou안쪽　对面duìmiàn건너편

中心zhōngxīn센터　中央zhōngyāng중앙　中间zhōngjiān　周围zhōuwéi주위

背面bèimiàn뒷면　远方yuǎnfāng먼 곳　左右zuǒyòu좌우/정도　上下shàng xià상하

哪儿nǎr어디　哪边nǎbiān어느 쪽　这儿zhèr여기　这边zhèbiān이 쪽　那儿nàr거기/저기

那边nàbiān그 쪽　当地dāngdì현지

# 05 숫자 数字 Shùzì

DIALOGUE

너 오늘 어때?
你今天怎么样? Nǐ jīntiān zěnmeyàng

많이 좋아졌어, 두통도 없어졌어.
已经好多了，头也不疼了。
Yǐjīng hǎo duō le, tóu yě téng le

다행이다.
太好了。 Tài hǎo le

그래, 너도 조심해. 건강이 제일이야
好的，你也要注意身体，健康是最重要的。
Hǎode, nǐ yěyào zhùyì shēntǐ, jiànkāng shì zuì zhòngyào de

네 말이 맞아.
你说的对。 Nǐ shuō de duì

질병이나 사고예방은 조심하는 게 최선이야.
避免疾病和预防事故，小心是最重要的。
Bìmiǎn jíbìng hé yùfáng shìgù xiǎoxīn shì zuì zhòngyào de

네가 10일간 입원하더니 많은 걸 느꼈구나!
你住院十天，感受到好多东西啊!
Nǐ zhùyuàn shítiān, gǎnshòudào hǎoduō dōngxi a

〈두 사람 모두 하하 哈哈 hāha〉

관련단어

怎么样?zěnmeyàng어때? 已经yǐjīng이미 很hěn /挺tǐng /太tài매우 太好了tài hǎo le너무 좋아. 잘 되었네
也yě /还hái도 注意zhùyì주의 身体shēntǐ신체 避免bìmiǎn피하다 预防yùfáng예방하다
小心xiǎoxīn조심하다 学习xuéxí공부하다 多duō많은 感受gǎnshòu느낌을 받다

### ▶ 얼마나 (숫자)

0 零 Líng .

1 一 Yī. 또는 幺 yāo(호텔방 번호, 전화번호, 군대 등에서는 1을 幺 yāo로 사용)

2 二 Èr 또는 两 [Liǎng] 갯수를 셀 때 주로 两이 사용됩니다. ex) 사람 두 명 -〉 两个人.

3 三 Sān.

4 四 Sì.

5 五 Wǔ.

6 六 Liù.

7 七 Qī.

8 八 Bā.

9 九 Jiǔ.

10 十 Shí.

100 一百 Yì bǎi.

1,000 一千 Yì qiān.

10,000 一万 Yí wàn

100,000,000 一亿 Yí yì.

### ▶ 주의 할 점

10이상의 숫자를 읽을 때 주의해야 할 것 몇 가지가 있습니다.

*100이상의 숫자의 가장 앞에 1이 들어갈 경우, 반드시 一[Yi]를 붙여서 읽어야 합니다.

11 : 十一 Shí yī

100 : 一百 Yì bǎi

1,000 : 一千 Yì qiān

10,000 : 一万 Yí wàn

100,000,000 : 一亿 Yí yì

123 : 一百二十三 Yì bǎi èr shí sān

*100이하의 단위에서는 二 Èr
1000이상의 단위에서는 两 Liǎng
12 : 十二 Shí'èr
20000 : 两万 Liǎngwàn

### ▶ 0 : 零(Líng)

- 숫자 가운데에 0이 있으면, 零Líng을 반드시 읽어야 함

305 : 三百零五 Sān bǎi líng wǔ

- 숫자 가운데에 0이 두 개 이상 있으면, 한 번만 읽어 줍니다.

3003 : 三千零三 Sān qiān líng sān

- 숫자의 마지막에 0이 들어가면 읽지 않고 생략함.

150 : 一百五十 Yì bǎi wǔ shí 또는 그냥 一百五 Yì bǎi wǔ
이런 경우 一百五를 105라고 생각하기 쉬우니 조심해야 합니다.
105는 一百零五 Yì bǎi líng wǔ
一百五元(150위안) 이라고 말할 경우, 105이 아니고 150위안입니다..

- 숫자 1의 성조에 주의해야 합니다.

숫자 1은 단독으로 읽을 때는 [Yī](1성)
1뒤에 다른 음이 결합되면 성조가 변합니다.
단독으로 읽힐 경우, [Yī](1성)
뒤에 4성, 경성이 올 경우 : [Yí](2성)
10,000 : 一万 Yí wàn
뒤에 1성, 2성, 3성이 올 경우 : [Yì](4성)
1,000 : 一千 Yì qiān
년도 읽을 때 1985년: 一, 九, 八, 五 年
전화 번호 010-1345-6789 : 零, 幺, 零, 幺, 三, 四, 五, 六, 七, 八, 九
호텔방 번호 1204호실: 幺, 二, 零, 四 号房间

# 06 동사. 형용사 动词。形容词 Dòngcí, Xíngróngcí

DIALOGUE

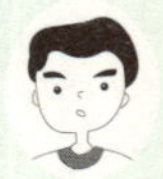

아픈 데 없니?

有没有哪里不舒服?

Yǒuméiyǒu nǎlǐ bù shūfu

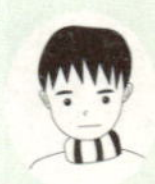

응 없어,

嗯，没有。

Ēn, méiyǒu

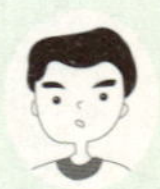

의사가 뭐라고 해?

医生怎么说的?

Yīshēng zěnmeshuō de

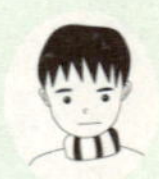

일주일 후 퇴원해도 된대.

一周后可以出院。

Yìzhōu hòu kěyǐ chūyuàn

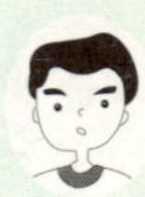

그래, 몸 조리 잘 해.

好的，那你调理好身体。

Hǎode, nà nǐ tiáolǐ hǎo shēntǐ

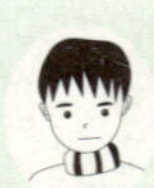

고마워

谢谢。

Xièxie

관련단어

舒服shūfu편하다 没有méiyǒu없다 医生yīshēng의사 一周yìzhōu일주일
出院chūyuàn퇴원 调理tiáolǐ조리하다

## 어떻게 하다(동사)

开处方kāichǔfāng처방하다 治疗zhìliáo치료하다 说明shuōmíng설명하다 哭kū울다

皱起zhòuqǐ찡그리다 向导xiàngdǎo안내하다 聽tīng듣다 說shuō말하다 讀dú읽다

寫xiě쓰다 看kàn보다 吃chī먹다 喝hē마시다 來lái오다 去qù가다 飛fēi 날다 做zuò 하다

住zhù 살다 穿chuān 입다, 打 dǎ 때리다 給 gěi 주다 拿ná들다 用yòng쓰다 畫 huà그리다

有yǒu있다 唱chàng노래하다 踢tī차다 拉lā당기다 走zǒu가다, 걷다 笑xiào웃다 落luò떨어지다

上去shàngqù올라가다 敲qiāo두드리다 坐zuò앉다 闻wén냄새 맡다 宣传xuānchuán선전하다

学习xuéxí 공부하다 研究yánjiū연구하다 进行jinxing진행하다 开始kāishǐ시작하다

停止tíngzhǐ정지하다 禁止jìnzhǐ금지하다 进jìn들어오다 回huí돌아가다 开kāi열다 过guò지나가다

起qǐ일어나다 来lái오다 上来shànglái올라오다 下来xiàlá내려오다i 进来jìnlái들어오다

出来chūlái나오다 回来huílái돌아오다 过来guòlái여기 오다 起来qǐlái일어나다, 자다가 일어나다

去qù가다 下去xiàqù내려가다 进去jìnqù들어가다 回去huíqù돌아가다 汽车qìchē 자동차

开车kāichē운전하다 上车hàngchē차에 오르다 下车xià chē차에서 내리다 叫车[jiàochē차를 부르다

坐车zuòchē차 타다 买车mǎichē차를 사다 住院zhùyuàn입원 出院chūyuàn퇴원

## 어떤(형용사)

疼téng아프다 痛tòng아프다 不舒服bùshūfu/不好bùhǎo안 좋다 好hǎn좋다 大dà크다 小xiǎo작다

多duō많다 少shǎo적다 高gāo높다 低dī낮다 广 kuàng guang넓다 窄 zhǎi좁다 冷lěng춥다 热rè덥다

白bái희다 黑hēi검다 黃huáng노랗다 紅hóng빨갛다 蓝lán파랗다 綠lǜ푸르다 可爱kě ài귀엽다

好看hǎo kàn예쁘다 美丽měi lì아름답다 穷qióng가난하다 近jìn가까운 远yuǎn먼 短duǎn짧다

重zhòng무겁다 轻qīng가볍다 厚hòu두껍다 薄bó얇다

# 07 목적어 宾语 Bīnyǔ

요즘 지독한 감기가 유행이어서 병원을 찾는 환자가 부쩍 늘고 있습니다.
因为最近流行感冒很严重，所以来医院的人越来越多了。
Yīnwèi zuìjìn liúxíng gǎnmào hěn yánzhòng, suǒyǐ lái yīyuànde rén yuèláiyuèduō le

DIALOGUE

상의를 벗으세요. 진찰 좀 하겠습니다.
请脱掉下上衣我帮您检查一下。
Qǐng tuō diào xià shàngyī wǒ bāng nín jiǎnchá yíxià

고열이 안내려요. 유행하는 감기 같아요.
高热不退，恐怕是最近的流行感冒。
Gāorè bú tuì  kǒngpà shì zuìjìn de liúxíng gǎnmào

입원하시는 게 좋을 것 같습니다.
最好住院观察一下。
Zuìhǎo zhùyuàn guāncháyíxià

요즘 일이 바빠서 집에서 치료하면 안 되나요?
最近工作很忙，可不可以在家吃药治疗？
Zuìjìn gōngzuò hěn máng, kěbùkěyǐ zài jiā chīyào zhìliáo

관련단어
最近zuìjìn요즘 感冒gǎnmào감기 越来越yuèláiyuè날이 갈수록 上衣 shàngyī상의
脱掉tuōdiào벗다 严重yánzhòng심각한 检查jiǎnchá진찰하다 住院zhùyuàn입원하다
高热gāorè고열 工作gōngzuò일 忙바쁘다máng 治疗zhìliáo치료하다
需要xūyào필요하다 休息xiūxi휴식하다 水果shuǐguǒ과일 蔬菜shūcài야채

**DIALOGUE**

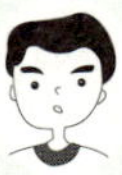

누구나 알듯이 감기는 휴식이 필요해요.

谁都知道，如果感冒的话需要休息。

Shuí dōu zhīdào, rúguǒ gǎnmào de huà xūyào xiūxi

감기 걸린 김에 집에서 쉬세요.

既然你病了，就在家里休息吧。

Jìrán nǐ bìngle, jiù zài Jiālǐ xiūxi bā

과일과 야채를 충분히 드세요.

要多吃水果和蔬菜。

Yào duō chī shuǐguǒ hé shūcài

하지만 증세가 더 심해질 수 있습니다.

不然病情很有可能恶化。

Bùrán bìngqíng hěn yǒu kěnéng èhuà

그러나 증세가 심해지면 즉시 병원에 오셔야 됩니다.

但是症状严重的话要立即来医院。

Dànshì zhèngzhuàng yánzhòng de huà yào lìjí lái Yīyuàn

## 무엇을(목적어)

名词는 보통 수량사와 같이 조합되어 주어와 목적어로 쓰이며, 상태어로도 쓰입니다. 명사는 크게 집합명사集合名词, 개체명사个体名词, 시간명사时间名词, 장소명사处所名词, 방위명사方位名词로 나눕니다.

## 명사 단어

货车huòchē화물차 火车huǒchē기차 公共汽车 gōnggòng qìchē (公交车 gōngjiāochē버스)
出租汽车chūzūqìchē택시 身体shēntǐ몸 头tóu머리 头发tóufa두발,머리카락 脸liǎn얼굴
眼睛yǎnjing눈 眼泪yǎnlèi눈물 耳朵 ěrduo귀 鼻子bízi코 嘴zuǐ입 舌头shétou혀
牙齿yáchǐ이빨 手shǒu손 手指头shǒuzhǐtou손가락 肚子dùzi배 腿tuǐ다리 脚jiǎo발 血xiě피
骨头gǔtou뼈 毛máo털 心xīn마음, 심장 话huà말 声音shēngyīn소리 影子yǐngzi그림자
衣服yīfu옷,의복 帽子màozi모자 话裤子kùzi바지 年级niánjí학년 名字míngzi이름
年纪niánjì나이 菠菜bōcài시금치 油菜yóucài유채 白菜báicài배추 韭菜jiǔcài부추
洋白菜yángbáicài양배추 蒜苔suàntái마늘 종 角瓜jiǎoguā애호박 地瓜dìguā고구마
土豆tǔdòu감자 蘑菇mógu버섯 豆芽dòuyá콩나물 辣椒làjiāo고추 萝卜luóbo무
胡萝卜húluóbo당근 大葱dàcōng대파 洋葱yángcōng양파 玉米yùmǐ옥수수 茄子qiézi가지
柿子shìzi감 番茄fānqié토마토 苹果Píngguǒ사과 香蕉xiāngjiāo바나나 橘子júzi귤 梨lí배
西瓜xīguā수박 香瓜xiāngguā참외 哈密瓜hāmìguā메론 猕猴桃míhóutáo키위 樱桃yīngtáo체리
草莓cǎoméi딸기 葡萄pútáo포도 柠檬níngméng레몬 芒果mángguǒ망고 菠萝bōluó파인애플
柚子yòuzi유자 石榴shíliu석류 书shū책 笔记本bǐjìběn공책 圆珠笔yuánzhūbǐ연필
铅笔qiānbǐ볼펜 纸zhǐ종이 账单zhàngdān계산서 收据shōujù영수증 现金xiànjīn현금
支票zhīpiào수표 零钱língqián잔돈(거스름돈) 公园Gōngyuán공원 植物园Zhíwùyuán식물원
动物园Dòngwùyuán동물원 日历rìlì달력 节日jiérì명절 公休日gōngxiūrì공휴일.
好吃的食物hǎochī de shíwù맛있는 요리 烤肉kǎoròu불고기 烤鸭kǎoyā오리구이
羊肉串yángròuchuàn양고치 电影diànyǐng영화 电视剧diànshìjù드라마
戏剧xìjù연극 音乐剧yīnyuèjù뮤지컬 频道píndào채널 遥控器yáokòngqì리모컨.

# 08 조동사 助动词 Zhùdòngcí

손님이 진열대 앞에서 약을 찾고 있다
客人在药柜寻找药物。 Kèrén zài yào guì xúnzhǎo yàowù

DIALOGUE

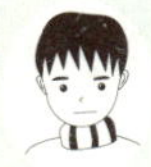
좀 봐도 될까요?
可以看一下吗?
Kěyǐ kàn yíxià ma

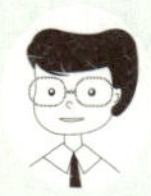
마음 껏 보세요.
请随意。 Qǐng suíyì

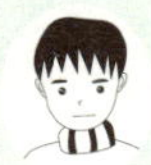
비타민을 사고 싶어요.
我想买维生素。
Wǒ xiǎng mǎi wéishēngsù

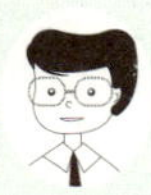
좋아요
好的。 Hǎo de

### 관련단어

看 kàn보다 请随意 qǐng suíyì 마음 껏 하세요
买 mǎi사다 维生素 wéishēngsù 비타민

### 능원동사

可以 kěyǐ ：할 수 있다. 해도 좋다.
想 xiǎng ：하고 싶다. 부정형은 想 앞에 不
要 yào ：하고자 하다. 할 것이다. 해야만 한다. 부정형은 要 앞에 不를 쓰고 要는 필요를 나타내기도 하는데 이 때의 부정형은 不用
会 huì ：할 줄 안다. 할 수 있다. 부정형은 会 앞에 不
能 néng ：할 수 있다. 능력 및 허가를 나타냄
得 děi ：해야만 한다. 부정형식은 不用
应该 yīnggāi ：마땅히 해야 한다. 틀림없이 일 것이다. 부정형식은 应该 앞에 不
肯 kěn ：기꺼이 원하다. 부정형은 不肯
愿意 yuànyì ；하기를 바라다. 자신의 바람과 일치해 동의함을 나타냄

# 09 의문대명사 疑问代名词 Yíwèn dàimíngcí

DIALOGUE

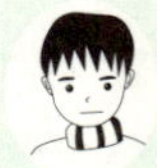

왜 아질산염이 들어간 식품이 안 좋을까요?

为什么含有亚硝酸盐的食品不好呢?

Wèishénme hányǒu yàxiāosuānyán de shípǐn bùhǎo ne

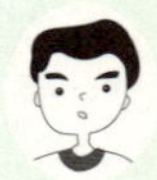

이들은 발색제 또는 방부제 역할을 합니다.
그런데 이들이 몸에 들어가면 아미노산과 반응하여 니트로소아민이 생성됩니다.

亚硝酸盐既是发色剂也是防腐剂。
但是进入人体的话会引起氨基酸的反应和亚硝酸的产生。

Yàxiāosuānyán jìshì fà sè jì yěshì fángfǔjì.dànshì jìnrù réntǐ de huà huì yǐnqǐ ānjīsuān de fǎnyìng hé yà xiāosuān de chǎnshēng

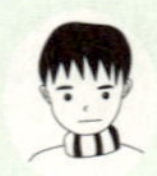

니트로소아민이 무엇이죠?

亚硝胺是什么?

Yàxiāosuān shì shénme

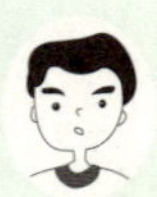

유명한 발암물질입니다.

是有名的致癌物质。

Shì yǒumíng de zhì'ái wùzhì

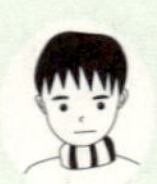

발암물질을 먹으면 암에 걸리나요?

吃了致癌物质的话会得癌症吗?

Chīle zhì'áiwùzhì de huà huì dé áizhèng ma

DIALOGUE

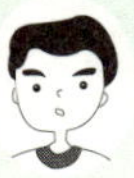

모든 사람이 암에 걸리지 않지만 암에 걸릴 확률이 높아집니다.

**不是所有人都会得癌症但致癌的概率很高。**

Búshì suǒyǒu rén dōuhuì dé áizhèng dàn zhì'ái de gàilǜ hěn gāo

색소, 방부제, 농약 등도 암이나 아토피등의 발생 원인이 될 수 있습니다.

**色素，防腐剂，农药等都是得癌症和皮肤过敏症的发病原因。**

Sèsù、fángfǔjì、nóngyào děng dōushì dé áizhèng hé pífū guòmǐnzhèng de fābìngyuányīn

亚硝酸盐yàxiāosuānyán아질산염 为什么wèishénme왜 食品shípǐn식품 人体réntǐ몸 产生chǎnshēng생성되다
有名yǒumíng유명하다 致癌物质zhì'ái wùzhì발암물질 所有suǒyǒu모든 色素sèsù색소 防腐剂fángfǔjì방부제

## 의문대명사

谁 shéi ---누가?, 누구?

什么 shénme--- 무엇?, 무슨?

哪(个) nǎ(gè) 어느?

哪儿(哪里) nǎr(nǎlǐ)--- 어디?, 어느 곳?

什么时候 shénmeshíhou ---언제?

多久duōjiǔ , 多长时间 duōchángshíjiān ---얼마동안?

怎么 zěnme--- 어떻게?

怎么样 zěnmeyàng--- 어떠한?

为什么 wèishénme--- 무엇 때문에?, 왜?

多少 duōshǎo--- 얼마나?

几 jǐ--- 몇?(10이하일 때)

多 duō--- 어느 정도?, 어느 만큼?

去康莱德酒店怎么走? Qù kāngláidé jiǔdiàn zěnme zǒu 콘래드호텔을 가려면 어떻게 가나요?

# 10 접속사 关联词 Guānliáncí

DIALOGUE

혈액검사를 했더니 지방수치가 높다고 합니다.
血液检查时脂肪数值很高。
Xuèyè jiǎnchá shí zhīfáng shùzhí hěn gāo

규칙적으로 약을 먹으면 병이 치료될까요?
按时吃药的话可以治疗病吗？
Ànshí chīyào de huà kěyǐ zhìliáo bìng ma

당신에게 달려있어요.
与你有关。
Yú nǐ yǒuguān

요즘 체중이 늘었어요.
最近的体重增加了。
Zuìjìn de tǐzhòngzēngjiāle

운동이 필요한가요?
需要运动吗?
Xūyào yùndòng ma

체중이 초과하면 약효가 적어져요.
体重过重的话药效会下降。
Tǐzhòng guòzhòngde huà yàoxiàohuì xiàjiàng

DIALOGUE

규칙적인 약 복용은 물론 규칙적인 식사와 운동이 아주 중요합니다.
매일 2시간씩 걸으면 좋아요

按时吃药，按时吃饭和运动是很重要的。
每天最好步行两个小时。

Anshí chīyào, ànshí chīfàn hé yùndòng shì hěn zhòngyào de

Měitiān zuìhǎo bùxíng liǎnggè xiǎoshí。

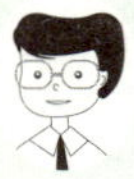

정말요? 그러나 자주 배고프고 매일 운동하는 것은 피곤합니다.

真的吗？但是常常肚子饿，每天做运动也很累。

Zhēn de ma  dànshì chángcháng dùzi è,  měitiān zuò yùndòng yě hěn lèi

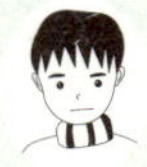

오래 지속되면 나중에 합병증이 생길 수 있습니다.

长期这样的话， 以后还会得合并症。

Chángqī zhèyàngdehuà,  yǐhòu hái huì dé hébìngzhèng

## 접속사

所以suǒyǐ그래서　因为...所以yīnwèi···suǒyǐ때문에...그래서다　从而cóng'ér그래서
但是dànshì그러나(可是/然而/不过)　但是...而且dànshì...érqiě게다가. ···뿐만 아니라
而且érqiě게다가　反而fǎn'ér오히려　哪怕nǎpà설령　虽然suīrán비록
即使jíshǐ설령　以免yǐmiǎn피하기 위해　既然jìrán기왕　不但bùdàn뿐만 아니라
连lián조차도　甚至shènzhì심지어　如果rúguǒ만약　然后ránhòu연후에
要不是yàobushì아니었다면　要不然yàoburán그렇지 않으면　由于yóuyú때문에
由于...因此yóuyú...yīncǐ때문에. ···로 인하여　于是yúshì그래서, 이리하여
不管bùguǎn(不论bùlùn)막론하고　因为yīnwèi이기 때문에　先xiān우선 하고서
为了wèile위해　否则fǒuzé만약 그렇지 않으면　又...又yòu...yòu~(이기도)하고~하다

# 11 부사 副词 Fùcí

DIALOGUE

전부 합쳐서 얼마죠?

**一共多少钱?**

Yígòng duōshǎo qián

모두 합해서 35000원입니다.

**一共35000元。**

Yígòng 35000 yuán

너무 비싸요

**太贵了。**

Tài guì le

비급여약이 있어서 좀 비싸요. 설명해드릴까요?

**因为有非医疗保险类药, 所以比较贵。需要说明一下吗?**

Yīnwèi yǒu fēi yīliáobǎoxiǎn lèi yào, suǒyǐ bǐjiào guì.

Xūyào shuōmíng yíxià ma

됐어요. 비급여약이 있는 줄은 이미 알았어요.

**不用了, 我已经知道是因为有非医疗保险类药物的原因了。**

Búyòngle, wǒ yǐjīng zhīdào shì yīnwèi yǒu fēi yīliáobǎoxiǎn lèi yàowù de yuányīn le

DIALOGUE

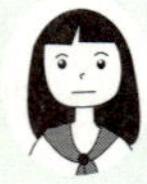

궁금하시면 자세히 일러드릴게요.

如果好奇的话，我都会仔细的解释清楚的。

Rúguǒ hàoqí de huà, wǒ dōuhuì zǐxì de jiěshì qīngchu de

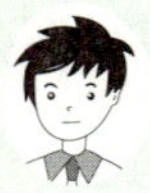

정말 친절하시군요

你真是太亲切了。。

Nǐ zhēnshì tài qīnqiè le

## 1. 정도부사

多duō훨씬. 얼마나 多么duōme얼마나,아무리 非常fēicháng광장히 更gèng더욱, 다시, 또

过guò지나치게 还hái더욱 很hěn매우, 아주, 정말 太tài몹시, 아주, 매우 挺tǐng아주, 매우

有点儿yǒudiǎnr조금, 약간 真zhēn정말로, 진실로 最zuì가장, 제일 顶dǐng아주, 대단히

更加gèngjiā더욱더, 한층 稍微shāowēi약간, 좀 至少zhìshǎo최소한, 적어도

## 2. 시간부사

本来běnlái원래,본래 曾céng일찍이,이전에,이미 从小cóngxiǎo어릴 때부터

刚gāng발금,막,꼭 后来hòulái이후,나중에 忽然hūrán갑자기,돌연 就jiù곧,즉시,이미,바로

立刻lìkè즉시,곧,당장 马上 mǎshàng 즉시,곧 始终shǐzhōng처음부터 한결같이,시종,결국

随时suíshí수시로,언제나 已经 yǐjīng 이미 一直yìzhí똑바로,곧바로,계속해서,줄곧

正在zhèngzài마짐~하고 있는 중이다 成天chéngtiān종일 赶紧gǎnjǐn서둘러,급히

即将jíjiāng곧,머지않아 尽快jǐnkuài되도록,빨리 立即lìjí즉시,곧 终于zhōngyú드디어

一度yídù한차례,한동안

### 3. 어기부사

必须bìxū반드시, 꼭~해야 한다　反而fǎn'ér도리어　反正fǎnzhèng어차피, 하여간　可 kě ~할 만하다
恐怕kǒngpà아마~일 것이다　其实qíshí사실은　千万qiānwàn제발　却què도리어, 그러나
万一wànyī만에 하나, 만약　不宜bùyí ~하는 것은 좋지 않다　反倒fǎndào오히려
偏偏piānpiān유독, 기어이, 도리어　是否shìfǒu ~인가 아닌가　无从wúcóng ~할 길이 없다, 어찔 도리가 없다.

### 4. 빈도부사

常常chángcháng늘, 항상　持续chíxù끊임없이 지속적으로　从来cónglái지금까지, 여태껏
继续jìxù계속적으로　经常jīngcháng자주, 언제나　连续liánxù연속하여　首先shǒuxiān맨 먼저,우선, 첫째

### 5. 범위부사

才cái그제서, 겨우, 기까스로　处处chùchù도처에, 어디든지, 각 방면에　都dōu모두, ~조차도　共gòng전부, 모두, 합하여　光guāng다만, 오직　全部quánbù전부　一道yīdào함께　一共yígòng전부, 모두　一齐yìqí일제히, 동시에　一起yìqǐ같이, 함께, 합해서, 전부　只是zhǐshì다만, 오직　只有zhǐyǒu오직, 오로지　大概dàgài아마도, 대개는　甚至shènzhì심지어~조차도　所有suǒyǒu모든

### 6. 상황부사

比较bǐjiào비교적　还是háishi아직도, 여전히, ~하는 편이 좋다　几乎jīhū거의, 하마터면
先xiān먼저, 우선　一会儿yíhuìr잠시, 곧이어　一口气yìkǒuqì단숨에　彼此bǐcǐ피차,서로
不得不bùdébù부득이하게~해야 한다　尽管jǐnguǎn얼마든지, 마음 놓고　幸好xìnghǎo다행히
原来yuánlái알고 보니

### 7. 긍정, 부정의 부사

别bié ~하지 마라　不bù ~이(가) 아니다　不要bùyào ~하지 말라, 요구하지 않다
没méi아직~않다, ~않다　无wú없다　一定yídìng반드시

Medical Chinese

# 부록 2

## 기타자료
## 其他材料

# 01 약에 관한 중국 속담
## 与药有关的中国俗语

郎中自病无药医 Lángzhōng zì bìng wú yàoyī
명의도 자신의 병은 못 고친다

吃药三年会行医 Chīyào sān nián huì xíngyī
병을 오래 앓다 보면 반 의사가 된다

药好不用尽摇铃 Yào hǎobú yòngjìn yáo líng
약이 좋으면 선전이 필요 없다

不要靠吃药过生活 Búyào kào chīyào guò shēnghuó
약보다 건전한 생활이 더 중요하다

伪善是最危险的毒药。 Wěishàn shì zuì wēixiǎn de dúyào
거짓이 제일 나쁜 독약이다

没有不可救药的恶习 i yǒu bùkě jiùyào de èxí.
약보다 나쁜 습관부터 고쳐야 한다

不吃黄连，不知药苦 Bù chī huánglián, bùzhī yào kǔ
소태 맛을 모르면 약이 쓴 줄 모른다

对症下药，药到病除 Duìzhèngxiàyào, yào dào Bing chú
몸상태 따라 약을 쓰면 병이 낫는다.

小病不治成大病 Xiǎobìng bú zhì Chéng dàbìng
호미로 막을걸 가래로 막는다(병을 방치하여 키운다)

**要离药罐，吸收吃饭** Yào lí yào guàn, xīshōu chīfàn
약을 멀리 하려면 손부터 씻고 식사해라

**勤吃药，不如勤洗脚** Qín chīyào, bùrú qín xǐjiāo
몸 깨끗이 하는 게 약보다 중요하다

**剃头洗脚，赛过吃药** Tìtóu xǐjiāo, sài guò chīyào
청결이 약보다 먼저다

**即脱即着，胜过服药(勤穿勤脱，胜过吃药)**
Jí tuō jízhe, shèngguò fúyào(qín chuān qín tuō, shèngguò chīyào)
추위, 더위에 옷 잘입는 게 약보다 낫다

**清爽的空气，百病的良药**
Qīngshuǎng de kōngqì, bǎi bìng de liángyào
모든 병에 신선한 공기가 좋은 약이다

**药方无贵贱，效者是灵丹**
Yàofāng wú guìjiàn, xiào zhě shì ling dān
비싸다고 좋은 약은 아니다

**不服庸医药，胜请中流医**
Bùfú yōng yīyào, shèng qǐng zhōngliú yī
돌팔이가 사람 잡는다

吃药不忌嘴，跑断大夫腿(吃药不忌口，枉费带扶手)

Chīyào bú jì zuǐ, pǎo duàn dàifu tuǐ(chīyào bú jìkǒu, wǎngfèi dài fúshǒu)

약 먹을 때 주의사항 안 지키면 의사가 아무리 애 써도 소용 없다

时间是一生一切创伤的良药

Shíjiān shì yìshēng yíqiè chuāngshāng de liángyào

시간이 약이다

纵然装入金杯，毒药还是毒药

Zòngrán zhuāngrù jīnbēi, dúyào háishì dúyào

독은 아무리 포장을 잘 해 봤자 소용없다

仙丹妙药灵芝草，不如天天练长跑

Xiāndānmiàoyào língzhī cǎo, bùrú tiāntiān liàn chángpǎo

불로초보다 매일 걷는 게 좋다

心病还须心药医 Xīnbìng hái xū xīn yàoyī

스트레스가 만병의 근원이다

笑一笑，十年少。一日三笑，不用吃药

Xiàoyíxiào, shínián shào. yírì sān xiào, búyòng chīyào

자주 웃으면 약이 필요 없다

# 02 약에 관한 한국 속담
## 与药有关的韩国俗语

개똥도 약으로 쓰려니 없다

像狗屎一样常见的药物，想用的时候却没有

Xiàng gǒushǐ yíyàng chángjiàn de yàowù,
xiǎng yòng de shíhou què méiyǒu

모르는 게 약

不知者不怪　Bùzhī zhě bú guài

까마귀 똥도 약이라니까 물에 깔긴다

乌鸦屎也是我需要的药物，但却掉入江中，让我无法得到

Wūyā shǐ yě shì wǒ xūyào de yàowù dàn què diào
rù jiāng zhōng, ràng wǒ wúfǎ dédào

사후 약방문

死后才给开处方(马后炮，事后诸葛)

Sǐhòu cái gěi kāichǔfāng(mǎhòupào, shìhòu zhūgě)

병든 놈 두고 약 지으러 갔더니 약국도 두건 쓰고 있더라

郎中自病无药医

Lángzhōng zì bìng wú yàoyī

병은 자연이 고치고 돈은 의사가 받는다

自愈的病，钱却是医生收的

Zì yù de bìng, qián què shì yīshēng shōu de

젊은이 약은 홍두깨이고 늙은이 망령에는 곰국이다

棒槌是青年人的良药，牛骨汤是老年人的良药

Bàngchui shì qīngniánrén de liángyào,

niúgǔ tāng shì lǎoniánrén de liángyào

입에 쓴 약이 몸에 좋다

良药苦口利于病

Liángyào kǔ kǒu lìyú bìng

가을 날씨 좋은 것과 늙은이 기운 좋은 것은 믿을 수 없다

老人的健康就像秋天的气候一天一变

Lǎorén de jiànkāng jiùxiàng qiūtiān de qìhòu yìtiān yí biàn

DIALOGUE

병은 소문을 내라

病了要对别人说(三人行必有我师)

Bìngle yào duì biérén shuō(sān Rénháng bìyǒuwǒshī)

병 주고 약 준다

打一巴掌给一个甜枣

Dǎ yì bāzhang gěi yígè tiánzǎo

세월이 약이다

时间治愈一切

Shíjiān zhìyù yíqiè

엄마 손이 약손이다

妈妈的手是药

Māma de shǒu shì yào

호미로 막을걸 가래로 막는다(병을 방치하여 키운다)

小病不治成大病

Xiǎobìng bú zhì Chéng dàbìng

# 03 흔히 쓰이는 약

| 阿莫西林-克拉维酸钾 Amoxicillin and Clavulanate Potassium | | |
|---|---|---|
| 红霉素 Erythromycin | 四环素 Tetracycline | 氧氟沙星 Ofloxacin |
| 左氧氟沙星 Levofloxacin | 地西洋 Diazepam | 左甲状腺素 Levothyroxine |
| 甲状腺素 Thyroxin | 碘化钾 Potassium Iodide | 肾上腺素 Epinephrine |
| 多巴胺 Dopamine | 人血白蛋白 Human Albumin | 呋塞米 Furosemide |
| 青霉素 Benzylpenicillin | 氨苄西林 Ampicillin | 万古霉素 Vancomycin |
| 阿昔洛韦 Aciciovir | 苯巴比妥 Phenobarbital | 甲硝锉 Metronidazole |
| 泼尼松 Prednisone | 氢化可的松 Hydrocortisone | 乙醇 Ethanol |
| 过氧化氢 Hydrogen Peroxide | 碘酒 Lodine Tincture | 叶酸 Folic Acid |
| 氯苯那敏 Chlorphenamine | 地塞米松 Dexamethasone | 甲泼尼龙 Methylprednisolone |
| 西米替丁 Cimetidine | 硝苯地平 Nifedipine | 吲哚美辛 Indometacin |
| 头孢拉定 Cefradine | 庆大霉素 Gentamycin | 去甲状腺肾素 Noradrenaline |
| 阿托品 Atropine | 卡那霉素 Kanamycin | 磺胺甲噁唑 Sulfamethoxazole |
| 呋喃唑酮 Furazolidone | 异烟肼 Isoniazid | 利福平 Rifampicin |
| 比嗪酰胺 Pyrazinamide | 链霉素 Streptomycin | 乙胺丁醇 Ethambutol |
| 布洛芬 Ibuprofen | 嗜酸乳酸菌<br>Lactobacillus Acidophilus | 双歧杆菌活菌制<br>Live Bifidobacterium Preparation |
| 法莫替丁 Famotidine | 雷尼替丁 Ranitidine | 奥美拉唑 Omeprazole |
| 氢氧化铝<br>Aluninium Hydroxide | 枸橼酸铋钾<br>Bismuth Potassium Citrate | 蒙脱石 Smectite |
| 克拉霉素 Clarithromycin | 硫酸镁 Magnesium Sulfat | 头孢氨苄 Cefalexin |
| 罗红霉素 Roxithromycin | 阿奇霉素 Azithromycin | 愈创甘油醚 Guaifenesin |
| 茶碱 Theophylline | 氨茶碱 Aminophylline | 三磷酸腺苷<br>Adenosine Triphosphate |
| 辅酶Q10 Coenzyme Q10 | 利多卡因 Lidocaine | 依那普利 Enalapril |
| 硝苯地平 Nifedipine | 卡托普利 Captopril | 曲安西龙 Triamcinolone |
| 尿激酶 Urokinase | 碳酸氢钠<br>Sodium Bicarbonate | 硫酸亚铁 Ferrous Sulfate |
| 富马酸亚铁<br>Ferrous Fumarate | 琥珀酸亚铁<br>Ferrous Succinate | 肝素钠 Heparin Sodium |
| 氟康唑 Fluconazole | 雌激素Estrogen(女性荷尔蒙) | 类固醇 Steroid |

# 04 Names of common diseases 흔한 질병 이름 常见疾病名称 chángjiàn jíbìng míngchēng

1.

bacteremia 菌血症
septicemia 败血症
toxemia 毒血症
uremia 尿毒症

2.

bronchitis 支气管炎
cholecystitis 胆囊炎
conjunctivitis 结膜炎
corneal inflammation 虹膜炎
corneitis 角膜炎
enteritis 肠炎
hepatitis 肝炎
meningitis 脑膜炎
myocarditis 心肌炎
rhinitis 鼻炎
peritonitis 腹膜炎
pleurisy 胸膜炎
prostateitis 前列腺炎
sinusinitis 肾盂肾炎
veinitis 静脉炎

3.

adenocarcinoma 腺癌
breast cancer 乳癌
carcinoid 类癌
carcioma of cervix 子宫颈癌
carcinima of colon 结肠癌
carcinoma of esophagus 食道癌
carcinoma of esphagus 食道癌
carcionpma of ovary 卵巢癌
carcinoma of rectum 直肠癌
carcinoma of stomach 胃癌
carcinoma of tongue 舌癌
hemangioma 血管瘤
lipoma 脂肪瘤
liver cancer 肝癌
lymphoma 淋巴癌
malignant tumor 恶性肿瘤
metastasis 转移
myeloma 骨髓癌
nasopharyngeal carcinoma 鼻咽癌
primary carcinoma of liver 原发性肝癌
skin cancer 皮肤癌

4.

Acne 痤疮
Alcoholism 酒精中毒
Anemia 贫血
angina pectoris 心绞痛
apoplexy 中风
arteriosclerosis 动脉硬化
ascites 腹水
bacillary dysentery 细菌性痢疾
bronchial asthma 支气管哮喘
bronchiectasis 支气管扩张
cardiac arrhythmia 心律紊乱
cardiac failure 心力衰竭
cataract 白内障
cerebral embolism 脑血栓
cerebral hemorrhage 脑出血
cerebral infarction 脑梗死
cerebral thrombosis 脑血栓
cirrhosis 肝硬化
congestion 瘀血
diabetes 糖尿病
dysentery 痢疾
eczema 湿疹
edema 水肿
epilepsy 癫痫
fracture 骨折
gastric ulcer 胃溃疡
glaucoma 青光眼
hemophilia 血友病
hemorrhage 出血
hemorrhoid 痔
hyperemia 充血
hyperlipemia 高脂血症
hyperopia 远视
hyperthyroidism 甲状腺功能亢进
hypertension 高血压病
hypotension 低血压病
hypoglycemia 低血糖
infertility 不育症
inflammation 炎症
influenza 流感
leukemia 白血病
liver cirrhosis 肝硬化
malaria 疟疾
measles 麻疹
migraine 偏头痛
myocardial infarction 心肌梗塞
myopia 近视
osteoporosis 骨质疏松
parkinson disease 帕金森病
renal failure 肾衰竭
retanus 热伤风
neurasthenia 神经衰弱
rheumatic fever 风湿热
rheumatoid arthritis 类风湿性关节炎
strabismus 斜视
thrombosis 血栓形成
thrombus 血栓
trauma 创伤
tuberculosis 结核病
urticarial 荨麻疹

# 05 중국 역사와 중의학 역사

## 中国历史和中医药学历史 Zhōgguó lìshǐ hé zhōngyīyàoxué lìshǐ

### 1. 중국역사 中国历史

BC

| | |
|---|---|
| 5000 경 | 兴起仰韶文化。 양사오문화(중국 황허유역 신석기) 일어남. |
| 3000 | 兴起龙山文化。 룽산문화(중국 황허유역 신석기 후기)문화 일어남. |
| 1600 | 殷王朝的兴起。 은왕조 일어남. |
| 1050 | 西周兴起, 代替殷王朝。 서주 일어나 은을 대신함. |
| 841 | 西周之乱。 주, 난 일어남. |
| 770 | 周东迁, 春秋时代开始。 주의 동천. 춘추시대 시작. |
| 552 경 | 孔子出生。 공자 출생(BC 552 ~BC 479). |
| 403 | 晋, 韩′ 魏′ 赵三国。战国时代开始。 진, 한, 위, 조 3국. 전국시대시작. |
| 221 | 秦始皇, 完成中国统一, 促进制度改革。 진시황제 중국 통일하고 제도개혁 추진. |
| 209 | 陈胜, 吴广起义。最初的农民叛乱。 진승 · 오광 군대 일으킴. 최초의 농민반란. |
| 207 | 秦灭亡, 楚汉之乱。 진 멸망, 한 · 초 싸움. |
| 202 | 刘邦即位(汉高祖~BC195)。汉兴起。 유방 즉위. 한 일어남. . |
| 200 | 汉高祖(刘邦)。在平城攻击匈奴失败。 고조(유방), 평성에서 흉노 공격, 실패. |
| 141 | 武帝即位(~BC81)。 한무제 즉위(~BC 81). |
| 139 경 | 张赛, 出使西域。 장건, 서역으로 출발. |
| 97 | 司马迁《史记》完成。 사마천, 사기 완성. |

AD (0 耶稣诞生。예수 탄생.)

| | |
|---|---|
| 9 | 王莽, 汉灭亡, 建立新国。 왕망, 한 멸하고 신 건국. |
| 25 | 刘秀即位(光武帝~57)后汉兴起。 유수 즉위(~57). 후한 일어남. |
| 105 | 蔡伦, 发明了纸。 채륜, 종이 발명. |
| 166 | 安敦(玛尔库斯`傲列里乌斯的使臣觐见)。 로마황제 사신 마르쿠스 아우렐리우스 한에 옴. |
| 184 | 黄巾之乱。 황건(黄巾)의 난. 후한 말 동요 시작. . |
| 208 | 赤壁之战。 적벽대전. |
| 220 | 曹丕, 后汉灭亡后建立魏国。 조비, 후한을 멸하고 위 건국(~ 265). |
| 221 | 刘备, 蜀国兴起。 유비, 촉 건국(~263). |
| 222 | 孙权。吴国兴起。 손권, 오 건국(~280). |
| 265 | 司马炎, 武帝 魏灭亡, 西晋兴起。 사마염, 위 멸하고 진 건국. |
| 280 | 晋, 吴国灭亡, 中国统一。 진, 오 멸하고 중국 통일. |
| 316 | 西晋灭亡, 华北5侯16国时代。 서진 멸망. 화북 5호16국시대. |
| 317 | 司马睿, 元帝, 东晋兴起。 사마예, 동진건국. |
| 376 | 前秦, 华北统一。 전진, 화북 통일. |
| 386 | 太祖道武帝, 北魏兴起。 탁발규 자립, 북위 일어남(~534). |
| 479 | 齐国兴起, 取代了宋。 제 일어나 송을 대신함. |
| 502 | 梁国兴起, 取代了齐国。 양 일어나 제를 대신함. |
| 534 | 北魏, 东西分裂。 북위, 동서로 분열. |
| 550 | 北齐兴起, 取代了东魏。 북제 일어나 동위를 대신함. |

556 北周兴起取代了西魏。 북주 일어나 서위를 대신함.
557 陈国兴起。 진 일어나 양을 대신함.
581 杨坚, 北周灭亡, 隋建国。 양견, 북주 멸하고 수 건국.
589 隋, 晋灭亡, 中国统一。 수, 진을 멸하고 중국 통일.
611 隋, 第一次侵略高句丽失败后三次失败, 开始内乱。
수, 제1차 고구려 침공에 실패 이후 3차례 시도 실패, 내란에 들어감.
618 李渊即位, 唐兴起。 이연, 수의 공제로부터 양위 받아 당 건국.
626 玄武门之变, 李世民(唐太宗)即位。 현무문의 변. 당태종 이세민 즉위. .
645 *唐太宗李世民为了攻打高句丽亲率百万大军从长安行军到辽东。(p 455 참조)
663 唐, 新罗联合军, 在白江口与倭国百济联军发生战争, 唐, 新罗联合军 胜利。
당 신라 연합군, 백강구 전투에서 백제와 왜 연합군에 승리. 동아시아 세계 변화.
668 韩半岛高句丽灭亡。 한반도의 고구려 멸망.
751 他拉斯河战役, 高仙芝的唐军大败. 伊斯兰军 胜利。
탈라스강 전투, 高仙芝의 당군 이슬람군에 대패.
907 朱全忠, 唐灭亡, 五代 : 后梁, 后唐, 后晋, 后汉, 后周兴起。 주전충, 당 멸함..
946 契丹, 称辽。 거란, 요라 칭함.
960 赵匡胤 : 太祖 北宋兴起。 조광윤, 송 건국.
979 宋, 中国统一。 송, 중국 통일.
1125 金, 辽灭亡。 금, 요 멸함.
1206 成吉思汗, 蒙古帝国成立。 칭기즈칸, 몽골제국 건국.
1234 蒙古, 金灭亡。 몽골, 금 멸함.
1271 忽必烈, 国号为元。 쿠빌라이, 국호를 원(元)이라 칭함.
1351 黄河泛滥, 红巾之乱。 황허강 대범람. 홍건적의 난 일어남.
1368 朱元璋, 太祖。明建立。 주원장, 명 건국.
1592 *朝鲜王朝发生壬辰倭乱. 明朝派遣军队支援 (p 455 참조)
1616 努尔哈赤, 后金建国。 누르하치, 後金 건국.
1636 国号为清。 국호를 청으로 고침.
1644 李自成, 进京明灭亡。 이자성, 베이징에 입성하여 명을 멸함.
1840 鸦片战争。 아편전쟁 일어남(~42). 청의 쇠퇴,
1894 清日战争。 청 · 일전쟁 일어남(~95).
1912 宣统帝退位, 清灭亡, 中华国民国建立。 선통제 퇴위, 청 멸망, 중화민국 수립.
1914 孙文, 在东京建立中华革命党。 쑨원 도쿄에서 중화혁명당 결성.
1921 建立中国共产党。 중국공산당 창립.
1927 蒋介石发起412政变, 中国分裂。毛泽东, 井冈山建立革命根据地。
장제스의 4 · 12 쿠데타로 중국 분열. 마오쩌둥 징강산에서 혁명근거지 수립.
1935 遵义会议毛泽东确定指导权。 쭌이 회의로 마오쩌둥의 주도권 확립.
1936 西安事变。 시안사건 일어남.
1937 卢沟桥事变, 中日战争开始。 루거우차오 사건으로 중일전쟁 일어남.
1941 太平洋战争。 태평양전쟁 일어남(~1945).
1942 中国整风运动开始。 중국 정풍운동 시작.
1945 日本无条件投降, 国民党, 共产党发生武装冲突。 일본 무조건 항복. 국민당 공산당 충돌.
1948 人民解放军, 东北解放, 北京不战而胜。 인민해방군 둥베이 해방. 베이징에 무혈입성.
1949 中华人民共和国成立。중화인민공화국 성립.
2013 习近平, 制定了一带一路的计划 시진핑 일대일로 계획 수립

---

习近平: 2022年相约北京冬奥会。(시진핑 : 2022년 북경동계올림픽에서 만날 것을 약속합니다)

## 우리나라와 중국 我们的国家和中国

### 1. 서기 645년에 있었던 일 AD 645年之事

당태종 이세민은 645년 초 고구려 공격을 위하여 직접 수십만 대군을 이끌고 장안에서 요동까지 장장 6개월에 걸쳐 행군했고 고구려 여러 성을 함락시킨 후 안시성을 공략하기 위해 88일간 온갖 방법을 동원하였으나 실패로 끝났습니다. 겨울이 다가오자 추위가 닥치고 양식이 떨어지면서 병사들이 전염병에 시달리자 음력 9월18일 퇴각했습니다. 그 때 안시성의 고구려 장군 양만춘에게 장유안시성장조(안시성의 장군에게 타이르며 권고하는 글)를 보냈습니다.
唐太宗李世民在645年初为了攻打高句丽亲率大军从长安到辽东行军6个月。高句丽攻陷了多个城池后,唐太宗为了攻打 安市城用了很多方法,但是都无功而返。冬天一到, 寒意渐浓, 粮草不足, 士兵们也被传染病折磨, 直到农历9月18日退军, 那时李世民为杨万春写了《奖谕安市城将诏》。

#### 奬諭安市城將詔(장유안시성장조)一部 (일부)

尔独怀拒辙之心 冒刃裹疮当矢石而贾勇 析骸釃血援枹鼓以忘身 坑臣各为君足尚晋阳之固守 矧汝今日之效死可劝后世之为臣 已擧旌表之典 永世無斁與國咸休。
어찌 너는 홀로 사마귀처럼 나에게 대드느냐? 화살과 돌이 날라와 뼈가 부서지고 피를 흘리면서도 참으며 상처를 싸매면서 북을 치며 덤빈 것은 고구려 신하로서 임금을 위해 도리를 다한 것이니 제법이구나. 목숨까지 바치려 했으니 가히 후세에 권장할 일이로다. 이미 내가 너에게 상을 내렸노라. 영원히 미워하지 말고 함께 평화를 누려보세.

### 2. 런지꽌시(인간관계)가 조선을 살린 일화. 通过人际关系拯救了朝鲜的故事。

조선에 중국어에 능통한 사람이 있었는데 통역관으로서 외교관을 따라 명나라 연경에 갔습니다. 통주에 도착하여 주막에 들렀다가 흰 소복을 입고 일하는 한 여인을 보았습니다. 통역관이 그 이유를 물으니 부모가 전염병에 걸려 동시에 사망했는데 장례 치를 돈이 없어 일한다고 대답했습니다. 통역관은 가지고 있던 돈을 모두 그녀에게 주었습니다. 그 후 아름답고 총명한 그녀는 병부상서(명나라의 국방부장관에 해당) 부인이 되었는데, 시간 있을 때마다 비단에 보은이라는 글자를 수 놓았습니다. 그 사연을 알게된 남편은 그 통역관이 다시 중국에 오기를 기다렸다가 드디어 1588년 통역관이 다시 연경에 오자 조양문까지 마중 나가서 수 놓은 비단과 함께 많은 선물을 주었습니다. 게다가 조선의 오랜 숙원 사업이었던 종계변무를 해결해 주었고 1592년 조선에 임진왜란이 일어났을 때는 명나라 군대파병에 결정적인 역할을 해주어 조선이 일본군을 물리칠 수 있었습니다.
朝鲜有一个精通汉语的人。他作为翻译官跟随外交官一起去了明朝燕京。到了通州走进一家客栈, 他看到一个女人, 但是她却穿着孝服在工作。于是问她理由时, 她说 "我的父母得传染病过世了, 因为没有钱给他们办葬礼所以出来工作" 翻译官把身上所有的钱都给了她。之后, 这个美丽又聪明的女人成为了兵部尚书的夫人, 她只要一有时间就在丝绸上绣 "报恩" 两个字。得知一切的丈夫等候翻译官的到来, 终于在1588年这个翻译官又来到北京, 丈夫走出朝阳门等待, 并送给他很多礼物。帮助他解决了朝鲜长久以来的宿愿宗系辨诬。而且1592年朝鲜发生壬辰告倭乱时, 明朝派出的军队也起到了决定性的作用。最终朝鲜打败了日本军队。

참고 参考
통역관(译官)=〉홍순언(洪純彦). 병부상서(兵部尚书)=〉석성(石星). 연경(燕京)=〉북경(北京).
조양문(朝阳门)=〉북경 동문(北京东门). 통주(通州)=〉 북경의 한 구(北京的一个区)

---

위 두 사건과 수양제의 고구려 침공은 모두 중국 왕조 흥망성쇠와 연관이 있습니다.
上述两个事件和隋炀帝进攻高句丽都与中国王朝兴亡盛衰有关

## 2. 중의약학 역사  中医药学历史

상한론 형성은 BC475~AD265(740년간)에 이루어졌고 관련 명의로는 편작. 화타. 장중경 등 관련 서적으로는

**오십미병방** : 증국에서 가장 오래된 방제서 BC168.

**황제내경** : 진, 후한, 육조시대 경험과 문헌을 집적한 것임. 한 시대 한 인물의 작품이 아님.

**신농본초경** : 중국에서 가장 오래된 약물서. 상약 120종. 중약 120종. 하약 125종. 총 365 종 약물 수재.

**상한론** : 후한시대 장중경이 집필.

**잡경** : 편작이 저술.

**중장경** : 화타가 저술.

이 후 AD265~ AD 960(695년간) 상한이론의 완성기를 거쳤고 그 후 새로운 이론이 태동하여 후세방을 발전시켜 왔습니다.

1772~1781 靑 乾隆帝에  의해 총 3,503種의 医書를 收集, 집대성한  四庫全書 編纂되었습니다.

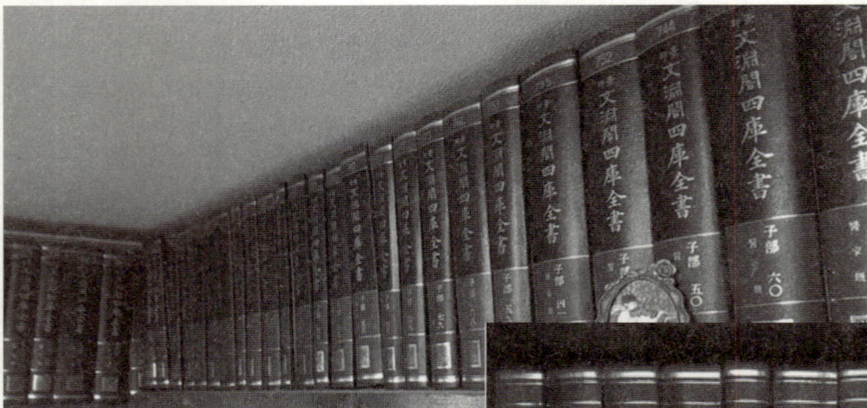


- 저자 소장 사고전서 **作者收藏 四庫全書**

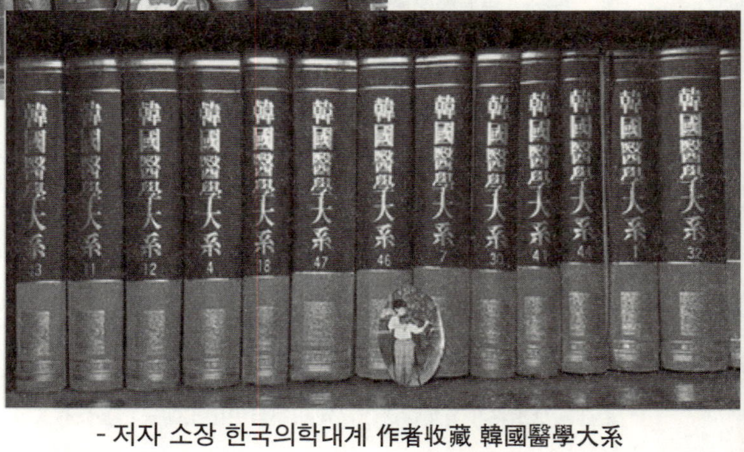


- 저자 소장 한국의학대계 **作者收藏 韓國醫學大系**

# 中医药学　略历表

| | 纪元 | | |
|---|---|---|---|
| 后汉 | 200 | 伤寒杂病论（张仲景） | |
| | | 神农本草经 | |
| | | 黄帝内经 | |
| | 300 | | |
| 隋，唐 | 600 | 百济 中医药 日本에 傳播 | |
| | | 诸病源候论（巢元方） | |
| | | 外台备药方（孙思邈） | |
| | | 千金方 | |
| | 900 | | |
| 宋 | 1200 | | |
| 金 | | | 刘河间（焦火剂） |
| 元 | 1300 | 金元四大家 | 张子和（攻下剂） |
| | | | 李东垣（补脾） |
| | | | 朱丹溪（补肾） |
| | 1400 | | |
| 明 | 1500 | 本草纲目（李时珍） | |
| | | 东医宝鉴（许浚） | |
| | 1700 | 日本的经验复古医学[复方医学][伤寒论系医学] | |
| | | **四庫全書(1772~1781)** 青 乾隆帝 **3,503**種 書籍 收集，編纂 | |
| | 1800 | 医宗宝鉴 | |
| | 1900 | 东医寿世保元（李济马）[四象学医] | |
| | | 方乐合篇（黄道渊） | |

# 용어 설명 用语解说

| | |
|---|---|
| 생리리듬 - 하루24시간 주기로 되풀이 되는 생리 및 병태리듬 | 生理节奏—一天24小时周期性重复的生理及病态节奏。 |
| 시간차 치료 - 생리리듬에 맞춰 적절한 시간에 투약 | 时间差治疗-针对生理节奏，在适当的时间投药 |
| 분해 - 고체약이 액체에서 작은 입자로 분산 | 分解-固体药在液体中分解成小的粒子 |
| 용출 - 고체약으로부터 녹아 나오는 현상 | 溶出-从固体药之中融化而出来的现象 |
| 약산성 약물 - 대부분의 유기산은 약산성 | 弱酸性药物-大部分的有机酸都是弱酸性 |
| 약알칼리 약물- 대부분의 질소기 가진 약물 | 弱碱性药物-大部分含氮期的药物 |
| 수용성 약 - 물에 녹는 약 | 水溶性的药-在水里融化的药 |
| 지용성 약 - 지질에 녹는약 | 油溶性药-在脂质里融化的药 |
| 난용성 약 - 잘 안녹는 약 | 难溶性药-很难融化的药 |
| 반감기 - 혈중농도가 50%로 줄어드는 시간 | 半减期-血中浓度减少到半所需要的时间 |
| 배출수송체 - 약을 세포막 밖으로 배출시키는 단백질 | 排出输送体-把药排出到细胞膜外的蛋白质。 |
| 흡수수송체- 약을 세포막 안으로 흡수시키는 단백질 | 吸收输送体-把药物吸收到细胞膜内的蛋白质 |
| 속방형 - 신속히 흡수 되도록 한 약 | 速放型-使迅速被吸收的药 |
| 서방형 - 서서히 흡수 되도록 한 약 | 徐放型-使渐渐被吸收的药 |
| 코팅정 - 쓴맛, 냄새 등을 없애기 위해 만든 당의정 | 覆膜片-为了清除苦的味道或气味而做的糖衣片 |
| 필름정 - 변질 방지하기 위해 특정한 필름막을 입힌 약 | 胶片-为了防止变质而盖上特定胶膜的药 |
| 시럽제 - 감미제와 변질 방지제 넣어 만든 물약 | 浆剂-放甘味剂和变质防止剂而制造的药水。 |
| 안약 - 귀약으로 대용 가능 | 眼药-可以用耳药代用 |
| 귀약 - 안약으로는 대용불가 | 耳药-用眼药代用不可 |
| 설하정 - 혀밑에서 녹아 흡수되는 약, 간을 통과하지 않음 | 舌下片-在舌的下边融化而吸收的药，不通过肝 |
| 장용정 - 위산에 의해 분해 되지 않고 소장에서 녹아 흡수 | 肠融片-不被胃酸而分解，在小肠里融化而被吸收的药 |
| 패취제 - 피부에서 흡수, 전신으로 퍼지는 약 | 皮取剂-由皮肤吸取进而扩散的全身的药 |
| 연고제 - 피부에 바르는 약. 지속성이 큼 | 软膏剂-在皮肤上抹的药，持续性很大 |
| 크림제 - 피부에 바르는 약, 흡수가 빠름 | 粉膏剂-在皮肤上抹的药，吸收很快 |

약과의 만남 07

# 각종단위 各种单位 Gèzhǒng dānwèi

## ▶ 길이 长度

| | |
|---|---|
| 1밀리미터 mm (0.001m) | 毫米háomǐ |
| 1센티미터 cm (0.01m) | 厘米límǐ/公分gōngfēn |
| 1미터 m (1.0m) | 米mǐ |
| 1킬로미터 km (1000.0m) | 公里gōnglǐ |
| 1인치 in (2.54cm) | 英寸yīngcùn |
| 1마일 mile (1.609344km) | 英里yīnglǐ |

## ▶ 무게 质量zhìliàng

| | |
|---|---|
| 1microgram ug (0.000001g) | 微克wēikè |
| 1milligram mg (0.001g) | 毫克háokè |
| 1centigram cg (0.01g) | 厘克 líkè |
| 1decigram dg (0.1g) | 分克fēnkè |
| 1gram g (1g) | 克kè |
| 1dekagram dag (10.0g) | 十克shíkè |
| 1hectogram hg (100.0g) | 百克bǎi kè |
| 1kilogram kg (1000.0g) | 千克 qiānkè /公斤gōngjīn |
| *1톤 ton (1000kg) | 吨dūn /1000.0公斤gōngjīn |
| *1근 ( 600g ) | 斤jīn (중국에서 1근은 500g 입니다) |

## ▶ 부피 体积tǐjī

| | |
|---|---|
| 1microliter ul (0.000001L) | 微升wēishēng |
| 1millililiter mL (0.001L) | 毫升háoshēng |
| 1centiliter cL (0.01L) | 厘升líshēng |
| 1deciliter dL (0.1L) | 分升fēnshēng |
| 1liter L (1.0 L) | 升shēng |
| 1dekaliter daL (10.0 L) | 十升shíshēng |
| 1hectoliter hL (100.0 L) | 百升bǎishēng |
| 1kiloliter kL (1000.0 L) | 千升qiānshēng |

## ▶ 면적 단위 面积单位

제곱 미터($m^2$) : 平方米 [píngfāngmǐ].

제곱 킬로미터($km^2$) : 平方公里 [píngfānggōnglǐ] / 平方千米 [píngfāngqiānmǐ].

1평 : 平 = 3.305785제곱미터. * 중국에서는 건물 실내 면적에서는 평 단위는
쓰지 않고 제곱 미터만 사용..

1亩 = 666.667平方米($m^2$) : [mǔ]. * 중국 농촌에서 논, 밭 등의 면적에는 亩를 사용.
(亩는 우리나라 농촌에서 사용하는 마지기와 비슷함)

## ▶화폐단위(人民币的价格单位)

*元(위엔) = 块(콰이) = RMB. 현재(2018. 12.15) 환율로는 1위엔은 한화 170원 정도.

*일상 생활에서는 元보다는 块(콰이) 또는 块钱(콰이 치엔)으로 씁니다.

*즉 상인에게 "이거 얼마에요?" 라고 물으면 상인은 "10块혹은 10块钱이라고 합니다.

*일반적으로 표기할 때는 元을 쓰고, 회화에서는 块를 쓴다고 보면 됩니다.

*지폐로는 100元, 50元, 20元, 10元, 5元, 1元 짜리가 있습니다.

*동전은 1元, 5角(지아오)= 5毛(마오), 1角(지아오)=1毛(마오) 짜리가 있습니다.

*1元=10角(지아오)=10毛(마오). 표기할 때는 角, 회화에서는 毛 또는 角을 사용합니다..

*1毛(마오)= 10分(펀). 1毛(마오) 동전을 1毛钱이라고도 부릅니다.

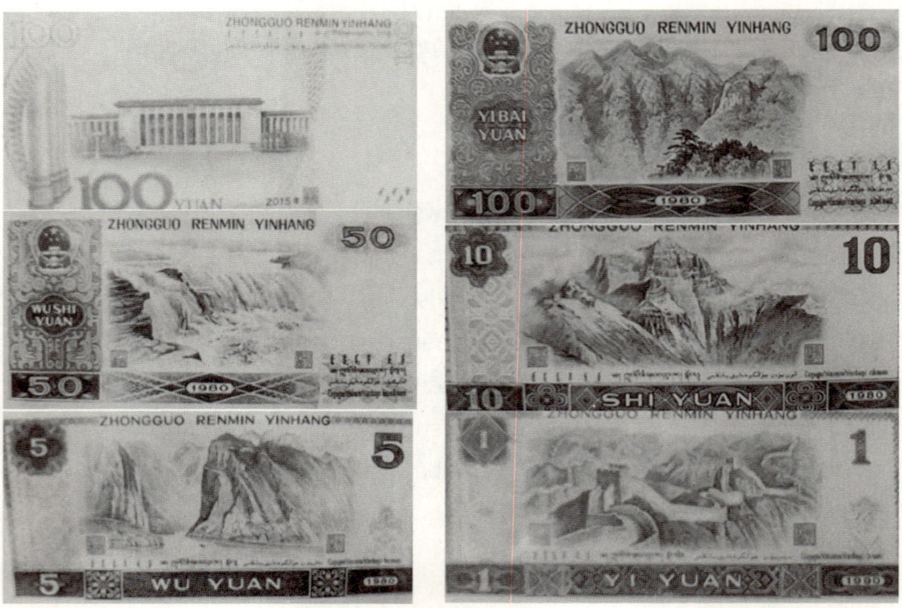

약과의 만남 08

# 약어 略语

## 약어/중국어 한국어 略语/汉语 韩语

IU/国际单位 국제단위

bid/每日两次 1일 2회

qid/每日四次 1일 4회

qw/每周一次 1주일 1회

q2h/每2小时一次 2시간마다1회

qm/每晚睡前一次 매일 자기 전 1회

cap/胶囊 캅셀

iv/静脉注射 정맥주사

Rx/处方 처방하다

sl/生理盐水注射 생리식염수

syr/糖浆 시럽

tr/酊剂 팅크제

qd/每天 매일

ih/皮下注射 피하주사

pc/餐后 식후

st/立即 즉각

os/ol/左眼 왼쪽 눈

ou/双眼 양쪽 눈 aa/各 각각

qd/每日一次 1일 1회

tid/每日三次 1일 3회

qod/隔日一次 이틀 1회

biw/两周一次 2주 1회

q8h/每8小时一次 8시간마다 1회

aq/水剂 액제

inj/注射 주사

lotion/擦剂 로션

Sig/用法 용법

sol/溶液 용액

tab/片剂 정제

umg/软膏 연고

im/肌内注射 근육주사

ac/餐前 식전

hs/睡觉时 잘 때

sos/需要时 필요 시

od/右眼 오른쪽 눈

cito/急速 빨리

---

WHO 世界卫生组织 세계보건기구

CMA 中国医学协会 중국의학협회

FDA 美国食品与药物管理局 미국식약청

WMA 世界医学协会 세계의학협회

AMA 美国医学协会 미국의학협회

NIH 美国国立卫生研究院 미국국립보건연구원

Medical Chinese

# 부록 3

## 메디컬 중국어 암기용 노트

녹음내용은 팜웨이 www.pharmway.co.kr에서 이용하세요.

## 1. 〈거리에서〉 在路上 Zài lùshàng

(몸이 아픈 사람이 거리에서 지나가는 사람에게 길을 묻습니다)
(生病的人在路上，向路人问路。)
(Shēngbìng de rén zài lùshàng, xiàng lùrén wèn lù)

A: 말씀 좀 여쭙겠는데 약국은 어디에 있나요?
请问药店在哪儿?
Qǐngwèn yàodiàn zài nǎr

B: 바로 왼쪽에 있습니다.
就在左边。
Jiùzài zuǒbian

A: 몇시에 문 닫는지 아세요?
你知道药店几点关门吗？
Nǐ zhīdào Yàodiàn jǐdiǎn guānmén ma？

B: 저녁7시 입니다.
晚上7点关门。
Wǎnshang 7 diǎn guānmén

그러나 오늘는 토요일이라 12시면 닫아요.
可是今天是星期六，药店12点就关门了。
Kěshì jīntiān shì xīngqīliù Yàodiàn12 diǎn jiù guānménle

A: 감사합니다.
谢谢。
Xièxie

## 2. 길을 묻다 问路 Wènlù

A: 말씀 좀 여쭙겠습니다. 길병원을 어떻게 갑니까?
请问一下。 到吉医院怎么去?
Qǐngwènyíxià. Dào jí yīyuàn zěnme qù

B: 걸어서 가실 거예요?
走着去吗?
Zǒuzhe qù ma

A: 아뇨. 난 버스를 타고 갈 겁니다.
不，我打算坐公交车去。
Bù, wǒ dǎsuan zuò gōngjiāochē qù

B: 그럼 103번 버스를 타세요.
那么坐103路车吧。
Nàme zuò yìbǎi líng sān lù chē bā

A: 감사합니다.
谢谢。 Xièxie

B: 천만에요.
不客气。 Búkèqi

## 3. 길 안내 指路 Zhǐ lù

A: 병원이 여기서 가까운가요?
医院离这里近吗?
Yīyuàn lí zhèli jìn ma

B: 바로 옆에 있습니다
就在旁边。 Jiù zài pángbiān

A: 제일 가까운 약국은 어디 있어요?
离这里最近的药局（药店）在哪儿?
Lí zhèli zuìjìn de yàojú (yàodiàn) zài nǎr

B: 모퉁이 돌아 가면 있어요.
拐个弯就有。 Guǎigèwān jiù yǒu

A: 걸어서 얼마나 걸리나요?
走路要多长时间?
Zǒu lù yào duō cháng shíjiān

B: 10분쯤 걸립니다.
10分钟左右。 Shí fēnzhōng zuǒyò

## 4. 병원에 가다 去医院 Qù yīyuàn

B: 오늘 어때?
你今天感觉怎么样?
Nǐ jīntiān gǎnjué zěnmeyàng

K: 말도 마. 기침이 계속 나고 열도 많아.
糟极了，我咳个不停，而且在发高烧。
Zāo jíle, wǒ ké gè bùtíng érqiě zài fā gāoshāo

B: 그럼 병원에 가야겠다. 이리 와, 같이 가 줄게.
那你必须得去医院了。来啊，我陪你一起去。
Nà nǐ bìxū děi qù yīyuàn le Lái a, wǒ péi nǐ yìqǐ qù

K: 그래. 나는 벌써 신분증하고 보험카드를
지갑에 챙겨 놓았어.
好的。身份证和医疗保险卡，都在我的钱包里，我已经带上了。
Hǎode.Shēnfènzhèng hé yīliáo bǎoxiǎnkǎ dōu zài wǒ de qiánbāo lǐ,wǒ yǐjīng dàishàngle.

B: 잘 했어. 그럼 우리 이제 병원에 가자.
好吧。那我们现在就出发去医院吧。
Hǎobā. nà women xiànzài jiù chufa qù yīyuàn bā.

## 5. 등록 儿挂 Guàhào

B: 어디서 등록하죠?
请问在哪儿挂号?
Qǐngwèn zài nǎr guàhào

A: 접수는 1층 현관 오른 쪽입니다.
挂号处就在一楼大厅的右侧。
Guàhàochù jiù zài yī lóu dàtīng de yòucè

N: 어느 과에 신청하시겠습니까?
你要挂哪科的号?
Nǐ yào guà nǎ kē de hào

B: 온몸에 붉은 반점이 생겼어요.
我全身起红疹。
Wǒ quánshēn qǐ hóng zhěn

N: 우선 피부과 진찰을 받아보시는 것이 좋을 것 같습니다.
我想你应该先去看皮肤科的大夫。
Wǒ xiǎng nǐ yīnggāi xiān qù kàn pífūkē de dàifu

## 6. 병원접수 医院挂号 Yīyuàn guàhào

N: 안녕하세요? 어디가 아프세요?
早上好，请问您哪里不舒服?
Zǎoshang hǎo, qǐngwèn nín nǎlǐ bù shūfu

K: 안녕하세요. 감기가 심한데다가 열이 무척 높아요.
早上好，我感冒很严重，而且在发高烧。
Zǎoshang hǎo, wǒ gǎnmào hěn yánzhòng, érqiě zài fā gāoshāo

N: 의료보험 가입 되었나요?
你有医疗保险吗?
Nǐ yǒu yīliáo bǎoxiǎn ma

K: 예, 의료보험에 가입되어 있습니다.
有，我有医疗保险。
Yǒu, wǒ yǒu yīliáo bǎoxiǎ

N: 우리 병원에 오신 적 있나요?
你以前来过我们医院吗?
Nǐ yǐqián láiguò wǒmen yīyuàn ma

K: 아뇨. 처음 왔어요.
没有，这是我第一次来。
Méiyǒu, zhè shì wǒ dì yīcì lái

N: 그렇군요. 그럼 이름, 나이, 성별, 주소, 연락전화번호를 써 주시면 됩니다.
这样啊，那你得填一下 你的姓名，年龄，性别，地址和联系电话。
Zhèyàng a, nà nǐ děi tián yíxià nǐ de xìngmíng, niánlíng, xìngbié, dìzhǐ hé liánxìdiànhuà

## 7. 혈액검사 血液检查 Xuèyèjiǎnchá

N: 어느 과에 신청하시겠습니까?

你要挂哪科的号?
Nǐ yào guà nǎ kē de hào

B: 저는 잘 모르겠어요.

我不知道挂哪个科?
Wǒ bùzhīdào guà nǎgè kē

N: 혈액검사를 해야겠어요.

要给你做血液检查了。
Yào gěi nǐ zuò xuèyè jiǎnchá le

언제부터 안 먹었죠?

你多久没吃过东西了?
Nǐ duōjiǔ méi chī guò dōngxi le

B: 어제 저녁부터 안 먹고 있습니다.

我在禁食当中，昨晚开始已没有再进食。
Wǒ zài jìnshí dāngzhōng, zuówǎn kāishǐ yǐ méiyǒu zài jìnshí

N: 잘 됐군요. 혈액 샘플을 채취하려고 하는데 손가락 끝을 찌르면 좀 아플 거예요.

很好，我要向你取样本。我会刺你的指头，会有一点疼。
Hěnhǎo, wǒ yào xiàng nǐ qǔ yàngběn.wǒ huì cì nǐ de zhǐtou,huì yǒu yìdiǎn téng

## 8. 진찰 시 대화 诊疗时对话 Zhěnliáo shí duìhuà

D: 가끔 머리가 아프신가요?

你有时会头痛吗?
Nǐ yǒushí huì tóutòng ma

B: 맞아요, 가끔 책을 많이 읽으면 머리가 아파요.

对，有时看书多了就会头痛。
Duì, yǒushí kànshū duō le jiù huì tóutòng

D: 턱이 가슴에 부딪치도록 머리를 앞으로 숙여 줄 수 있어요?

低头时你的下颚能否碰到你的前胸?
Dītóu shí nǐ de xiàè néngfǒu pèngdào nǐ de qiánxiōng

B: 이렇게요?

这样吗?
Zhèyàng ma

D: 그래요, 이제 뒤로 해보세요, 그렇게 하면 아픈가요?

是的，现在向后，这样做会痛吗?
Shì de, xiànzài xiàng hòu, zhèyàng zuò huì tòng ma

B: 아뇨, 안 아픈데요.

不，不会痛。
Bù, búhuì tòng

## 9. 병실 배정 安排病室 Ānpái bìng shì

N: 여기 입원카드에 써서 채워주세요.
请填写这张住院卡
Qǐng tiánxiě zhè zhāng zhùyuàn kǎ

K: 지금 바로 입원할 수 있나요? 아니면 좀 기다려야 되나요?
现在住院还是一会儿?
Xiànzài zhùyuàn háishì yíhuìer

N: 아마 지금은 안될 거예요. 비어 있는 침대가 없거든요.
恐怕现在还不行，现在没有空床位。
Kǒngpà xiànzài hái bùxíng, xiànzài méiyǒu kōng chuángwèi

K: 언제쯤 침대가 납니까?
什么时候有床位?
Shénme shíhòu yǒu chuángwèi

N: 점심 때 한 사람이 퇴원하니까 오후에야 입원할 수 있어요.
中午有位病人出院，所以你只能下午来住院。
Zhōngwǔ yǒu wèi bìngrén chūyuàn, suǒyǐ nǐ zhǐ néng xiàwǔ lái zhùyuàn

K: 네.
好的。
Hǎode

## 10. CT검사 CT检查 CT Jiǎnchá

D: 진찰을 해 봅시다. 단추를 푸세요.
我检查一下，请您把扣子解开。
Wǒ jiǎnchá yíxià, qǐng nín bǎ kòuzi jiěkāi

숨을 길게 들여 마셔보세요.
请您深吸一口气。
Qǐng nín shēn xī yìkǒuqì

B: 내가 검사받을 것이 있나요?
还要做些检查吗?
Háiyào zuò xiē jiǎnchá ma

D: 우선 CT촬영을 해야됩니다.
首先，你要做一个CT扫描。
Shǒuxiān, nǐ yào zuò yígè CT sǎomiáo

B: 어디서 하죠?
在什么地方做?
Zài Shénme dìfāng zuò

D: 방사선과 CT실입니다.
在放射科的CT室。
Zài fàngshèkē de CT shì

## 11. 병문안 探病 Tànbìng

(박연주가 입원한 지 이틀만에 친구 반고전이 꽃 한 다발을 들고 병문안 옵니다.)
(朴延洲已经住院两天了。 潘高全拿了一束鲜花来看望她。)

A: 실례합니다. 박연주가 몇 호실에 입원해 있나요?
打扰一下。请问朴延洲住在哪个病房?
Dǎrǎo yíxià. qǐngwèn Piáo Yánzhōu zhùzài nǎgè bìngfáng

N: 네. 8호실입니다.
哦，她在8号病房。
Ò, tā zài8hào bìngfáng

A: 좀 어때?
现在感觉怎么样?
Xiànzài gǎnjué zěnmeyàng

B: 좋아졌어.
好些了。
Hǎoxiē le

A: 너를 위해 사왔지.
送给你的。
Sònggěi nǐ de

B: 정말 고마워.
非常感谢。
Fēicháng gǎnxiè

## 12. 퇴원 出院 Chūyuàn

A: 아주 많이 좋아 졌구나.
你康复得很好。 Nǐ kāngfù de hěn hǎo

B: 그래? 그럼 나는 언제 퇴원할 수 있을까?
真的吗?那我什么时候能出院啊?
Zhēn de ma?nà wǒ shénmeshíhòu néng chūyuàn a

A: 네가 빨리 퇴원했으면 좋겠는데.
我希望你早点出院。
Wǒ xīwàng nǐ zǎodiǎn chūyuàn

B: 나는 여기 단지 일주일 있었는데 꼭 일년 있었던 거 같아.
我在这儿只住了一个星期，但却觉得像过了一年。
Wǒ zài zhèr zhǐ zhùle yígè xīngqī, dàn què juéde xiàng guòle yìnián

너도 조심해. 건강이 제일이야
你也要注意身体，健康是最重要的。
Hǎode, nǐ yěyào zhùyì shēntǐ, jiànkāng shì zuì zhòngyào de

A: 네가 10일간 입원하더니 많은 걸 느꼈구나! 하 하
你住院十天，感受到好多东西啊！ 哈哈
Nǐ zhùyuàn shítiān, gǎnshòudào hǎoduō dōngxi a. hāha

## 13. 퇴원 길에서 在出院的路上 Zài chūyuàn de lùshàng

(퇴원 길에 고전은 연주를 데리고 맥도날드에 들렀다.)
(在出院的路上，高全带着延洲去了麦当劳)

A: 연주야! 뭐 먹고 싶어?
延州，你想吃什么？
Yánzhōu,nǐ xiǎng chī shénme

B: 5번 세트, 저거 맛있겠다.
5号套餐，那个很好吃。
5hào tàocān, nàgè hěn hǎochī

A: 여기요! 주문할게요. 5번 세트 1개 주세요.
你好，我要点餐，给我一个5号套餐
Nǐhǎo ,Wǒ yàodiǎn cān, gěi wǒ yígè5hào tàocān

K: 여기서 먹을 건가요? 포장인가요?
在这吃还是打包带走?
Zài zhè chī háishì dǎbāodài zǒu

A: 포장입니다.
打包。
Dǎbāo

## 14. 한의원에서 在中医院 Zài zhōng yīyuàn

K: 한방의 4대 진단방법은 무엇인가요?
何为“中医四大诊法”？
Héwéi zhōngyī sì dà zhěn fǎ

D: 보고 듣고 물어보고 만져보는 것입니다.
它们是望, 闻, 问, 切。
Tāmen shì wàng, wén, wèn, qiē

긴장하지 마세요, 혀 좀 볼게요.
别紧张，请让我看看你的舌头。
Bié jǐnzhāng, qǐngràng wǒ kànkàn nǐ de shétou

혀가 희며 부었어요. 혀 위에 백태가 있어요.
你的舌质淡白, 肿，而且上面有一层白苔。
Nǐ de shé zhì dàn bái, zhǒng, érqiě shàng miàn yǒu yìcéng bái tái

K: 약을 먹어야 되나요?
我需要吃药吗?
Wǒ xūyào chīyào ma

D: 기를 돕는 약을 드셔야 될 것 같습니다.
我认为你最好服用些健脾益气的药。
Wǒ rènwéi nǐ zuìhǎo fúyòng xiē jiàn píyì qì de yào

## 15. 약국에서 在药店 Zài Yàodiàn

P: 어디가 불편하신가요?
您哪里不舒服?
Nín nǎlǐ bù shūfu

B: 네. 이 처방전 조제해 주세요.
请帮我调配这个药方
Qǐng bāng wǒ tiáopèi zhège yàofāng

P: 잠시만 기다리세요.
请稍等一下。
qǐng shāo děng yíxià

B: 몸에 좋은 비타민도 사려고 합니다.
还想买一些有益于身体的维他命。
Hái xiǎng mǎi yìxiē yǒuyìyú shēntǐ de wéitāmìng

P: 어디가 불편하신가요?
您哪里不舒服?
Nín nǎlǐ bù shūfu

B: 피곤하고 기운이 없습니다.
很累，没力气。
Hěn lèi, méi lìqi

## 16. 일반의약품非处方药 Fēi chǔfāng yào

A: 약 좀 사려구요.
我要买点儿药。
Wǒ yào mǎi diǎnr yào

저는 평소 자주 머리가 아파요. 두통약 좀 주세요.
平时头就经常疼，请给我一些治疗头疼的药。
Píngshí tóu jiù jīngcháng téng, qǐng gěi wǒ yìxiē zhìliáo tóuténg de yào

P: 처방전 가져오셨어요?
你有处方吗? Nǐ yǒu chǔfāng ma

A: 없어요. 아직 의사 진찰 안 받았어요.
没有，我还没有看医生呢。
Méiyǒu, wǒ hái méiyǒu kàn yīshēng ne

P: 그럼 일반의약품으로 드릴 수밖에 없어요.
那我只能给你开点非处方药。
Nà wǒ zhǐ néng gěi nǐ kāi diǎn fēi chǔfāng yào

A: 좋아요. 그 걸로 주세요.
好的给我那个吧。
Hǎo de, gěi wǒ nàgè bā

## 17. 진통제를 사다 买镇痛剂 Mǎi zhèntòngjì

| | |
|---|---|
| P: 무얼 도와 드릴까요? | 有什么需要帮助么?<br>Yǒu shénme xūyào bāngzhù mē |
| B: 진통제를 사고 싶어요. | 我想买镇痛剂<br>Wǒ xiǎng mǎi zhèntòngjì |
| P: 여기 있습니다. 부작용도 있으니 꼭 필요한 경우만 드세요. | 给您。因为会有副作用，所以必要的时候再吃。<br>Gěinín. Yīnwèi huì yǒu fùzuòyòng, suǒyǐ bìyào de shíhou zài chī |
| B: 제게 효능이 있을까요? | 对我会有效果吗?<br>Duì wǒ huì yǒu xiàoguǒ ma |
| P: 이 약은 비교적 안전하고 효과도 좋아요. | 这个药安全，效果也好。<br>Zhège yào ānquán, xiàoguǒ yě hǎo |
| 이 약을 드실 때 물을 많이 드세요. | 吃这个药的时候要多喝水。<br>Chī zhège yào de shíhou yào duō hē shuǐ |
| B: 알겠습니다. | 知道了。 Zhīdàole |

## 18. 注意事项 Zhùyìshìxiàng

| | |
|---|---|
| K: 약 먹을 때 주의사항 있나요? | 吃药的时候有注意事项吗?<br>Chīyào de shíhou yǒu zhùyìshìxiàng ma |
| D: 예. 있어요. | 是的，有。Shì de, yǒu |
| K: 특별히 음식을 가려 먹어야 하나요? | 我需要吃特殊饮食吗?<br>Wǒ xūyào chī tèshū yǐnshí ma |
| D: 네. 이 약은 주의해야 할 음식이 많아요. | 是的，吃这个药的时候要注意的饮食有很多。<br>Shì de, chī zhège yào de shíhou yào zhùyì de yǐnshí yǒu hěn duō |
| K: 다른 약 먹을 때도 그런가요? | 吃别的药的时候也一样吗?<br>Chī biéde yào de shíhou yě yíyàng ma |
| D: 음. 그래요. | 嗯，是的。 Ēn, shì de |
| 걱정마세요. 주의사항을 지키면 됩니다. | 不要担心，只要遵守这些注意事项就没问题。<br>Bú yào dānxīn, zhǐ yào zūnshǒu zhè xiē zhùyì shìxiàng jiù méi wèntí |

## 19. 손님이 찾는 약이 없을 경우 客人找的药没有的时候 Kèrén zhǎo de yào méiyǒu de shíhou

| | |
|---|---|
| A: 이 약을 사고 싶어요. 이게 약 포장입니다. | 我想买这种药。 这是药品的包装。<br>Wǒ xiǎng mǎi zhèzhǒng yào. Zhè shì yàopǐn de bāozhuāng |
| P: 미안합니다. 현재 이 약은 없습니다. | 对不起，我们现在没有您要找的这种药。<br>Duìbùqǐ, wǒmen xiànzài méiyǒu nín yào zhǎo de zhèzhǒng yào |
| 이 약과 같은 성분의 다른 회사약은 있어요. | 我们有含有相同成分的其他厂家生产的药。<br>Wǒmen yǒu hányǒu xiāngtóng chéngfèn de qítā chǎngjiā shēngchǎn de yào |
| A: 더 유명한 회사에서 나온 약은 없나요? | 有没有其它更有名的公司生产的药?<br>Yǒuméiyǒu qítā gèng yǒumíng de gōngsī shēngchǎn de yào |
| P: 있죠. 많은 다른 회사 약도 있어요. | 是的，有很多不同公司生产的药。<br>Shì de, yǒu hěnduō bùtóng gōngsī shēng chǎn de yào |

## 20. 조제 시 약이 없을 경우 配药时，没有药品的情况 Pèiyào shí, méiyǒu yàopǐn de qíngkuàng

| | |
|---|---|
| B: 이 처방전 조제해 줄 수 있나요? | 请给我配这张处方。<br>Qǐng gěi wǒ pèi zhè zhāng chǔfāng |
| P: 미안합니다. 그 처방약은 떨어졌어요. | 对不起，这张处方上的药品已经用完了。<br>Duìbùqǐ, zhè zhāng chǔfāng shàng de yàopǐn yǐjīng yòng wánle |
| B: 그럼 어떻게 하죠? | 那该如何是好? Nà gāi rúhé shì hǎo |
| P: 혹시 같은 성분의 약인데 다른 회사약은 어떨까요? | 你是否愿意购买其他牌子的同类药品?<br>Nǐ shìfǒu yuànyì gòumǎi qítā páizi de tónglèi yàopǐn |
| B: 그런 약의 장점이 있나요? | 服用此类药品有什么好处?<br>Fúyòng cǐlèi yàopǐn yǒu shénme hǎochù |
| P: 성분이 같고 품질도 같은데 가격이 쌉니다. | 它们是同一种药，质量相同，但是价格非常低。<br>Tāmen shì tóngyìzhǒng yào zhìliàng xiāng tóng dànshì jiàgé fēicháng dī |

## 21. 의사에게 가는 게 좋아요. 你最好是去看医生。 Nǐ zuìhǎo shì qù kàn yīshēng

A: 여기 저기 아플 때 여러 가지 약을 먹고 있는데 괜찮나요?
这也疼那也疼的时候一起吃好几 种药也没关系吗?
Zhè yě téng nà yě téng de shíhou yìqǐ chīhǎo jǐzhǒng yào yě méiguānxì ma

B: 병원 가서 종합검사를 받아 보세요.
你应该去医院做一个综合检查。
Nǐ yīnggāi qù yīyuàn zuò yígè zōnghé jiǎnchá

A: 그래요, 병원에 가겠습니다.
好的, 我会去的。
Hǎo de, wǒ huì qù de

B: 의사 선생님에게 치료를 잘 받으면 좋아질 거예요.
医生的治疗会让你好起来的。
Yīshēng de zhìliáo huì ràng nǐ hǎo qǐláide

## 22. 비급여약 非医疗保险药物 Fēi yīliáobǎoxiǎn yàowù

A: 이 처방전 조제해줄 수 있나요?
可以帮我调配这个处方吗?
Kěyǐ bāng wǒ tiáopèi zhège chǔfāng ma

P: 물론이죠.
当然可以。
Dāngrán kěyǐ

A: 약이 전부 보험적용되나요?
所有的药都可以使用医疗保险吗?
Suǒyǒu de yào dōu kěyǐ shǐyòng yīliáo bǎoxiǎn ma

P: 어디 확인해 볼까요?
我得确认一下?
Wǒ děi quèrèn yíxià

아! 일부약은 보험적용이 안됩니다.
啊, 有一部分不能使用医疗保险。
A, yǒu yíbùfēn bùnéng shǐyòng yīliáo bǎoxiǎn

A: 왜 안 되죠?
为什么不可以?
Wèishénme bù kěyǐ

P: 이 약은 비급여약입니다.
这是非医疗保险药物。
Zhè shìfēi yīliáobǎoxiǎn yàowù

## 23. 용법 用法 Yòngfǎ

P: 안녕하세요. 무엇을 도와드릴까요?
你好，需要帮忙吗?
Nǐhǎo, xūyào bāngmáng ma

A: 처방전 조제 좀 해주세요.
帮我调剂下处方。
Bāng wǒ tiáojì xià chǔfāng

P: 알겠습니다. 잠시 기다리세요.
好的。请稍等。
Hǎode. qǐng shāo děng

A: 용법은요?
用法呢?
Yòngfǎ ne

P: 1포씩 1일 3회, 3일분. 식후 30분에 드세요
要服用三天，每次一包，一天三次。
请在饭后三十分钟服用。
fúyòng sāntiān, měicì yī bāo, yìtiān sāncì.
Qǐng zài fànhòu sānshífēnzhōng fúyòng

오늘 약에는 수면제가 있어 술과 함께 드시면 안됩니다.
今天的药里包含安眠药，吃药的时候不能喝酒。
Jīntiān de yàolǐ bāohán ānmiányào,Chīyào de shíhou bùnéng hējiǔ

## 24. 약사의 복약지도1 药师的服药指导1 Yào shī de fúyào zhǐdǎo

P: 이 시럽은 냉장하세요.
这个糖浆要在冰箱里保管。
Zhège tángjiāng yào zài bīngxiāng lǐ bǎoguǎn

이 노란 약은 열이 안 나면 안 드셔도 됩니다.
这个黄色的药，如果不发烧的话，可以不吃。
Zhège huángsè de yào, rúguǒ bù fāshāo de huà, kěyǐ bù chī

이 흰색 약은 안 아프면 안 먹어도 됩니다.
这个白色的药，如果不疼的话，可以不吃。
Zhège báisè de yào, rúguǒ bù téng de huà, kěyǐ bù chī

이 시럽과 알약을 같이 드시면 안 되고 두 시간 후 복용하세요.
这个糖浆和药丸不能一起吃，要隔两个小时再吃。
Zhège tángjiāng hé yàowán bùnéng yìqǐ chī, yào gé liǎnggè xiǎoshí zài ch

2번 약은 점심약이고 1,3번 약은 아침, 저녁에 드세요.
2号药要中午吃，1号和3号是一样的药，早上和晚上吃。
èr hào yào yào zhōngwǔ chī, yí hào hé sān hào shì yíyàng de yào, zǎoshang hé wǎnshang chī

## 25. 약사의 복약지도 2 药师的服药指导2 Yào shī de fúyào zhǐdǎo 2

| | |
|---|---|
| P: 이 약은 식전 30분에 드세요. | 这个药饭前30分钟服用。<br>Zhège yào fànqián sānshí fēnzhōng fúyòng |
| 이 해열진통제는 아이가 열난다고 즉시 먹일 필요는 없고, 아프다고 하면 먹이세요. | 这个解热镇痛药不要一发烧就给孩子吃，如果实在很疼，再给他吃。<br>Zhège jiěrè zhèntòng yào búyào yì fāshāo jiù gěi háizi chī, rúguǒ shízai hěn téng, zài gěi tā chī |
| 이 콧물약은 임의로 드시지 마세요. | 这个鼻涕药不要随便吃。<br>Zhège bítì yào búyào suíbiàn chī |
| 이 약은 설사하지 않으면 먹을 필요가 없습니다. | 如果不腹泻的话，这个药不要吃。<br>Rúguǒ bù fùxiè de huà, zhège yào búyào chī |
| 이 약을 먹고 바로 눕지 마시고 30분 정도 걸으세요. | 服用这个药以后，不能躺着，要走30分钟。<br>Fúyòng zhège yào yǐhòu, bùnéng tǎngzhe, yào zǒu sānshí fēnzhōng |

## 26. 약사의 복약지도 3 药师的服药指导 3 Yào shī de fúyào zhǐdǎo 3

| | |
|---|---|
| P: 이 약은 무좀약인데 고지혈증약과 함께 복용하면 안됩니다. | 这个是脚气药，不能和高血脂药一起服用。<br>Zhège shì jiǎoqì yào, bùnéng hé gāo xuèzhī yào yìqǐ fúyòng |
| 그리고 식후 즉시 복용해야 합니다. | 而且要在饭后立即服用。<br>Érqiě yào zài fànhòu lìjí fúyòng |
| 간기능이 안 좋으면 먹지 마세요 | 肝机能不好的话不要吃<br>Gān jīnéng bùhǎo de huà búyào chī |
| 약복용 기간 중에 음주하면 안됩니다. | 在服药期间不能喝酒。<br>Zài fúyàoqījiān bùnéng hējiǔ |
| 2정씩 1일2회 드시되 일주일간 복용한 후 3주간 쉬었다가 다시 복용합니다 | 一次两粒，一天两次，服用一周后，要停药三周后再重新服用。<br>Yícì liǎnglì,yìtiān liǎngcì,fúyòng yìzhōuhòu, yào ting yào sānzhōu hòu zài chóngxīn fúyòng |

## 27. 약사의 복약지도4 药师的服药指导4 Yào shī de fúyào zhǐdǎo

P: 이 약은 매일 기상 후 드세요.
这个药每天起床以后服用。
Zhège yào měitiān qǐchuáng yǐhòu fúyòng

이 약은 일주일에 한 번 드세요.
这个药一星期吃一次。
Zhège yào yì xīngqī chī yícì

이 갈색약은 천연물질이며 고급약입니다.
这褐色的药是天然物质，是很高级的药。
Zhè hèsè de yào shì tiānrán wùzhì,
shì hěn gāojí de yào

부작용도 없고 효과도 좋습니다.
这个药没有副作用，效果显著。
Zhège yào méiyǒu fùzuòyòng, xiàoguǒ xiǎnzhù

당신한테 걷기는 아주 좋습니다.
对你来说，走路是很好的运动。
Duì nǐ lái shuō, zǒulù shì hěn hǎo de yùndòng

## 28. 약 설명 药的说明 Yào de shuōmíng

이 약은 많은 세계인이 먹는 해열제입니다.
这个药是全世界的人们服用最多的解热剂。
Zhège yào shì quánshìjiè de rénmen fúyòng zuìduō de jiěrèjì

이 약은 세계에서 가장 유명한 제약회사의 약입니다.
这个药是全世界最有名制药厂药。
Zhège yào shì quánshìjiè zuì yǒumíng zhìyàochǎng de yào

이 약은 특허약입니다.
这个是专利药品。
Zhège shì zhuānlìyàopǐn

이 약은 수입약입니다.
这是进口药。
Zhè shì jìnkǒu yào

이 약은 국산약입니다.
这是国产药。
Zhè shì guóchǎn yào

이 약은 수입약에 비해 쌉니다.
这个药比进口药便宜。
Zhège yào bǐ jìnkǒu yào piányi

## 29. 계산대에서 在结算台 Zài jiésuàn tái

| | |
|---|---|
| A: 얼마죠? | 多少钱?<br>duōshǎo qián |
| P: 전부 합해서 2300원입니다. | 总共2300元。<br>Zǒnggòng 2300 yuán |
| A: 여기 있어요. | 给您。<br>Gěi nín |
| P: 여기 약 있습니다. | 这是您的药。<br>Zhè shì nín de yào |
| A: 고마워요, 어떻게 먹죠? | 谢谢，每次吃几片? Xièxie，měicì chī jǐpiàn |
| P: 죄송해요. 자세한 것은 방금 그 약사님께 가서 물어보세요. | 抱歉关于药物的具体情况恐怕你还得去问刚才那位药剂师。<br>Bàoqiàn guānyú yàowù de jùtǐqíngkuàng kǒngpà nǐ hái děi qù wèn gāngcái nà wèi yàojishī |

## 30. 부작용이 있나요? 有什么副作用吗? Yǒu shénme fùzuòyòng ma

| | |
|---|---|
| P: 하루 세 번 한 알씩 식후에 드세요. | 一天3次，一次1片，饭后服用。<br>Yìtiān 3 cì, yícì 1 piàn, fànhòu fúyòng |
| A: 부작용이 있나요? | 有什么副作用吗?<br>Yǒu shénme fùzuòyòng ma |
| P: 보통은 별로 없어요. | 一般来说没有什么副作用。<br>Yìbānláishuō méiyǒu shénme fùzuòyòng |
| A: 음식 먹을 때 주의사항 있나요? | 我在饮食上有什么要注意的吗?<br>Wǒ zài yǐnshí shàng yǒu shénme yào zhùyì de ma |
| P: 예 있어요. 새우하고 술은 들지 마세요. | 有，你最好不要吃虾，切忌喝酒。<br>Yǒu, nǐ zuìhǎo búyào chī xiā, qièjì hē jiǔ |
| 물 많이 마시고 충분한 휴식 취하는 것도 명심하세요. | 记得多喝水多休息。<br>Jìdé duō hē shuǐ duō xiūxi |

## 31. 감기는 만병의 근원 感冒是万病之源 Gǎnmào shì wàn Bing zhī yuán

D: 어디가 안 좋으세요?
你哪里不舒服?
Nǐ nǎlǐ bù shūfu

A: 감기가 심해요. 기침이 심하고 고열도 있어요.
我肯定是得了重感冒，咳得很厉害还发高烧。
Wǒ kěndìng shì déle zhònggǎnmào, ké de hěn lìhai, hái fā gāoshāo

D: 그런 증상이 얼마나 되었나요?
这种情况有多长时间了?
Zhèzhǒng qíngkuàng yǒu duōcháng shíjiānle

P: 4일요.
四天了。Sì tiān le

D: 감기는 만병의 근원이기에 소홀히 하면 안 됩니다.
感冒也是万病的根源，不可以疏忽。
Gǎnmào yě shì wàn Bing de gēnyuán, bùkěyǐ shūhu

수일이 지났는데도 오히려 증세가 심해지면 반드시 의사의 진찰을 받아야 합니다
几天过去了，症状反而 更加严重了，一定要去接受医生的检查。
Jǐtiān guòqùle,zhèngzhuàng fǎn’ ér gèngjiā yánzhòng le,yídìng yào qù jiēshòu yīshēng de jiǎnchá

## 32. 단순한 코감기 单纯的流鼻涕感冒 Dānchún de liú bítì gǎnmào

(갑자기 기온이 떨어졌다. 퇴근길에 회사원 한 명이 찬 바람을 맞으며 걷다가 콧물이 나와 약국에 들어옵니다.)
(气温突然下降，一名职员走在下班的路上被冷风 吹过后流鼻涕，所以走进药店。)

P: 안녕하세요. 어떻게 오셨죠?
您好。您怎么了?
Nínhǎo, nín zěnme le

K: 콧물이 나와요.
流鼻涕了 Liú bítì le

P: 심한가요?
严重吗? Yánzhòng ma

K: 아뇨. 다른 증상은 없어요
不严重。没有其他症状了。
Bù yánzhòng. Méiyǒu qítā zhèngzhuàng le.

P: 그 정도면 약을 먹지 않아도 됩니다.
这种程度的症状是不用吃药的。
Zhè zhǒng chéngdù de zhèngzhuàng shì búyòng chīyào de

## 33. 감기와 항생제 처방 感冒与抗生素处方 Gǎnmào yǔ kàngshēngsù chǔfāng

P: 안녕하세요. 어떻게 오셨죠?

您好，有什么可以帮您?

Nín hǎo,yǒu shénme kěyǐ bāng nín

A: 목이 심하게 아프고 기침이 납니다.

喉咙很疼，还咳嗽。

Hóulóng hěn téng, hái késou

P: 오, 좋아 보이지 않는군요.

啊，看起来有点严重。

A, kànqǐlái yǒudiǎn yánzhòng

A: 마이신 줄 수 있나요?

可以给我链霉素吗?

Kěyǐ gěi wǒ liànméisù ma

P: 처방전이 없으면 항생제 종류를 드릴 수 없습니다.

如果没有处方是不能给您抗生素类药的。

Rúguǒ méiyǒu chǔfāng shì bùnéng gěi nín kàngshēngsù lèi yàowù de

## 34. 코가 막히나요? 鼻子不通气吗? Bízi bùtōngqì ma

D: 코가 막히나요?

鼻子不通气吗?

Bízi bùtōngqì ma

B: 네. 목도 아파요.

是的，我喉咙也很痛。

Shìde, wǒ hóulóng yě hěn tòng

D: 입 벌리고 "아" 해보세요

现在张嘴说"啊"

Xiànzài zhāngzuǐ shuō: "a"

B: 아~아.

"啊..."

"a······"

D: 걱정 말아요. 말하신 대로 독감에 걸리셨어요.

别担心，就像你说的那样只是得了重感冒。

Bié dānxīn, jiùxiàng nǐ shuō de nàyàng, zhǐshì déle zhònggǎnmào

## 35. 타이레놀 泰诺林 Tàinuòlín

| | |
|---|---|
| P: 안 좋아 보이네요. 약을 드셔야겠군요. | 看起来不太好，要吃药。<br>Kànqǐlái bú tàihǎo, yào chīyào |
| B: 심한 두통이 있어요 | 我有剧烈的头痛。<br>Wo yǒu jùliè de tóutòng |
| P: 이 약은 타이레놀입니다. | 这是泰诺林。<br>Zhè shì tàinuòlín |
| 타이레놀은 위장장애는 거의 없습니다.. | 泰诺林几乎没有胃肠障碍<br>Tàinuòlín jīhū méiyǒu wèicháng zhàngài, |
| 그러나 간 독성이 있어. 음주 후 먹으면 간에 몹시 해롭습니다. | 如果喝酒后吃泰诺林会对肝造成很大的损害<br>Rúguǒ hējiǔ hòu chī tàinuòlín huì duì gān zàochéng hěn dà de sǔnhài. |

## 36. 비염 鼻炎 Bíyán

| | |
|---|---|
| B: 일주일 동안 콧물이 나와요. 찬 공기를 쐬면 더욱 심해요. | 流鼻涕已经一个星期了。受冷风的话更严重。<br>Liúbítì yǐjīng yígè xīngqī le. Shòu lěngfēng de huà, gèng yánzhòng |
| P: 의사한테 가보셨나요? | 你去看医生了吗？ qù kàn yīshēng le ma |
| B: 예, 의사가 비염이라고 합니다. 여기 처방전 있습니다. | 是的，医生说是鼻炎。这是药方。<br>Shìde, yīshēng shuō shì bíyán zhè shì yàofāng |
| P: 여기 약 있습니다. 1정씩 1일 1회 드세요. | 这是你的药。一天一次一次一片。<br>Zhè shì nǐ de yào. Yìtiān 1 cì yícì yípiàn |
| B: 이 약은 부작용이 있습니까? | 这药有副作用吗?<br>Zhè yào yǒu fùzuòyòng ma |
| P: 졸림, 어지럼증이 있을 수 있습니다. | 可能会发困或头晕。<br>Kěnéng huì fā kùn huò tóuyūn |

## 37. 알러지성 비염 过敏性鼻炎 Guòmǐnxìng bíyán

P: 심한 코감기에 걸리셨군요.
得了很严重的鼻感冒。
Déle hěn yánzhòng de bígǎnmào

B: 아녜요, 난 겨울철 찬 공기에 알레르기가 있어요.
不是，我对冬天的寒冷空气过敏。
Búshì, wǒ duì dōngtiān de hánlěng kōngqì guòmǐn

P: 그래요?
是吗？ Shìma
여기 알레르기성 비염약이 있습니다.
这里有过敏性鼻炎的药。
Zhèli yǒu guòmǐnxìng bíyán de yào

물을 충분히 드시고 약 복용 후 기계조작이나 운전을 하지 마세요.
一定要充分的喝水，
吃这药以后避免开车和操作机器等。
Yídìng yào chōngfèn de hē shuǐ, chī zhè yào yǐhòu bìmiǎn kāichē hé cāozuò jīqì děng

사용하기도 편하고 효과도 좋은 나잘 스프레이도 있습니다.
使用很方便，效果也很好的鼻喷剂。
Shǐyòng hěn fāngbiàn, xiàoguǒ yě hěn hǎo de bí pēn jì

## 38. 인후통 咽喉疼 Yānhóuténg

A: 인후통 원인이 뭐죠?
咽喉疼痛的原因呢?
Yānhóuténgtòng de yuányīn ne

P: 인후통 주요 원인은 감기, 바이러스성 인후염입니다.
咽喉疼痛的主要原因有感冒，病毒性咽炎。
Yānhóu téngtòng de zhǔyào yuányīn yǒu gǎnmào, bìngdúxìng yānyán

A: 어떻게 통증을 해결하죠?
怎么样可使疼痛缓解呢?
Zěnmeyàng kě shǐ téngtòng huǎnjiě ne

P: 진정제나 비스테로이드성 소염진통제로 합니다.
服用镇定药，非甾体类抗炎药。
Fúyòng zhèndìng yào, fēi zāi tǐ lèi kàngyán yào

A: 2일분만 주세요.
给我开2天的。
Gěi wǒ kāi 2 tiān de

P: 이 약이 당신의 통증을 없애줄 것입니다.
这药可以消除你的病痛。
Zhè yào kěyǐ xiāochú nǐ de bìngtòng

## 39. 편도선염 扁桃腺炎 Biǎntáoxiànyán

P: 목이 계속 아픈가요?

一直嗓子疼吗?
Yìzhí sǎngzi téng ma

A: 침을 삼킬 때 목이 아프고 음식을 먹을 때 목이 아프지 않아요.

咽口水的时候嗓子疼吃食物的时候不疼。
Yàn kǒushuǐ de shíhou sǎngzi téng, chī shíwù de shíhoubù téng

P: 그렇다면 편도선염이군요.

那看来是扁桃腺炎。
Nà kànlái shì biǎntáoxiàn yán

A: 처방해 주세요.

请给我开处方。
Qǐng gěi wǒ kāi chǔfāng

P: 그럼요, 2분만 기다리세요.

好吧，请稍等两分钟。
Hǎo ba, qǐng shāo děng liǎngfēnzhōng

여기 있습니다. 빨리 회복하세요.

给你，希望您能早日康复。
Gěi nǐ, xīwàng nín néng zǎorìkāngfù

## 40. 기관지염 支气管炎 Zhīqìguǎnyán

K: 나는 기침에 가래가 나와요.

我咳嗽有痰。
Wǒ késou yǒu tán,

D: 옛날에 결핵을 앓았나요?

你以前得过肺结核吗?
Nǐ yǐqián dé guò fèijiéhé ma

K: 아뇨.

没得过。
Méi déguò

D: 이 약을 드시면 됩니다.

吃这个药就可以
Chī zhège yào jiù kěyǐ

3일간 복용 후 효과가 없으면 병원에 가셔서 진찰을 받으세요.

如果连用3天不见效果马上去医院检查一下。
Rúguǒ liányòng 3 tiān bújiàn xiàoguǒ mǎshàng qù yīyuàn jiǎnchá yíxià

과량 복용하면 경련 같은 공황, 흥분, 경련 증상이 옵니다.

超剂量可能引起下列症状震颤, 兴奋, 痉挛。
Chāo jìliàng kěnéng yǐnqǐ xiàliè zhèng zhuàng zhènchàn, xīngfèn, jìngluán

## 41. 신종플루 甲型流感 Jiǎ xíng liúgǎn

D: 신종플루 증상이고 요즘 흔한 병입니다.
你有甲型流感的症状，是最近常见的病。
Nǐ yǒu jiǎxíng liúgǎn de zhèngzhuàng, shì zuìjìn chángjiàn de bìng

B: 무슨 약을 먹어야 할까요?
那我该吃什么药呢?
Nà wǒ gāi chī shénme yào ne

D: 타미플루가 신종플루에 대해서 매우 효과적인 약입니다.
Tamiflu 对流感很有效果。
Tamiflu, Duì liúgǎn hěn yǒu xiàoguǒ

B: 어떻게 먹죠?
怎么服用呢?
Zěnme fúyòng ne

D: 1정씩 1일 2회 5일간 복용하면 완치 됩니다.
一天2次，每次吃一片。连用5天可痊愈。
Yìtiān 2 cì,měicì chī yípiàn.liányòng 5 tiān kě quányù

증상 발견 후 48시간내에 먹어야 합니다.
定在出现病症48个小时以内,
Yídìng zài chūxiàn bìngzhèng 48 gè xiǎoshí yǐnèi,

## 42. 소화불량 消化不良 Xiāohuàbùliáng

A: 배가 불편하고 더부룩해요.
肚子不舒服，我感到肚子里胀胀的.
Dùzi bù shūfu, wǒ gǎndào dùzi lǐ zhàngzhàng de

밥맛이 전혀 없어요.
一点胃口都没有。
Yīdiǎn wèikǒu dōu méiyǒu

P: 우선 여기 소화제를 드셔야겠습니다.
首先要服用消化剂。
Shǒuxiān yào fúyòng xiāohuà jì

그리고 적당한 운동을 해 보세요.
而且要适当的做一些运动。
Érqiě yào shìdàng de zuò yìxiē yùndòng

A: 말씀대로 해보겠습니다. 감사합니다.
我会按照您说的去做，多谢。
Wǒ huì ànzhào nín shuō de qù zuò, duōxiè

## 43. 위궤양 胃溃疡 Wèikuìyáng

A: 저는 위궤양이 있습니다. 어떻게 해야 할까요?
我有胃溃疡。怎么办才好呢?
Wǒ yǒu wèikuìyáng. zěnmebàn cái hǎo ne

P: 비타민 B2와 제산제를 권합니다.
我建议你吃维生素B2和制酸剂。
Wǒ jiànyì nǐ chī wéishēngsùB2 hé zhìsuānjì

A: 주의사항은 무엇이 있나요?
该注意些什么?
Gāi zhùyì xiē shénme

P: 우선 위장에 자극성 음식을 피하세요.
首先不要吃对胃有刺激性的食物,
Shǒuxiān búyào chī duì wèi yǒu cìjīxìng de shíwù,

A: 좋아요. 그렇게 하겠습니다.
好的，听你的。
Hǎo de, ting nǐ de

이 약들을 포장해 줄 수 있나요?
可以帮我把这些药包起来吗?
Kěyǐ bāng wǒ bǎ zhèxiē yào bāo qǐlái ma

P: 그럼요, 바로 해드리겠습니다.
当然可以的，马上就好。
Dāngrán kěyǐ de, mǎshàng jiù hǎo

## 44. 여행중 설사 旅行时腹泻 Lǚxíng shí fùxiè

B: 오늘 아침 설사가 나고 배가 아팠어요.
今天早上腹泻了还有腹痛。
Jīntiān zǎoshang fùxièle háiyǒu fùtòng

P: 최근에 외국에 다녀 온 적이 있나요?
最近有出国吗?
Zuìjìn yǒu chūguó ma

B: 예, 엊그제 중국에서 돌아왔지요,
有，前天从中国回来的,
Yǒu, qiántiān cóng Zhōngguó huílái de,

P: 어떤 음식을 드셨나요?
吃什么了?
Chī shénme le

B: 양꼬치를 먹었습니다.
吃了羊肉串。
chīle yángròuchuàn

P: 여기 지사제가 있어요.
这是止泻剂。
Zhè shì zhǐxiè jì

## 45. 시메티딘 甲睛咪胺 Jiǎ jīng mī àn

A: 지난 달 의사는 내가 위궤양이 있다고 말했어요.
上个月医生说我得了胃溃疡。
Shànggèyuè yīshēng shuō wǒ déle wèikuì yáng

P: 좋아 보이지 않군요.
看起来不太好。
Kànqǐlái bú tài hǎo

최근에 무슨 약을 복용하셨나요?
最近你服用了什么药呢?
Zuìjìn nǐ fúyòng le shénme yào ne

A: 가끔 액체 약을 먹었어요.
有的时候服用口服溶液。
Yǒude shíhou fúyòng kǒufú róngyè

P: 이 알약은 소화성 궤양에 쓰는 시메티딘 입니다.
这药片是消化性溃疡用的甲睛咪胺。
Zhè yàopiàn shì xiāohuà xìng kuìyáng yòng de jiǎ jīng mī àn

## 46. 설사 腹泻 Fùxiè

K: 배가 아파요. 설사를 자주 해요.
肚子疼。经常腹泻。
Dùzǐténg jīngcháng fùxiè

토하고 구역질에 속이 쓰리기도 해요.
呕吐，反胃，感到胃火辣辣的。
Ǒutù fǎnwèi. gǎndào wèi huǒlàlà de

처음엔 변비, 며칠 지나 설사를 해요.
一开始是便秘，过了几天就拉肚子。
Yìkāishǐ shì biànmì, guòle jǐtiān jiù lādùzǐ

그래서 기운도 없어요.
所以现在没有力气。
Suǒyǐ xiànzài méiyǒu lìqi

어떻게 하죠?
怎么办?
Zěnmebàn

P: 제산제와 항생제 그리고 영양제가 필요합니다.
那你需要制酸剂和抗生素，还需要营养剂。
Nà nǐ xūyào zhìsuānjì hé kàngshēngsù hái xūyào yíngyǎngjì

## 47. 디곡신 地高辛 Dìgāoxīn

| | |
|---|---|
| B: 가슴이 답답하고 운동할 때 호흡이 곤란해요. | 胸口发闷。运动的时候，呼吸困难。<br>Xiōngkǒu fāmēn. Yùndòng de shíhou, hūxī kùnnán |
| P: 이 약은 심장박동을 적당히 유지해주는 디곡신이란 약입니다.<br>매일 아침 조식 후 한 정씩 복용 하십시오. | 这药是维持心搏适当跳动的地高辛。<br>Zhè yào shì wéichí xīn bó shìdàng tiàodòng de dìgāoxīn<br>每天吃完早饭后吃一颗。<br>Měitiān chī wán zǎofàn hòu chī yìkē |
| B: 가끔 조식을 안 먹을 때 복용하는 것을 잊어버립니다. | 有时候，不吃早饭的话会忘记吃药。<br>Yǒushíhòu, bù chī zǎofàn de huà huì wàngjì chīyào |
| P: 12시간 이내에 잊은 것이 생각나면 생각나는 즉시 복용하세요. | 12小时内想起来没吃药的话，要马上补吃。<br>12 xiǎoshí nèi xiǎngqǐlái méichīyào de huà, yào mǎshàng bǔ chī. |

## 48. 니트로글리세린 설하정 硝化甘油 舌下片 Xiāohuàgānyóu shéxiàpiàn

| | |
|---|---|
| P: 의사한테서 약 사용법은 들었나요? | 你听见医生说这药怎么服用了吗?<br>Nǐ tīngjiàn yīshēng shuō zhè yào zěnme fúyòngle ma |
| B: 예 항상 가지고 다니고 협심증발작을 느낄 때 즉시 먹어야 한다고 했어요. | 是，常常带着。心绞痛的时候及时服用。<br>Shì, chángcháng dàizhe. xīnjiǎotòng de shíhou jíshí fúyòng |
| P: 약을 혀 밑에서 놓고 완전히 녹을 때까지 두어야 합니다. | 要含在舌下直到融化为止。<br>Yào hán zài shé xià zhídào rónghuàwéi zhǐ |
| A: 통증이 멈추지 않으면 다시 먹어도 되나요? | 万一不能止痛的话，可以再吃吗?<br>Wànyī bùnéng zhǐtòng de huà, kěyǐ zài chīmā |
| P: B: 예, 5분 이내에 통증이 사라지지 않는다면 한 알을 더 먹어도 됩니다. | 可以，如果5分钟之内还是不能止痛的话，就再吃一粒。<br>Kěyǐ, rúguǒ 5fēnzhōng zhīnèi háishì bùnéng zhǐtòng de huà Jiù zài chī yílì |
| 뚜껑 열고 나서 3개월 이내에 복용하여야 합니다. | 打开瓶盖之后，必须要在3个月内服用<br>Dǎkāi pínggài zhīhòu, bìxū yào zài 3gè yuè nèi fúyòng |

## 49. 고혈압 증세 高血压的症状 Gāoxuèyā de zhèngzhuàng

| | |
|---|---|
| D: 요즘 어떻습니까? | 近来你感觉怎么样?<br>Jìnlái nǐ gǎnjué zěnmeyàng |
| K: 요즘 계속 어지럽고 두통도 심해요. | 最近我总是感到一阵阵晕眩，头也疼得厉害。<br>Zuìjìn wǒ zǒngshì gǎndào yízhènzhèn yūnxuàn, tóu yě téng de lìhai |
| D: 어디가 아프고 두통이 얼마 동안 계속 되나요? | 哪个部位疼? 头疼持续多长时间了?<br>Nǎgè bùwèi téng ? tóuténg chíxù duō cháng shíjiān le |
| K: 여기가 아파요, 신경쓰면 바로 아파요. 너무 안 좋아요. | 就这里，似乎我一紧张头就疼。<br>Jiù zhèli, sìhū wǒ yì jǐnzhāng tóu jiù téng |
| D: 고혈압증상은 뒷덜미가 땡기고 어지러우면서 눈이 침침해지는 것입니다. | 高血压症状是后脖颈有紧绷感并感到头晕目眩。<br>Gāoxuèyā zhèngzhuàng shìhòu bógěng yǒu jǐnbēnggǎn bìng gǎndào tóuyūnmùxuàn. |

## 50. 고혈압 高血压 Gāoxuèyā

| | |
|---|---|
| D: 이 선생님! 혈압이 매우 높습니다. | 李先生，你的血压很高。<br>Lǐxiānshēng, nǐ de xuèyā hěn gāo |
| K: 저 이제 겨우 40살인데 늙어야 걸리는 병 아닌가요? | 我只有30岁，这不是老年人才有的毛病吗?<br>Wǒ zhǐyǒu 40suì, zhè búshì lǎonián réncái yǒude máobìng ma |
| D: 아닙니다. 어떠한 연령층에서도 발병할 수 있습니다.<br>치료 안하면 중풍, 심장병, 신장손상, 사망에 이르게까지 됩니다. | 不是，在任何年龄都可能发生。<br>Búshì, zài rènhé niánlíng dōu kěnéng fāshēng<br>如果不治疗，高血压可以导致中风，心脏病，肾脏损 害和死亡。<br>Rúguǒ bú zhìliáo, gāoxuèyā kěyǐ dǎozhì zhòngfēng, xīnzàngbìng shènzàng sǔnhài hé sǐwáng |
| K: 고혈압이 치명적인 병인 줄 몰랐네요. | 不知高血压是否是致命疾病<br>Bùzhī gāoxuèyā shìfǒu shì zhìmìng jíbìng |

## 51. 고혈압의 원인이 뭐죠? 高血压的病因是什么呢? Gāoxuèyā de bìngyīn shì shénme ne?

D: 두 가지 종류가 있는데 첫 번째로는 본태성 고혈압입니다.
共有两种高血压，第一种叫基本性高血压。
Gòngyǒu liǎngzhǒng gāoxuèyā, dìyīzhǒng jiào jīběnxìng gāoxuèyā

또 한 가지는 속발성 고혈압입니다.
另外一种叫从属性高血压，
Lìngwài yìzhǒng jiào cóng shǔxìng gāoxuè yā,

K: 우리 아버지도 고혈압이 있습니다.
我的父亲也有高血压。
Wǒ de fùqīn yě yǒu gāoxuèyā

D: 그렇군요. 유전일 수도 있습니다.
是的，高血压有时是会遗传的。
Shì de, gāoxuèyā yǒushí shì huì yíchuán de

질병 때문에 생기는 고혈압은 치료할 수 있습니다.
由疾病引发的高血压可以治疗
Yóu jíbìng yǐnfā de gāoxuèyā kěyǐ zhìliáo

## 52. 고혈압 高血压 Gāoxuèyā

K: 저는 아직 컨디션이 좋고 긴장하지도 않으며 가슴이 두근거리지도 않아요.
我精神很好我并不紧张，也没有心悸。
Wǒ jīngshén hěnhǎo wǒ bìng bù jǐnzhāng, yě méiyǒu xīnjì

D: 병이 막 시작해서 그럴 것입니다
皆因毛病才刚开始。
Jiē yīn máobìng cái gāngkāishǐ.

K: 그 밖에 나에게 올 문제는요?
它会带给我其他麻烦吗?
T ā huì dàigěi wǒ qítā máfan ma

D: 중풍이 될 수도 있습니다.
会，它可能会使你中风。
Huì, tā kěnéng huì shǐ nǐ zhòngfēng

K: 그럼 반신불수가 되겠군요.
那就会使我瘫痪了。
Nà jiù huì shǐ wǒ tānhuànle

D: 그렇습니다. 중풍은 전신 혹은 부분 마비가 될 수 있습니다.
是的，中风会使全身或部分瘫痪。
Shì de, zhòngfēng huì shǐ quánshēn huò bùfen tānhuàn

## 53. 고혈압약 高血压药 Gāoxuèyā yào

K: 저에게 약을 처방 해 주실 건가요?

你是不是要给我开药?

Nǐ shìbúshì yào gěi wǒ kāi yào

D: 네, 몇 가지 알약들은 처방해 드리죠.

是的，我会开一些药丸片给你。

Shì de, wǒ huì kāi yìxiē yàopian gěi nǐ

처방하려는 약은 이뇨제로 불리는 약입니다.

我要开的药叫利尿剂，

Wǒ yào kāi de yào jiào lìniàojì

칼륨이 오줌과 함께 빠져나갑니다.

钾会经小便排出体外。

Jiǎ huì jīng xiǎobiàn pái chū tǐ wài

전해질 농도가 낮아지면 신체균형이
무너져 위험해질 수 있어요.

电解质浓度低的话，身体均衡会被破坏。所以很危险。

Diànjiězhì nóngdù dī de huà, shēntǐ jūnhéng huì bèi pòhuài。Suǒyǐ hěn wēixiǎn

## 54. 당뇨병 糖尿病 Tángniàobìng

C: 당뇨병이 뭐죠?

什么是糖尿病?

Shénme shì tángniàobìng

D: 당뇨병은 혈당이 이상적으로 올라가는
만성질환입니다.

糖尿病是一种伴有异常血糖增高的慢性病。

Tángniàobìng shì yìzhǒng bànyǒu yìcháng xuètáng zēnggāo de mànxìngbìng.

C: 당뇨병의 주요 증상은 뭐죠?

糖尿病的主要症状是什么?

Tángniàobìng de zhǔyào zhèngzhuàng shì shénme

D: 주로 다음, 다뇨, 다식인데 체중은
오히려 감소하는 증상입니다.

主要表现为饮水多，排尿多，吃得多但是同时体重减轻。

Zhǔyào biǎoxiàn wéi yǐnshuǐ duō, páiniào duō, chīdeduō dànshì tóngshí tǐzhòng jiǎnqīng

C: 저는 어떻게 혈당을 조절해야 할까요?

我要怎么样才能控制我的血糖?

Wǒ yào zěnmeyàng cái néng kòngzhì wǒ de xuètáng

D: 다이어트를 하시고, 당뇨식단을 짜서
준수하며 약을 복용하셔야 합니다.

你要减肥，尊守严格的糖尿病食谱开始服药。

Nǐ yào jiǎnféi, zūnshǒu yángé de tángniàobìng shípǔ kāishǐ fúyào

## 55. 약물요법은 단지 보조일 뿐입니다. 药物疗法只是辅助而已。 Yàowù liáofǎ zhǐshì fǔzhù éryǐ

C: 입원해서 당뇨치료를 받아야 합니까?

我需要住院来治疗糖尿病吗?
Wǒ xūyào zhùyuàn láizhìliáo tángniàobìng ma

D: 그럴 필요는 없어요. 집에서 약 먹으며 치료하셔도 가능합니다.

不用，你可以在家里开始吃糖尿病药。
Búyòng, nǐkěyǐ zài jiālǐ kāishǐ chī tángniào bìng yào

식사요법과 운동요법은 당뇨병치료에서 기본입니다.

饮食和运动疗法是治疗糖尿病的基本方法。
Yǐnshí hé yùndòng liáofǎ shì zhìliáo tang niàobìng de jīběn fāngfǎ

C: 그렇군요.

原来如此。
Yuánláirúcǐ

D: 약물요법은 단지 보조일 뿐입니다.

药物疗法只是辅助而已。
Yàowù liáofǎ zhǐshì fǔzhù éryǐ

## 56. 당뇨병 치료약은 처방약입니다. 糖尿病药是处方药。 Tángniàobìng yào shì chùfāngyào

P: 이 약은 당뇨병에 대한 약입니다.

这个药是治疗糖尿病的药。
Zhège yào shì zhìliáo tángniàobìng de yào

당뇨병 치료약은 처방약입니다.

糖尿病药是处方药。
Tángniàobìng yào shì chùfāngyào

A: 합병증이 있나요? 저는 무엇을 주의해야 합니까?

有并发症吗?　我需要小心什么?
Yǒu bìngfāzhèng ma Wǒ xūyào xiǎoxīn shénme

P: 제일 좋은 방법은 혈당을 정상 수치 이하로 내리는 겁니다.

最好的方法是把血糖控制在正常水平以下，
Zuìhǎo de fāngfǎ shì bǎ xuètáng kòngzhìzài zhèngcháng shuǐpíng yǐxià

## 57. 당뇨병약 糖尿病药 Tángniàobìng yào

P: 이 녹색 약이 아마릴입니다.

这绿色药是亚莫利阿玛尔。

Zhè lǜsè yào shì Yàmòlì āmǎěr

이 약은 인슈린 분비를 촉진시키고 혈당치를 낮추는 작용을 합니다.

这药可以促进胰岛素分泌，使糖尿值下降。

Zhè yào kěyǐ cùjìn yídǎosù fēnmì. shǐ táng niào zhí xiàjiàng

C: 어떻게 먹나요?

怎么吃?

Zěnme chī

P: 매일 한정씩 아침식전 30분에 복용하세요.

每天早饭前30分钟食用。

Měitiān zǎofàn qián 30fēnzhōng shíyòng

C: 평소에 뭘 주의해야 하나요?

我平时需要注意些什么?

Wǒ píngshí xūyào zhùyì xiē shénme

P: 두발을 깨끗이 하여 감염으로부터 보호해야 합니다.

你还要尽可能保持双脚干净以防感染。

Nǐ háiyào jìn kěnéng bǎochí shuāngjiǎo gānjìng yǐfáng gǎnrǎn

## 58. 신장병 肾病 Shènbìng

K: 저의 신장병은 무엇으로 인해 발병되는 건가요?

我的肾病起因是什么?

Wǒ de shènbìng qǐyīn shì shénme

D: 환자분은 면역문제 입니다.

你是免疫问题。

Nǐ, shì miǎnyì wèntí

K: 이 병은 유전이 될 수 있습니까?

这疾病会遗传吗?

Zhè jíbìng huì yíchuán ma

D: 그럴 수도 있죠.

也许会。

Yě xǔ huì

K: 신장조직 절편 검사는 위험합니까?

肾组织切片检查有哪些危险?

Shèn zǔzhī qiēpiànjiǎnchá yǒu nǎxiē wēixiǎn

D: 심각한 경우는 출혈이 있을 수 있습니다.

最严重的是流血。

Zuì yánzhòng de shì liúxuè

## 59. 천식치료 哮喘的治疗 Xiàochuǎn de zhìliáo

K: 제가 매일 약을 복용해야 합니까?
我需要每天都服食药物吗?
Wǒ xūyào měitiān dōu fúshí yàowù ma

D: 한 동안은 매일 아침에 약을 복용하셔야 됩니다.
暂时你每天都要服药,
Zànshí nǐ měitiān dōu yào fúyào,

K: 어떤 약이 그 외 다른 것들보다 나에게 적합할까요?
除此之外, 没有更适合我的药吗?
Chúcǐzhīwài, méiyǒu gèng shìhé wǒ de yào ma

D: 약효시간이 긴 흡입기가 제일 적합할 듯 합니다.
药效持久的吸入器是最适合你的。
Yàoxiào chíjiǔ de xīrù qì shì zuì shìhé nǐ de

K: 어떻게 발작을 막을 수 있죠?
我如何能防止发作?
Wǒ rúhé néng fángzhǐ fāzuò

D: 확실한 건, 환자께서 발작을 일으키는 매개체와의 접촉을 피하시는 겁니다.
很明显, 你应避免接触引发哮喘的媒介。
Hěn míngxiǎn, nǐ yīng bìmiǎn jiēchù yǐnfā xiàochuǎn de méijiè

## 60. 해열제 退热药 Tuì rè yào

A: 열이 나면서 머리가 아파요.
发烧了所以头疼。
Fāshāole suǒyǐ tóuténg

P: 어떻게 아프세요?
怎么个疼法?
Zěnmegè téng fǎ

A: 두통이 심한데, 쪼개지듯 아파요.
我的头很痛, 像要裂开一样疼
Wǒ de tóu hěn tong, xiàng yào lièkāi yíyàng téng

P: 며칠 되었죠?
几天了?
jǐtiān le

A: 이틀 되었습니다.
两天了。
Liǎngtiān le

P: 조금 참았다가 계속 아프면 이 해열제를 드세요.
稍微忍一忍, 一直疼的话吃这个解热剂。
Shāowēi rěnyīrěn, yìzhí téng de huà chī zhège jiěrè jì

## 61. 비타민 维生素 Wéishēngsù

P: 안녕하세요? 뭘 도와드릴까요?
你好，有什么可以帮助你的吗?
Nǐhǎo, yǒu shénme kěyǐ bāngzhù nǐ de ma

A: 요즘 기운이 없어요. 비타민이 필요하다고 생각해요.
最近没有力气，我觉得需要补充维生素。
Zuìjìn méiyǒu lìqi, wǒ juéde xūyào bǔchōng wéishēngsù

P: 식욕은 어떠신가요?
您的食欲怎么样?
Nín de shíyù zěnmeyàng

A: 식욕이 없고 거의 먹지 못해요.
没有胃口。基本上吃不了。
Méiyǒu wèikǒu jīběnshàng chībùliǎo

P: 종합비타민을 권하고 싶습니다.
이것이 식욕을 좋게 할 겁니다.
我推荐给你综合维他命，
它会增进你的食欲。
Wǒ tuījiàn gěi nǐ zōnghé wéitāmìng,
tā huì zēngjìn nǐ de shíyù

## 62. 비타민은 과용해도 되나요? 过量服用维他命可以吗? Guòliàngfúyòng wéitāmìng kěyǐ ma

D: 아시다시피 비타민 결핍은 병을 유발할 수 있어요.
众所周知缺乏维他命会引起疾病。
Zhòngsuǒzhōuzhī quēfá wéitāmìng huì yǐnqǐ jíbìng

B: 비타민은 과용해도 되나요?
过量服用维他命可以吗?
Guòliàngfúyòng wéitāmìng kěyǐ ma

D: 수용성 비타민은 많이 복용해도 쉽게 소변으로 배설됩니다.
水溶性的话大量服用也可以通过尿液排出。
Shuǐróngxìng dehuà dàliàng fúyòng yě kěyǐ tōng guò niàoyè páichū

반면에 지용성 비타민은 문제를 야기할 수 있습니다.
相反，脂溶性维他命容易引发问题。
Xiāngfǎn, zhīróngxìng wéitāmìng róngyì yǐnfā wèntí

B: 네. 잘 알겠습니다.
好的，我知道了。
Hǎo de, wǒ zhīdàole

## 63. 항산화 영양제 抗氧化营养剂 Kàngyǎnghuà yíngyǎng jì

| | |
|---|---|
| B: 안녕하세요, 영양제를 사려고 하는데 좋은 영양제를 추천해 주세요. | 你好，我想买营养补剂，请您推荐一下。<br>Nǐhǎo, wǒ xiǎng mǎi yíngyǎng bǔ jì, qǐng nín tuījiàn yíxià |
| P: 누가 먹을 건가요? | 是谁服用呢?<br>Shì shuí fúyòng ne |
| B: 제가 먹을 겁니다. | 是我自己要服药。<br>Shì wǒ zìjǐ yào fúyào |
| P: 편식하거나 식사량이 적은가요? | 你平时有偏食或饮食量少吗?<br>Nǐ píngshí yǒu piānshí huò yǐnshí liàng shǎo ma |
| B: 아녜요, 잘 먹고 건강한 편입니다. | 没有，平时我有好好吃东西比较健康<br>Méiyǒu,píngshí wǒ yǒu hǎohao chī dōngxi bǐjiào jiàn |
| P: 그렇다면 항산화 영양제를 추천합니다. | 那我推荐抗氧化营养补剂。<br>Nà wǒ tuījiàn kàngyǎnghuà yíngyǎng bǔ jì |

## 64. 항산화가 뭐죠? 抗氧化是什么呢? Kàngyǎnghuà shì shénme ne

| | |
|---|---|
| P: Free radical을 없애 주는 것을 항산화라고 합니다. | 自由基清除自由基的就叫抗氧化。<br>Zìyóu jī(freeradical)qīngchú zìyóu jī de jiù jiào kàngyǎnghuà |
| B: Free radical이 나쁜 건가요? | 那自由基是不好的吗?<br>Nà zìyóu jī shì bùhǎo de ma |
| P: 원래는 그렇지 않습니다. | 原来不是这样<br>Yuánlái búshì zhèyàng |
| 하지만 노화촉진과 암 등 각종 질병을 유발할 수 있습니다. | 但是会引起老化，癌症等各种疾病<br>Dànshì huì yǐnqǐ lǎohuà, áizhèng děng gèzhǒng jíbìng |
| 현대인에게는 항산화 영양제가 필요하겠군요. | 对现代人来说抗氧化营养补剂是很必要的<br>Duì xiàndàirén láishuō kàngyǎnghuà yíng yǎng bǔ jì shì hěn bìyào de |

## 65. 간장약 肝脏药 Gānzàng yào

K: 간장약 있나요?

有肝脏药吗?

Yǒu gānzàng yào ma

P: 예. 여러 가지 약이 있습니다. 간장에 문제가 있나요?

有的。 肝脏药有很多种。肝脏有不适吗?

Yǒude. gānzàng yào yǒu hěnduō zhǒng. gānzàng yǒu búshì ma

K: 아닙니다. 줄곧 술을 과음해서 건강을 위해 약을 복용하는 것이 좋을 듯 해서요.

不是, 一直过量喝酒, 所以为了健康, 想吃保护肝脏 的药。

Búshì, yìzhí guòliàng hē jiǔ, suǒyǐ wèile jiànkāng, xiǎng chī bǎohù gānzàng de yào

P: 과한 음주는 간장병을 일으키기 쉽지요.

过量饮酒的话, 容易会发生肝脏疾病。

Guòliàngyǐnjiǔ de huà, róngyì huì fāshēng gānzàng jíbìng

이 약을 권합니다.

我推荐这药给你。

Wǒ tuījiàn zhè yào gěi nǐ

이 약은 간에 필수적인 실리마린이 들어 있습니다.

这药有水飞蓟素的成份。

Zhè yào yǒu shuǐfēijìsù de chéngfèn.

## 66. 빈혈약 贫血药 Pínxuè yào

A: 가끔 어지럽습니다.

有时候觉得头晕。

Yǒushíhòu juéde tóuyūn

P: 빈혈 같아요. 약이 필요해요.

可能是贫血, 需要补血药。

Kěnéngshì pínxiě, xūyào bǔxuè yào

A: 어제 병원에 갔었지요. 의사가 철결핍성 빈혈이라고 하더군요.

昨天去医院了, 医生说是缺铁性贫血。

Zuótiān qù yīyuàn le, yīshēng shuōshì quētiě xìng pínxiě

P: 처방전을 받으셨나요?

拿到处方了吗?

Ná dào chùfàng le ma

A: 아니요. 처방전 없이 약을 살 수 있다고 하던데요.

没有, 听说没有处方也可以买药的。

Méiyǒu, tīngshuō méiyǒu chǔfāng yě kěyǐ mǎi yào de

## 67. 관절약 关节药 Guānjiéyán

B: 관절에 좋은 것을 사고 싶습니다.
想买一些对关节好的药。
Xiǎng mǎi yìxiē duì guānjié hǎo de yào

P: 건강식품과 건강에 좋은 의약품이 있습니다. 누가 먹을 건가요?
我们有保健食品和保健药品，请问是哪位服用呢?
Wǒmen yǒu bǎojiànshípǐn hé bǎojiànyàopǐn, qǐngwèn shì nǎ wèi fúyòng ne?

B: 할머니요. 무릎통증으로 고생하고 계십니다.
是奶奶，因关节疼痛很是受罪。
Shì nǎinai, yīn guānjiéténgtòng hěnshì shòuzuì

P: 관절염인 것 같습니다.
应该是关节炎,
Yīnggāi shì guānjiéyán,

인기가 상당히 좋은 제품을 추천 합니다.
我推荐您 最近反响非常好的健康食品。
Wǒ tuījiàn nín zuìjìn fǎnxiǎng fēicháng hǎo de jiànkāng shípǐn

여기 글루코사민이 있습니다.
这是氨基葡萄糖。
Zhè shì ānjīpútáotáng

## 68. 칼슘 영양제 补钙营养剂 Bǔgài yíngyǎng jì

K: 제 아이가 키 크는데 도움되는 약이 있나요?
有帮助孩子长高的药吗?
Yǒu bāngzhù háizi zhǎnggāo de yào ma

P: 예. 여기 있습니다. 이건 약이 아니고 기능성 건강식품이지요.
有，但这不是药，是功能性保健食品。
Yǒu, dàn zhè búshì yào, shì gōngnéngxìng bǎojiànshípǐn

성장에 필요한 20여 가지 성분을 함유하고 있습니다.
它含有有利于孩子成长所需要的20多种成分。
Tā hányǒu yǒulìyú háizǐ chéngzhǎng suǒ xūyào de 20duōzhǒng chéngfèn

K: 얼마 인가요?
多少钱?
Duōshǎoqián

P: 한 통이 5만원으로 3개월 분이고 효과 보려면 최소한 9개월 이상 먹어야 합니다.
一盒5万，是3个月用量，一盒可服用3个月,
想见效，最少要服用9个月。
Yìhé 5wàn, shì 3gè yuè yòngliàng, yìhé kě fúyòng 3gè yuè , xiǎng jiànxiào, zuì shǎo yào fúyòng 9gè yuè

## 69. 엽산 叶酸 Yèsuān

C: 엽산이 산모에게 좋은가요?

叶酸对孕妇有好处吗?
Yèsuān duì yùnfù yǒu hǎochù ma

P: 네. 자궁이 건강해지고 태아발육에도 좋고 기형아 출산, 유산을 방지해줍니다.

嗯，有好处。有助于子宫健康和胎儿的发育，防止畸形儿的出生和流产。
Ēn, yǒu hǎochù. Yǒuzhùyú zǐgōng jiànkāng hé tāier de fāyù, fángzhǐ jīxíngér de chūshēng hé liúchǎn

C: 남자에게는 필요 없나요?

男性就不需要叶酸了吗?
Nánxìng jiù bùxūyào yèsuān le ma

P: 아닙니다. 남자도 필요해요.

不，男性也需要。
Bù, nánxìng yě xūyào

엽산 섭취량이 많은 남성일수록 건강한 정자를 만듭니다.

叶酸吸取多的男性可产生更好的精子。
Yèsuān xīqǔ duō de nánxìng kě chǎnshēng gèng hǎo de jīngzǐ

C: 불임 부부가 먹으면 좋겠네요.

怀孕的夫妻吃叶酸的话会有很多好处啊。
Huáiyùn de fūqī chī yèsuān de huà huì yǒu hěnduō hǎochù a

## 70. 치질 痔疮 Zhìchuāng

C: 치질 때문에 어젯밤에 잠을 잘 수가 없었어요.

因为痔疮，昨天晚上没睡好。
Yīnwèi zhìchuāng, zuótiān wǎnshàng méi shuì hǎo

P: 직장에 통증과 출혈이 있나요?

有没有出血或直肠疼痛?
Yǒuméiyǒu chūxiě huò zhícháng téng tòng

C: 예, 다 있어요.

都有。
Dōuyǒu

P: 이 좌약은 통증과 출혈을 경감시켜줄 겁니다.

这塞剂是可以减轻痛苦和出血的。
Zhè sāi jì shì kěyǐ jiǎnqīng tòngkǔ hé chūxiě de

P: 항문에만 쓰는 약이니 먹으면 안 되요.

用在肛门的药，不能口服。
Yòng zài gāngmén de yào, bùnéng kǒufú

C: 설명해 주셔서 감사합니다.

谢谢你给我说明。
Xièxie nǐ gěi wǒ shuōmíng

## 71. 수면제 安眠药 Ānmiányào

A: 깊이 자고 싶어요. 수면제 있나요?

我想睡个好觉。有没有安眠药?
Wǒ xiǎng shuìgè hǎojiào. yǒuméiyǒu ānmián yào

P: 네. 이 약이 유용할 겁니다.

有，这药很有用的。
Yǒu, zhè yào hěn yǒuyòng de

A: 하루에 몇 시간 자는 게 적당한가요?

一天中我们应该睡多少小时呢?
Yìtiān zhōng wǒmen yīnggāi shuǐ duōshǎo xiǎoshí ne

P: 자고나서 개운하다면 충분 한 수면을 취한 것입니다.

如果你醒来精神振奋，就说明睡眠时间够了。
Rúguǒ nǐ xǐnglái jīngshén zhènfèn, jiù shuō míng shuìmián shíjiān gòule

A: 전문가들이 보는 불면증이란?

专家是如何给"失眠"下定义的呢?
Zhuānjiā shì rúhé gěi shīmián xià dìngyì de ne

P: 만성적으로 잠들기 힘들어 하는 경우를 말합니다.

失眠被定义为慢性的
Shīmián bèi dìngyìwéi mànxìng de

## 72. 흡연 吸烟 Xīyān

C: 흡연은 해로운가요?

吸烟对人体有害吗?
Xīyān duì réntǐ yǒuhài ma

D: 흡연은 사람에게 해로운데 젊은 사람이나 나이 든 사람이나 모두 해롭습니다.

抽烟对于人来说，无论青年人还是老年人都是十分 有害的。
Chōuyān duìyú rén láishuō,wúlùn qīngnián rén háishì lǎoniánrén dōushì shífēn yǒuhài de.

C: 좀 더 자세히 실명해주시겠어요?

你能说的详细点吗?
Nǐ néng shuō de xiángxì diǎn ma

D: 흡연은 가끔 식욕부진, 오심, 호흡촉박, 가슴뜀, 폐암을 유발합니다.

吸烟有时会引起食欲不振，恶心，呼吸急促，心律不齐，肺癌。
Xīyān yǒushí huì yǐnqǐ shíyù búzhèn, ěxīn, hūxījícù, xīnlǜ bù qí

흡연은 서서히 자신을 죽이는 행위입니다.

吸烟是一种慢性自杀行为。
Xīyān shì yìzhǒng mànxìngzìshā xíngwéi.

## 73. 이명 耳鸣 Ěrmíng

C: 이명이 뭐죠?

什么是耳鸣?
Shénme shì ěrmíng

D: 환자가 귀속에서 크거나 작은 소리가 나는 것을 느끼면 그것을 이명이라고합니다.

患者自觉耳腔里发出高调或低调的声音即所谓的耳鸣。
Huànzhě zìjué ěr kōng lǐ fāchū gāodiào huò dīdiào de shēngyīn, jí suǒwèi de ěrmíng

C: 이명의 원인은 무엇이죠?

耳鸣的原因是什么?
Ěrmíng de yuányīn shì shénme

D: 이명을 일으키는 원인은 많습니다.

引起耳鸣的原因很多。
Yǐnqǐ ěrmíng de yuányīn hěnduō

C: 듣기 능력과 상관이 있나요?

与听力有关吗?
Yǔ tīnglì yǒuguān ma

D: 환자 85~90%는 듣기능력이 떨어집니다.

患者85~90%有听力减退。
Huànzhě85~90% yǒu tīnglì jiǎntuì

## 74. 안약 眼药 Yǎnyào

A: 눈이 아프고 가려워요.

眼睛即痛又痒。
Yǎnjing jí tòng yòu yǎng

P: 언제부턴가요?

从什么时候开始的?
Cóng shénme shíhòu kāishǐde

A: 이틀 됐어요.

有两天了。
Yǒu liǎng tiān le

P: 이 눈약을 써보세요.

你试一下这眼药水。
Nǐ shìyíxià zhèyǎnyàoshuǐ

P: 타올은 다른 사람과 같이 쓰지 마세요.

毛巾不能和别人一起用。
Máojīn bùnéng hé biérén yìqǐ yòng

A: 잘 알았습니다. 고맙습니다.

知道了，谢谢。
Zhīdàole, xièxie

## 75. 피부 皮肤 Pífū

C: 습진 연고 사려고 합니다.

想买湿疹软膏药。
Xiǎng mǎi shīzhěn ruǎn gāoyao

P: 어디에 왜 바르려고 하시나요?

你要涂在哪个部位，为什么用?
Nǐ yào tú zài nǎgè bùwèi, wèishénme yòng

C: 이유 없이 온 몸이 가려워요.

没有什么原因但全身瘙痒。
Méiyǒu shénme yuányīn dàn quánshēn sàoyǎng

P: 온 몸에 연고를 바른다고요?

全身都涂软膏药吗?
Quánshēn dōu tú ruǎn gāoyao ma

C: 아니에요. 다리에 바르려고 합니다.

不是，要涂在腿上。
Búshì, yào tú zài tuǐ shàng

P: 여기 있어요. 크림 제제입니다.

给你，这是药膏。
Gěi nǐ, zhè shì yàogāo

## 76. 무좀 脚气 Jiǎoqì

C: 무좀 연고 있나요?

有脚气软膏吗?
Yǒu jiǎoqì ruǎngāo ma

P: 이 크림을 권합니다. 하루에 두 번 환부에 바르세요.

推荐这个药膏。患处一天涂抹2次。
Tuījiàn zhège yàogāo. huànchù yìtiān túmǒ liǎng cì

P: 일상의 발 관리와 사전예방이 가장 중요한 일입니다.

最主要的是要经常对足部护理和预防。
Zuì zhǔyào de shì yào jīngcháng duì zú bù hùlǐ hé yùfáng

C: 어떻게 발을 매일 관리하여야 하나요?

每天要怎么护理足部?
Měitiān yào zěnme hùlǐ zú bù

P: 매일 발을 닦아 청결을 유지하고 양말과 구두를 자주 바꾸세요.

每天洗脚并保持清洁，袜子和鞋子常常要换一下。
Měitiān xǐjiǎo bìng bǎochí qīngjié, wàzi hé xiézǐ chángcháng yào huàn yíxià

P: 그리고 조석으로 크림을 바르는 것을 명심하세요.

还有，记得早晚要涂抹药膏。
Háiyǒu jìdé, zǎowǎn yào túmǒ yàogāo

## 77. 비듬 头皮屑 Tóupíxiè

C: 저는 머리에 비듬이 심해요.
我的头皮屑很多。
Wǒ de tóupíxiè hěnduō.

P: 여기 니조랄 샴푸를 권합니다.
这是Nizoral洗发水吧。
Zhè shì Nizoral xǐfàshuǐ bā

C: 사용법은요?
如何使用呢?
Rúhé shǐyòng ne

P: 일주일에 두 번 사용합니다.
一周使用两次就可以。
Yìzhōu shǐyòng liǎngcì jiù kěyǐ

C: 주의사항 있나요?
有注意事项吗?
Yǒu zhùyìshìxiàng ma

P: 긁지 마세요.
不要挠。
Bùyào náo

## 78. 피임약 避孕药 Bìyùnyào

A: 피임약을 주세요.
给我避孕药。
Gěi wǒ bìyùnyào

P: 다시 말씀해 주시겠어요? 못 들었습니다.
请你在说一遍，刚才听不清楚。
Qǐng nǐ zài shuō yíbiàn, gāngcái tíng bù qīngchǔ

A: 피임약을 사려구요.
我想买避孕药。
Wǒ xiǎng mǎi bìyùnyào

P: 오, 피임약요. 복용하던 제품명을 말씀해 주시겠어요?
好的，有没有吃过的药名?
Hǎo de, yǒuméiyǒu chī guò de yàomíng

A: 어떤 약 이름도 모릅니다. 처음 먹으려고 하는 겁니다.
不知道什么药名，这是第一次服用。
Bùzhīdào shénme yàomíng, zhè shì dì yīcì fúyòng

P: 여기 있습니다.
在这。
Zàizhè

## 79. 노인 치매 老年痴呆 Lǎoniánchīdāi

K: 노인치매가 뭐죠?

什么是老年痴呆?
Shénme shì lǎonián chīdāi

D: 뇌기능 상태저하를 말하는데 특히 기억력 상실을 말합니다.

是指脑功能下降的一种状态，特别是记 忆力下降。
Shìzhǐ nǎo gōngnéng xiàjiàng de yìzhǒng zhuàngtài, tèbié shì jìyìlì xiàjiàng

K: 알츠하이머병은 뭐죠?

什么是阿尔兹海默症?
Shénme shì ā ěr zī hǎi mò zhèng

알츠하이머병은 치매의 가장 흔한 형태 입니다.

阿尔兹海默症是最普通的一种痴呆症。
Ā ěr zī hǎi mò zhèng shì zuì pǔtōng de yìzhǒng chīdāizhèng

K: 치료 효과는요?

这种治疗的效果如何?
Zhèzhǒng zhìliáo de xiàoguǒ rúhé

D: 일상생활 능력과 행위 증상이 눈에 띄게 좋아 질 수 있습니다.

日常能力和行为症状得到了明显改善。
Rìcháng nénglì hé xíngwéi zhèngzhuàng dé dào le míng xiǎn gǎishàn

## 80. 소아과 小儿科 Xiǎoérkē

A: 아기가 아프면 정신이 없어요. 어떻게 하죠?

孩子如果疼的话就会没有精神。 那要怎么办?
Háizi rúguǒ téng dehuà jiù huì méiyǒu jīngshen.Nà yào zěnmebàn

P: 아기병에 약 쓰는 것은 어려운 학문에 속하므로 반드시 의사 지도하에 해야합니다.

小儿疾病时用 药是一种高深学问，必须在医生指导下进行。
Xiǎo’ er jíbìng shí yòngyào shì yìzhǒng gāo shēnxuéwèn, bìxū zài yīshēng zhǐdǎo xià jìnxíng

P: 이 약은 해열제인데 필요할 때 먹이는 시럽입니다.

这是解热止痛剂，需要的时候吃的糖浆。
Zhè shì jiěrè zhǐtòngjì, xūyào de shíhou chī de tángjiāng

A: 열이 없으면 먹이지 말까요?

不发烧的话不用吃吗?
Bù fāshāo de huà búyòng chīmā

P: 당연하죠.

当然了。
Dāngrán le

## 81. 성형외과 整形外科 Zhěngxíngwàikē

| | |
|---|---|
| A: 이 병원에서는 어떤 시술을 하나요? | 这个医院做什么手术呢？<br>Zhège Yīyuàn zuòshénme shǒushù ne |
| D: 눈, 코, 흉터, 얼굴 등의 부위 시술을 합니다. | 可以做眼睛，鼻子，伤疤，脸等部位的手术。<br>Kěyǐ zuò yǎnjing, bízi, shāngbā, liǎn děng bùwèi de shǒushù |
| D: 반짝이고 아름다운 눈은 사람의 마음을 사로 잡아요. | 即闪亮又美丽的眼睛更容易抓住人心。<br>Jì shǎnliàng yòu měilì de yǎnjing gèng róngyì zhuāzhù rénxīn |
| A: 얼굴의 움푹 꺼진 팔자 주름을 없애고 싶어요. | 我想消除脸部凹陷的八字纹。<br>Wǒ xiǎng xiāochú liǎnbù aoxiàn de bāzì wén |
| D: 연애인들이 가장 선호하는 필러수술을 권합니다. | 建议你做演员们最喜欢的玻尿酸填充物手术。<br>Jiànyì nǐ zuò yǎnyuán men zuì xǐhuan de bō niàosuān tiánchōngwù shǒushù |
| 히알루론산 성분이라 안전합니다. | 因为是玻尿酸所以很安全。<br>Yīnwèi shì bōniàosuān suǒyǐ hěn ānquán |

## 82. 치과에서 발치 시 대화 在牙科拔牙时的对话 Zài yákē, báyá shí de duìhuà

| | |
|---|---|
| C: 이 뽑을 때 아픈가요? | 拔牙的时候疼吗？<br>Báyá de shíhou téng ma |
| D: 국소 마취 하면 뻐근한 감은 있으나 아프지는 않아요. | 局部麻醉的话虽然会酸疼发紧但是并不疼。<br>Júbùmázuì de huà suīrán huì suānténg fā jǐn dànshì bìng bù téng |
| C: 이를 뽑고 나서 주의 할 점은 무엇인가요? | 拔掉后需要注意什么？<br>Bádiào hòu xūyào zhùyì shénme |
| D: 지혈하기 위하여 1시간 정도는 거즈를 꼭 물고 있으세요. | 为了止血要咬着纱布一个小时。<br>Wèile zhǐxiě yào yǎozhe shābù yígè xiǎoshí |
| C: 이를 뽑고 나서 얼마 후에 보철 치료를 하나요? | 拔牙后多久可以接受补牙治疗。<br>ABáyá hòu duōjiǔ kěyǐ jiēshòu bǔ yá zhìliáo |
| D: 잇몸이 치유되는 시기인 통상적으로 3개월 후 정도에 보철을 시작합니다. | 牙龈痊愈一般需要三个月，痊愈后进行补牙治疗。<br>Yáyín quányù yìbān xūyào sāngè yuè, quányù hòu jinx-ing bǔ yá zhìliáo |

## 83. 임플란트 시 대화 种植牙时的对话 Zhòngzhí yá shí de duìhuà

C: 임플란트 1개 금액은 얼마인가요?
Zhǒng yìkē yá xūyào duōshǎo qián

种一颗牙需要多少钱？

D: 의사, 재료에 따라 다릅니다.
보험 적용하면 개당 35만원입니다.

根据医生，材料的不同而不同。
使用医疗保险的情况下一颗牙需要35万韩元。
Gēnjù yīshēng, cáiliào de bùtóng ér bùtóng。Shǐyòng yīliáobǎoxiǎn de qíngkuàng xià yìkē yá xūyào35wàn hányuán

C: 임플란트 심을 때 아픈가요?

种牙的时候疼吗？
Zhòng yá de shíhou téng ma

D: 국소 마취 하에 안 아프게 합니다.

局部麻醉后不疼。
Júbùmázuì hòu bù téng

C: 임플란트 후 몇 년을 쓸 수 있습니까?

种植的牙可以使用几年？
Zhòngzhí de yá kěyǐ shǐyòng jǐnián？

D: 환자의 잇몸 상태, 구강 관리, 식습관 등에 따라 다릅니다.

与患者牙龈的状态，口腔的管理，
吃东西的习惯等都有关系。
Yǔ huànzhě yáyín de zhuàngtài, kǒuqiāng de guǎnlǐ, chī dōngxi de xíguàn děng dōu yǒu guānxi

임플란트를 한 후 주의사항은?

种牙后注意事项有哪些？
Zhòng yá hòu zhùyìshìxiàng yǒu nǎxiē

딱딱하고 질긴 음식은 가능하면 피하는 것이 좋습니다.

尽量避免吃硬的或难以咀嚼的食物。
Jǐnliàng bìmiǎn chī yìng de huò nányǐ jǔjué de shíwù

# 참고서적 参考书籍

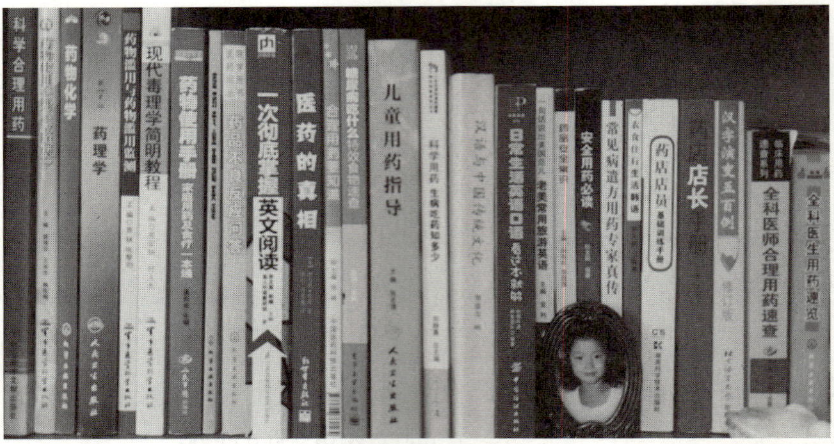
科学合理用药
药物化学
药理学
现代毒理学简明教程
药物使用手册
一次彻底掌握英文阅读
医药的真相
儿童用药指导
科学用药 生病吃药知多少
日常生活英语口语
安全用药必读
常见病遗方用药专家真传
药店店员
店长
汉字演变五百例
全科医师合理用药速查
全科医生用药速览

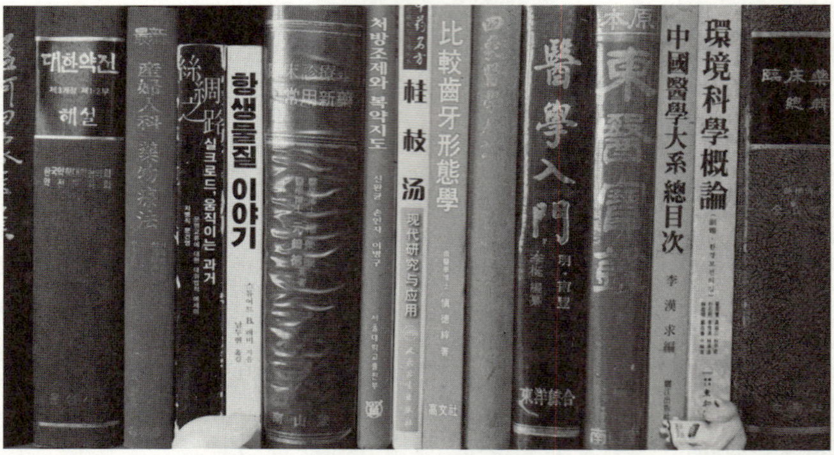
대한약전 해설
항생물질 이야기
처방조제와 복약지도
桂枝汤 现代研究与应用
比較齒牙形態學
醫學入門
中國醫學大系總目次
環境科學概論
臨床藥 總覽

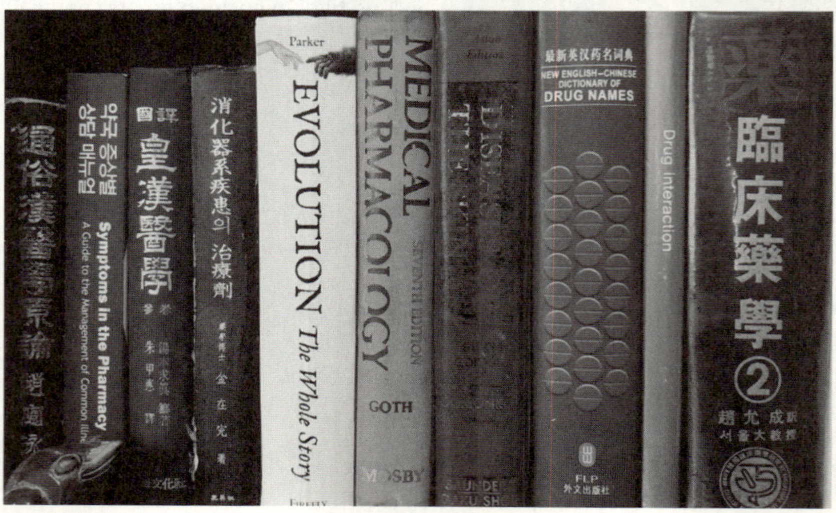
通俗漢醫學原論
약국 증상별 상담 매뉴얼
Symptoms in the Pharmacy
A Guide to the Management of Common Illness
圖解 皇漢醫學
消化器系疾患의 治療劑
Parker
EVOLUTION The Whole Story
MEDICAL PHARMACOLOGY
SEVENTH EDITION
GOTH
MOSBY
最新英汉药名词典
NEW ENGLISH-CHINESE DICTIONARY OF DRUG NAMES
FLP
外文出版社
Drug Interaction
臨床藥學 ②

# 맺는말 结束语

아주 오래 전 나는 외국여행 중 석굴 안에서 돌 조각물을 보고 한없이 울었던 적이 있습니다. 자신을 끔찍하게 사랑해주던 엄마가 원인 모를 병으로 일찍 죽게 되자 어쩔 줄 모르다가 수 많은 시간을 돌다듬는 일에 매달렸을 옛사람의 모습이 떠올랐기 때문이었습니다. 좋은 약은 인간 생활에서 어떤 의미일까? 이런 생각을 어떻게 정리할까를 고민하다가 약의 과학적인 면에 인류의 경험적 지혜를 보강한 중국어 책을 써보기로 하고 중국에 갈 때마다 서점에 들렀습니다. 우리의 교보문고에 해당하는 중국의 신화서점에 가보면 의약학 코너에 서적이 엄청나게 많을 뿐만 아니라 빠르게 신간서적으로 교체되고 있었습니다. 현재의 중국은 25년 전 내가 처음 중국에 갔을 때에 비하면 놀랍게 많이 발전했으며 중국인들은 세계시장을 바꾸고 있습니다. 그리고 우리약국을 찾는 외국인으로는 단연 중국인이 많은데 이들과의 중국어 대화가 약국운영에도 큰 도움이 되었습니다. 이러한 점들이 책을 쓰게 된 동기인데 집필하는 동안, 집안일에 소홀했음에도 잘 참아준 아내에게 고맙고 교정을 도와준 박연주, 반고전양과 출판사의 박현숙씨에게도 감사드립니다.

안 병 주 구미구완

很久以前， 我旅行的时候在一个石窟中看到一个石雕， 我曾看着它哭泣了很久。不知谁制作的数千年前的石雕， 让我想起了悲伤的场景， 不是别的， 很爱自己的妈妈很早去世了， 难过的无法做任何事情， 只能在石壁上一直雕刻妈妈模样的石雕。在人世间好药的意义是什么？那期间我曾百余次前往中国我一直在考虑如何整理与药有关的知识， 并想着如果把它们用中文写出来的话会怎么样。如果去类似韩国教保文库的中国新华书店的话， 会发现不但有很多医药学的书籍， 而且更新的速度也非常的快。25年前第一次去中国的时候相比， 现在的中国已有有了翻天覆地的变化， 中国人正在改变世界的市场。并且来我们药店的外国人中绝大多数都是中国客人, 与他们用中文对话， 对药店的运营有了很大的帮助。这些原因是我写这本书的动机， 同时感谢在我写书期间帮助我处理家庭事务的妻子也要感谢帮我修改书籍， 朴延洲， 潘高全， 出版社的朴賢淑女士。

安 秉 珠　苟美苟完